한의정보학개론

송미영 · 김철 · 장현철 · 김상균 공저

집문당

머리말

한의학의 정보화 역사는 다른 분야에 비해서 상당히 짧은 편에 속한다. 우리나라에 컴퓨터가 도입된 지는 30여 년이 되었고 인터넷이 상용화된 지도 20여 년이 지났다. 그러나 숨 가쁘게 발전해 나가는 IT와 그 영향권의 모든 산업에서 전통으로 표방되는 한의학의 정보화 역사는 유독 더디게 이루어져 왔다. 그러나 이제 전통과 첨단이라는 두 단어의 이해상충만으로 치부하기에는 그 폐해가 자못 심각한 상황이다. 국제적으로는 이미 의학과 IT의 융합이 폭넓게 이루어져 의료정보학, 보건 의료정보학, 헬스케어, 더 나아가 유비쿼터스 의료기기의 개발이 성숙 단계에 접어들고 있다. 이제 한의학도 주류의학으로 의학과 동등하게 발전되어야 한다. 이미 수요자들에게 익숙한 정보 시스템의 도입이 불가피한 상황이므로, 체계적인 교육을 시작으로 뒤처져 있던 정보화의 필요성을 인식해 한의학의 또 다른 발전을 이루어 나가야 할 때이다.

현재 한의학의 정보화는 주로 연구를 중심으로 한 용어 표준화에서 출발하여 전통지식 데이터베이스와 정보 검색 서비스 구축으로 이루어지고 있다. 하지만 향후에는 의료정보와의 균형적인 발전을 도모하기 위해 임상 정보 분야 정보화에 많은 노력을 기울여야 할 것이다. 이를 위해서는 우선 관련 분야의 저변 지식 확대와 관심 고취가 중요하고, 무엇보다도 한의학 전공자들에 대한 정보화 교육을 활성화해야 한다. 하지만 현재 한의정보학을 강의하고 있는 한의과대학은 전체 12개 교육기관 중 단 두 곳(경희대, 대구한의대)뿐이며, 그 외 대학에서는 의료정보학 또는 엑셀 등의 기초 정보 강의만 이루어지는 실정이다. 또한 아직까지 한의정보학 강의에서조차 한의정보학 교재를 찾아보기 어렵다. 이에 한의학 정보화에 몸담고 있는 사람으로서 가장 시급히 해야 할 일이 제대로 된 학습서를 만드는 것이라 판단하여 이 책을 기술하게 되었다.

이 책을 통해 한의학을 전공하는 학생들에게 현재 활용되고 있는 최소한의 의료정보와 한의학 정보 동향을 알려줌으로써 향후 접하게 될 임상 관련 정보 시스템과의 원만한 조우가 이루어질 수 있도록 도움을 주고자 한다. 책을 쓰는 데 도움을 주신 최승훈, 이충열, 박경모, 심범상, 이병욱, 신상우, 김도훈, 백유상, 임형호, 송호섭, 한창호, 엄동명, 김용석, 홍성천 님께 진심으로 감사드리며, 한의정보학회, 대한한의학회 용어표준화위원회의 도움에도 감사드린다.

2012년 8월

저자 대표 송 미 영

차 례

2
용어 표준 및 분류 체계 • 79

3 한의정보 표준화 · 111

4
한의정보 검색 시스템 • 153

5
의사결정 지원 시스템 • 181

1. 개 요

1.1 의료정보화

1.1.1 의료정보학의 개요

의료정보학(health care informatics, healthcare informatics, medical informatics, nursing informatics, clinical informatics, or biomedical informatics)은 정보과학, 컴퓨터공학, 보건학 등을 망라하는 분야로, health와 biomedicine에 자원, 디바이스 그리고 정보의 사용을 최적화하기 위해 필요한 자료를 수집 · 저장 · 검색하는 방법을 다룬다. 의료정보 도구로는 컴퓨터뿐 아니라 임상 지침, 공식 의학 용어, 정보와 통신 시스템까지를 포함하며, 간호, 임상 치료, 치과, 약국, 공공보건, 작업치료 요법, 바이오의학 연구 분야에 적용된다.

이는 의료정보학의 학문 분야가 '지식에 관한 지식(knowledge about knowledge)'에 대한 것임을 말하며, 미시에서 거시에 이르는, 또한 기초 생명과학과 임상의학, 그리고 개별 환자의 임상 진료에서 공중보건학의 여러 분야에 이르는 의학의 모든 영역과 관련됨을 의미한다. 의료정보학은 그 고유한 연구 주제와 영역(의학 및 생명공학) 및 그 고유한 연구의 방법론(정보이론 및 정보학기법)으로서 다른 학문 분야와 구별되는 특징을 갖는다. 오늘날 정보기술과 지식공학의 놀라운 발전으로 말미암아 의료정보학은 하루가 다르게 복잡한 양상을 띠며 발전해 가고 있다. 이처럼 '쉬지 않고 계속해서 변화하는' 정보학의 특성은 오늘날 의료정보학의 현주소를 단순히 개괄적으로나마 파악하는 것조차 매우 어려운 일로 만들고 있다. 이러한 복잡한 의료정보학은 아래처럼 크게 세 분야로 나누어 설명되기도 한다.

기초 의료정보학(기초학문 의료정보학: academic medical informatics)
임상 의료정보학(응용 의료정보학: clinical informatics, health informatics)
생명 의료정보학(의생명현상 연구 도구 의료정보학: bioinformatics)

기초 의료정보학은 주로 의학의 정보이론적 기반을 연구하는 분야이다. 의학정보의 특성, 자료구조론, 자료와 정보의 추상화, 의학용어, 어휘, 명명법, 질병 분류 체계, 표준화, 의학문헌, 정보 및 지식 데이터베이스 등의 의학정보의 수집 및 정리, 상호 호환 기반에 대한 분야와 의학정보의 해석, 의학적 의사결정, 의사결정의 지원, 지식공학, 데이터마이닝, 의학적 인공지능과 같은 의학자료를 포함한 정보의 지식공학적 처리에 관한 분야, 컴퓨터 기반 의학교육, 전문가 시스템 및 정보 시스템 평가 등과 같은 의료정보 시스템의 근간을 이루는 기초 학문을 연구하는 분야이다.

임상 의료정보학은 주로 임상 과정에 초점을 맞춘 분야로서, 임상 진료의 전반적인 과정에 정보공학적 방법을 도입하여 진료의 질을 향상시키기 위한 응용 분야를 가리킨다. 여기에는 의료용 데이터베이스, 전자의무기록, 병원정보 시스템, 의료정보 경영(관리) 시스템, 의료활동의 모니터링과 정도 관리, 지역사회 보건 의료정보망, 의학 멀티미디어(영상 및 신호처리) 자료, 의학정보의 보안과 사적 비밀보장 및 사생활 보호 등의 실제적 응용을 갖는 모든 분야와 그 관련 기술에 대한 폭넓은 교육 및 연구를 포함한다. 최근에 급속히 발달하고 있는 소비자 의료정보학(consumer health informatics), 보건 의료정보학(health informatics) 및 간호정보학(nursing informatics) 등도 넓은 의미에서 임상 의료정보학에 포함된다고 할 수 있다. 또한 세분화된 각 임상과별 의료정보학들(psychiatric informatics, dental informatics, emergency healthcare informatics 등)도 임상 의료정보학의 분야에 포함된다. 이러한 임상 의료정보학은 기초 의료정보학에 그 뿌리를 두고 있으므로 잘 정립된 기초 의료정보학의 토대 위에서 제대로 된 임상 의료정보학이 존재할 수 있는 것이다.

생명 의료정보학은 주로 인간과 인간의 질병 및 그 치료를 주된 연구대상으로 하는 생명정보학(Bioinformatics)으로서, 컴퓨터를 이용해 방대한 정보를 효율성 있게 정리 · 해석하고 그 생물학적 · 의학적인 의미를 밝히는 학문 분야이다. 생명

정보학(Bioinformatics)은 오래전부터 computational biology, biocomputing 등의 다양한 명칭으로 불리며, 컴퓨터 공학을 이용하여 생명현상을 연구하는 여러 분야들을 일컬었다. 고전적인 분자생물학의 연구가 'wet bench'를 중심으로 수행되는 것에 비교하여 'dry lab'이라고도 불리며, 기초 생물학 연구의 중요한 새 패러다임으로 자리 잡고 있다. 최근 인간 유전체 계획의 완성과 함께 미래 생명공학의 가장 중요한 분야로 주목받기 시작하면서 bio-informatics라는 용어도 급속히 대중적 공인을 얻어가고 있다. 전통적으로 bio-molecular reaction의 computational simulation, electro-physiologic circuitry의 simulation 등이 연구됐고, 가장 각광을 받고 있는 유전자 관련 연구 분야로는 소위 classical bio-informatics라 불리는 구조 유전체학(structural genomics)과 최근 유전자 칩의 발전에 힘입어 급속히 발달하는 기능성 유전체학(functional genomics)을 들 수 있다. 또한 단백질이나 RNA 삼차구조 예측, 단백체학(proteomics) 등도 급속히 발전하고 있다.

기초 의료정보학, 임상 의료정보학, 생명 의료정보학의 세 분야가 정보학(informatics)라는 하나의 이름을 공유하고 하나의 학문 분야로서 연구·교육되고 있는 것은 그 핵심적 연구 방법론이 정보학적 기법 및 이론에 기반을 두고 있다는 사실에서 기인한다. 모든 의료정보학 분야의 연구 기반이 의료에 대한 콘텐츠를 다루는 데 있기는 하지만 특히 세 분야는 정보학적 지식공학 분야의 기본인 데이터 구조, 추상화, 메타구조, 처리, 해석, 메타 해석, 교신, 알고리즘, 인공지능, 학습 등의 모든 정보학적 지식공학에 대한 이해가 그 학문적 기반을 이루기 때문인 것이다.

의료정보학은 바이오 정보학의 최종 목표라 할 수 있을 정도로 매우 광범위하고 복잡한 학문이다. 따라서 균형 잡힌 개괄의 이해와 함께 가장 기초적인 정보학의 기초 이론 및 방법론을 접하는 기회를 교육으로써 제공해야 하며, 이를 위해 많은 의과대학에서 정규 커리큘럼을 갖추고 의료정보학을 교육하고 있다. 이로서 생물과 정보 그리고 의학의 다학제가 융합된 기초 의료정보학의 단단한 기반이 마련되고, 향후 임상 의료정보학 혹은 생명 의료정보학의 여러 분야에서 활용할 수 있는 능력 또한 배양될 것이다.

여기서는 주로 기초 의료정보학에 해당하는 용어, 표준, 분류, 데이터 호환, 지식 검색 분야에 대해 중점적으로 살펴보며, 전자의무기록, 병원정보화로 이어지는 임상 의료정보 시스템에 대해서만 언급하도록 하고, 또 하나의 거대 분야인 생명정보학에 대한 언급은 이후로 미루고자 한다.

1.1.2 의료정보화란?

의료정보화란 '인터넷 등 온라인 및 정보통신기술과 전자기술이 응용된 기기 등 기술수단을 이용하여 환자, 의료진을 포함한 모든 사람들에게 의료 및 의료 서비스 등을 제공하는 것'이다. 정보화가 가능한 영역을 세분화해보면 표준화 영역과 지식 제공, 병원정보화와 지식 지원 시스템, 소비자를 위한 원격 의료와 의료정보 제공의 영역으로 구분될 수 있다. 이 장에서는 양방 분야에서 이루어지고 있는 의료정보의 개괄을 기초 의료정보학에 해당하는 용어, 표준, 분류, 데이터 호환, 지식 검색 분야에서 전자의무기록, 병원정보화로 이어지는 임상 의료정보 시스템에 이르기까지 간단히 다루고, 구체적인 내용은 한의학 정보로의 도입을 고려하여 관련된 장에서 언급하도록 하겠다.

1.1.2.1 의료정보 표준화

정보통신의 표준화란 각종 정보 시스템이 통신망으로 연결되어 통신 서비스를 제공하거나 이용하는 데 필요한 통신 주체 간의 합의된 규약이다. 의료정보의 표준화에는 의료와 관련된 다양한 정보 서비스를 제공하기 위해 여러 가지 정보기술이 이용되므로, 호환성을 전제로 하는 의료정보의 표준화가 상당히 중요한 의미를 갖는다.

의료정보 표준화는 의료행위를 나타내는 용어의 표준화로부터 진료기록의 형식 및 서식, 이들 정보를 상호 교환하는 방법, 이에 필요한 자원 등의 표준화까지를 모두 포함한다. 다른 분야와 마찬가지로 의료정보의 표준화는 분산되어 존재하는 다양한 형태의 체계를 객관적이고 공신력 있는 형태로 정의함으로써 진료행위 및 연구를 비롯한 모든 관련 업무에 참가하는 사람들에게 일관된 의료행위가 가능하도록 지원해 준다. 미국표준화기구(ANSI: American National Standard Institute)는 1990년에 결성된 유럽표준화위원회(CEN: European Committee for Standardization)의 요구를 수렴하고, 적극적으로 국제 표준화 활동을 하기 위해 전자의무기록, 멀티미디어 정보교환, 의학 용어와 코드 통일안, 검사장비 간의 정보교환, 진료규약, 임상지식 및 통계자료 데이터베이스의 표현과 교환, 기타 진료관련 의료정보 보완사항의 6가지 의료정보 표준화를 제안한 바 있다.

1.1.2.2 용어와 코드의 표준화

환자 진료기록의 특징을 살펴보면, 진료내용이 기록된 자료는 문서로 보관되며, 문서는 대부분 문자로 존재하고, 검사결과는 수치로 저장된 형태라는 것을 알 수 있다. 환자의 진료기록은 대부분 의사의 개인적인 진단, 치료, 예방 등의 환자 관리에 쓰이므로, 다른 진료기관을 이용하거나 다른 의사의 진료를 받게 될 경우 기존에 작성된 의무기록에서 환자의 병력을 재구성하여 진료를 하려면 대부분 커다란 어려움에 직면하게 된다. 그 이유는 의학 용어가 쓰는 사람의 주관에 따라서 혹은 표준화되지 않은 교육의 결과로 부정확하게 쓰이거나, 두 가지 이상의 뜻으로 모호하게 쓰일 수 있기 때문이다. 이런 상황으로 인해 개별 병원마다 재진료와 재진단, 재검사가 이루어져 의료예산과 의료인력의 과다한 노력이 수반될 수밖에 없었고, 진료와 의학 연구에 컴퓨터, 즉 정보화를 도입하는 데 상당한 장애요인으로 작용하였다. 정보화가 가능한 문헌정리, 역학, 공중보건, 임상 연구, 의학적 의사결정 등에 필요한 지식을 모으기 위해서는 가장 우선적으로 의학용어의 모호성을 없애고 어휘를 표준화해야 한다. 또한 표준화된 분류와 코딩 시스템을 도입하는 것이 시급하다.

병원정보화의 입장에서 용어 표준화와 연계되어 사용되는 코드의 표준을 살펴보면, 실제 임상에서 활용될 수 있는 통합된 정보 시스템이 되기 위한 가장 기본적인 전제 요건은 병원 내에서 사용하는 진료 코드의 표준화이다. 왜냐하면 정보 시스템에 저장되는 데이터는 코드 형태이므로 부서 간에 사용하는 코드가 상이할 경우 통합된 시스템이 될 수 없기 때문이다. 또한 모든 주요 데이터가 코드 형태로 컴퓨터에 저장되므로 진료정보를 체계적이고 효율적으로 관리하기 위해서는 코드가 체계적이어야 하고, 의료 기관 간에도 사용하는 코드가 통일되어 있어야만 진료정보를 공유할 수 있다. 병원 전산화와 관련해 진료 내용을 다루는 주요 코드의 종류로는 상병코드, 수술 및 처치 코드, 문제(problem)에 관한 코드, 검사에 관한 코드, 주호소(chief complaint)에 관한 코드, 과거력(history)에 관한 코드 등이 있다. 병원정보화의 차원에서 의무기록정보 중 상병정보와 수술 및 처치정보가 가장 기본적이면서도 중요하기 때문에 주 대상으로 고려해보면, 상병에 관한 코드는 현재 ICD-10을 한국판으로 개정한 KCD(Korean Classification Disease)가 국가 표준으로 채택되어 각종 국가의 상병 통계 및 보험 청구에 사용되고 있고 또한 병원의 상병 코드로도 사용되고 있다. 수술 및 처치에 관한 코드로는 보험 청구용 코드인 EDI코드에 포함되어 있는 수술 및 처치에 관한 코드가 있다. 그러나 ICD-10은 원래 임상에서의 상병을 분류하기 위해 개발된 것이 아니라 질병 및 사인에 관한 분류 체계라서 실제 상병에 대한 분류가 임상에서 요구하는 만큼 세부적이지 못하다는 단점이 있다. 따라서 진료정보 전산화에 표준 코드로 사용하기에는 미비한 점이 있어 이를 보완하기 위해 2015년에 ICD-11의 제정이 예정되어 있다. 또한, 보험 청구용 EDI코드의 수술 및 처치 코드는 체계적이지 못할뿐더러 분류의 정도도 세분화되어 있지 않으므로 새로운 수술 및 처치 코드를 개발할 필요성이 커지고 있다. 즉, 현재 우리나라에서 사용하고 있는 상병 코드와 수술 및 처치 코드를 가지고 진료정보 전산화에 대비하는 것은 용이하지 않으므로 새로운 상병 코드와 수술 및 처치 코드가 필요하다는 것이다. 선진국에서는 이미 국가적인 차원에서 이러한 작업이 이루어졌다. 미국은 상병 코드로는 ICD-9 CM, 수술 및 처치 코드로는 CPT, ICD-9 CM을 만들어서 사용하고 있으며, 스위스에서는 ICD-9을 수정한 상병 코드와 Veska라는 수술 및 처치 코드를 사용한다. 영국도 ICD-10의 개정판과 OPCS-4라는 수술 및 처치 코드, HRGS라는 환자 분류 코드가 존재한다. 스칸디나비아는 Nordisk forkortet, 프랑스는 Catalogue des Acts Medi caux, 네덜란드는 ICPM-DE라는 수술 및 처치 코드를 사용하고 있으며, 더 나아가서는 다가오는 21세기의 의무기록 전산화 시대에 대비하기 위한 새로운 표준안을 개발하고 있다. 미국의 Health Care Financing Administration에서는 3M Health Information System에 새로운 수술 및 처치 코드 체계 개발에 대한 용역을 주어 새로운 수술 및 처치 코드를 개발하고 있으며, 유럽표준화위원회인 CEN에서도 새로운 수술 및 처치 코드를 만들고 있다. 또한 일본에서도 의무기록 전산화에 대비하여 새로운 수술 및 처치 코드 개발을 시도하고 있다. 이와 같이 선진 각국에서 의무기록 전산화를 위해 새로운 코드 체계를 개발하고 있다. 우리나라도 이제 본격적으로 진료정보 전산화를 준비해야 할 시점이므로 이를 위해 가장 기본적으로 필요한 상병 및 처치 코드의 표준화에 대한 연구가 절실하다.

1.1.2.3 전자의무기록 통신 및 보안 표준화

WTO 체제 출범 이후 세계적으로 정보통신 분야에서 일어나고 있는 가장 뚜렷한 움직임 중 하나는 표준화다. 과거에는 생산성이 국가 경쟁력을 결정했으나 정보시대로 진입함에 따라 산업 전반의 시장 주도권을 쥐기 위해 정보와 관련된 표준 선점 경쟁이 본격화됐다고 볼 수 있다.

보건 의료정보의 경우 표준화의 근본 목적과 필요성에 대해서 누구나 공감하고 있다. 다만 표준화의 강제적인 적용을 받는 사례가 보험심사평가원에 제출하는 보험 청구 양식 외에 거의 없기 때문에, 임상 적용 분야는 물론 의료 관련 기관마다 각기 독립적으로 운영되는 시스템이 대다수이다. 자연히 시스템 간의 연계가 산만하고, 다양한 분야의 응용도 독립적으로 이루어져, 의료정보 교환의 비효율성이 점차 심각해지고 있다. 국내 의료기관 간 정보교환의 사례는 일부지만 끊임없는 요구에 의해 점차 증가하는 추세이고, 의료의 국제화가 진행됨에 따라 점차 의료정보 교환 및 공유의 문제도 국제화되고 있다. 이러한 의료시장의 개방과 국제화 추세로 볼 때 의료정보 표준화에 뒤처질 경우 불이익을 받는 것은 물론 피해까지도 우려되는 시점에 도달했다고 볼 수 있다.

일반적으로 의료정보 표준화는 특수목적형 표준(DICOM)·산업형 표준(MS 윈도)·정부주도형 표준(보험 청구 양식)·사용자 동의형 표준(HL7)의 4가지 표준으로 진행되고 있다. ISO는 지난 1998년 보건 의료정보의 표준을 담당하는 기술위원회(ISO/TC 215)를 창설해 보건 의료정보의 국제화를 위한 표준화 활동을 시작했으며, ISO/TC 215 보건의료정보(Health Informatics)는 HL7, CEN/TC 251과 함께 보건 의료정보 표준화를 진행하고 있는 대표적인 국제 표준기관이다. HL7(Health Level 7)은 미국 중심의 전문가들이 주도하며, 병원 간 정보 교류, 건강기기와의 정보 교환과 관련된 실질적인 하드웨어 수준에서의 표준이 주요 관심 영역이다. CEN/TC 251은 유럽연합 국가들만의 표준기관으로 사실상 ISO/TC 215와 밀접한 협력 관계에 있다.

ISO/TC 215의 주요 표준화 영역은 보건 의료영역 및 도메인에 관한 콘텐츠 표준과 콘텐츠를 운영・관리・지원하는 기술 표준인데, 콘텐츠 표준은 주로 용어 표준과 의약품 표준이며, 기술 표준은 데이터 구조, 교환, 보안, 의료기기 표준을 들 수 있다. 이를 WG(Working Group)별로 정리하면 다음과 같다.

TC 215 Health informatics: Subcommittee/Working Group

Subcommittee/ Working Group	Title	비고(주요 분야)
TC 215/CAG 1	Executive council, harmonization and operations	
TC 215/WG 1	Data structure	Definition, Frameworks and Models, Templates, Data Sets
TC 215/WG 2	Data interchange	Harmonization and Adaptation of Clinical and Administrative Messages
TC 215/WG 3	Semantic content	Terminology, Knowledge Representation
TC 215/WG 4	Security	Confidentiality, Integrity and Availability
TC 215/WG 5	Health Cards	
TC 215/WG 6	Pharmacy and medicines business	
TC 215/WG 7	Devices	
TC 215/WG 8	Business requirements for Electronic Health Records	
TC 215/WG 9	SDO Harmonization	Coordination, Liaison

(출처: www.iso.org)

의학의 병의원 간 또는 의료기기 간 정보 교류를 위해 1차적으로 밀접한 관련성이 있어 살펴보아야 할 WG은 WG1, WG2, WG3, 그리고 WG7이다. 이 중에서 WG3의 활동 범위와 주요 이슈는 다음과 같다.

WG3는 건강 개념(health concepts)과 관련된 표현(representation)을 위한 표준을 개발하는데, 이는 건강 개념을 묘사하고 나타내기 위한 정규 모델(formal model) 용어와 용어가 관련된 시스템(분류 체계 및 임상 통제어)에서의 구성 원칙, 그리고 전자건강기록(EHR: Electronic Health Record)에서의 사용을 위한 컨텍스트(context)와 관련된 이슈를 포함한다. 다시 말하면 EHR시스템에서 필요한 개념들의 구조 · 개발 · 기능 · 구현 · 사용법 · 분배 및 평가에 관한 표준을 다루고 있다.

최근 WG3에서의 주요 이슈는 진단, 간호나 수술 등 임상에서의 지식 표현이나 행위를 표현하기 위한 문법 구조, 임상에서의 용어 시스템 문법구조 등이다. 특히 2011년 이후로 기존 9개의 WG이 4~5개의 WG으로 재정비될 예정이며, WG3는 그대로 유지하고 기존의 정보 교환과 관련된 WG들이 통합되어 실질적인 교환 표준을 다루게 될 전망이다.

1.1.2.4 의학지식 검색(문헌정보/ 자료 검색/ 임상 정보)

현대는 지식정보화 사회다. 지식과 정보의 중요성은 의학계라고 예외일 수 없다. 새로운 의학지식이 끊임없이 발표되고, 또 발표된 지식정보들은 효율적으로 활용됨으로써 새로운 의학발전의 초석이 되고 있다. 의학지식은 출판물 형태로 제공되는 것이 주종을 이루고 있으며, 가장 최신지식은 대부분 논문에 게재됨으로써 전달된다. PubMed나 ScienceDirect, 또는 Web of Science 등을 통해 매월 전 세계에서 적어도 5,000종 이상의 의학 계통 잡지에 약 10만 편 이상의 논문이 발표되고 있다. 이외 각종 프로젝트 보고서, 저서, 특허, 프로그램 등록 내용을 포함하면 실로 어마어마한 양의 지식정보들이 우리 주위에 존재하게 된다. 이런 상황 속에서 우리는 각자에게 필요한 지식정보를 빠른 시간 내에 정확하게 얻어 분석하고 자신의 분야에 이용해야 할 뿐만 아니라 자신의 정보를 의학계에 전달할 수 있는 상호 연결수단도 고려해야 한다. 얼마 전까지만 해도 문헌 검색은 일부 연구 논문을 작성하는 경우에만 이루어졌으나 컴퓨터 시스템의 발전과 스마트폰이나 인터넷 등 지식정보 전달수단의 발전에 힘입어 사용자 스스로가 주기적으로 지식자원을 검색하는 경우가 많아졌다. 지식정보 검색은 논문 작성 이외에도 새로운 의료정보를 습득하고 활용하는 데 유용한 수단으로 발전하고 있다. 특히 많은 환자를 대하는 의사 간 또는 병의원의 기관 간 정보 교류가 빈번해짐에 따라 의학지식의 검색과 활용이 임상 진료에 끼치는 영향력은 실로 막강해졌다. 로봇기술의 발달과 함께 정보진단 기술이라는 말이 나올 정도로 이 같은 지식의 실시간적인 도입은 그 중요성이 커지고 있다.

또한 임상 진료는 의학, 간호학, 약학, 영양학, 호흡요법, 물리치료, 직업요법 같은 많은 임상 분야와 관련되어 있으며, 환자를 진료하는 각 분야의 과정은 그 자체만으로도 복잡하다. 그런데다 진료의 과정은 단일 분야의 과정만으로 이루어지는 것이 아니라 그들 분야 사이의 협력을 필요로 하기 때문에 더욱더 복잡하다. 이러한 협업 진료를 수행하는 의료인이 내리는 진단 결과는 진료의 모든 분야에서 습득할 수 있는 정보의 질에 따른 임상 의사결정이라고 할 수 있다. 따라서 이러한 의사결정을 지원하는 정보화 시스템의 사용은 임상에서 그 중요성이 날로 높아지고 있다.

환자 진료는 다학제 간의 과정이며, 의사, 간호사 그리고 환자의 필요에 의한 다른 건강 분야 구성원(물리치료사, 직업요법사, 호흡요법사, 영양사, 심리학자, 사회사업가 등)의 서비스를 필요로 한다. 특정 과정과 치료 기술은 각 임상 분야에 따라 다양하지만, 모든 분야는 진료를 하기 위한 차원에서 정보화가 가능한 어떤 보편성을 가지고 있다. 가장 간단한 예를 들어보자. 진료의 과정은 데이터를 모으고, 정상 상태의 기댓값이나 기준과 비교하면서 환자의 현재 상태를 평가하는 것으로부터 시작한다. 객관적인 진단을 통한 인식과정과 진료 각 분야에 걸친 다양한 검사결과가 환자에게 적용되고 치료가 이루어진다. 치료 후, 일정한 기간에 환자는 재평가되고, 치료의 유효성이 측정되며, 필요에 따라 치료목표와 치료방법의 선택이 지속되거나 조정된다. 만약 재평가를 통해 환자에게 더 이상 치료가 필요 없다는 것을 알게 되면, 서비스도 끝나게 된다. 각 개괄 내용에 따른 설명은 세부 내용을 다루는 장에서 자세히 다루도록 하겠다.

1.1.2.5 HIS(Hospital Information System)

병원정보 시스템(HIS: Hospital Information System)은 의료기관의 진료 · 진료 지원 · 영상정보 · 접수 · 수납에 이르는 관리 업무를 전산화한 시스템을 의미하며, 효율적인 병원 관리와 경영을 위해 컴퓨터를 활용한 정보처리 및 통신 시스템까지 포함한다. 병원정보 시스템은 생산성 증진, 경쟁력 제고, 자원관리, 효율적인 운영이라는 4가지 구축 목적을 가지고 있다. 진료 및 진료 지원을 통해 생산성을 증진하고, 의료 서비스 향상으로 경쟁력을 높이며, 병원 행정의 3대 요소(인원, 물자, 자금)를 체계적으로 관리하고, 정확한 경영정보 분석을 통해 합리적인 운영계획을 수립하는 데 기여할 수 있어야 한다는 것이다.

다른 분야에서 IT를 도입하는 목적이 그러하듯, 병원정보 시스템도 병원업무의 효율성을 높이고 무한 경쟁시장에서 차별화를 꾀하기 위한 전략으로 대두되었다. 현재 미국과 유럽에서는 의료분야가 IT 시장 점유율의 5% 이상을 차지할 정도로 의료 IT 시장의 규모가 커지고 있다. IT에서 의료분야는 사람의 생명을 다루는 특수한 서비스이기 때문에 몇 가지 특징이 필수적으로 요구되는데, 그 내용은 다음과 같다.

우선 시스템의 중단은 곧 의료사고와 직결되므로 시스템이 절대적으로 안정적이어야 한다. 정보 전송은 신속해야 하며, 이 과정에서 정보가 손실되지 않는 정확성도 필요하다. 네트워크의 구성 차원에서 보면, 유사시 대체 네트워크를 이용할 수 있는 체계를 확보해야 하고, 의사 · 간호사 · 사무원 · 경영자 등 사용자에 따라 정보 접근 권한이 관리되는 보안성까지 갖추어야 한다.

의료정보화의 3대 핵심 시스템은 처방전달 시스템(OCS: Order Communication System), 의료영상 저장 전송 시스템(PACS: Picture Archiving and Communication System), 전자의무기록(EMR: Electronic Medical Record) 시스템이다. 이러한 병원정보 시스템의 발전 추세는 다음 표와 같이 정리할 수 있다.

시기	내용
HIS 태동기	1950년대에 약품정보를 수학(통계), 정보과학 응용분야에 접목
HIS 도입기	1960년대 중반, 미국 및 유럽국가에서 의료정보학의 일부를 병원 업무에 접목 우리나라는 1970년대 말 의료보험제도의 시행과 함께 원무행정 중심으로 병원정보화, 1980년대에 병동 OCS 도입
HIS 성장기	1990년대에 원무행정, 병동 · 외래 OCS, 진료 지원 등 모든 병원 업무의 정보화가 진행 2000년대 초반 PACS, 원격진료, EMR 등이 도입 운영
HIS 확장기	2000년대 중반, 병원 간 · 조직 간의 정보공유 및 표준화에 대한 이슈 등장 u-Health, u-Hospital 등 인터넷 기반의 병원정보 시스템과 생활 및 건강정보가 연결

병원정보 시스템 도입을 통해 이해관계자들이 기대하는 효과는 다음과 같다.

이해관계자	기대 효과
경영자	신속 정확한 경영정보 활용, 효율적인 인력 활용, 합리적인 병원 경영
환자	환자의 동선 및 대기시간 단축, 내원빈도 감소, 전화 · 인터넷 예약, 처방약 배송
의사	신속한 환자 진료, 진단 시 지원정보 활용, 연구 · 교육정보 제공
간호사	간호사의 행정업무 해방, 직간접적 효율성 제고, 친절한 환자 관리
지원부서	신속 정확한 정보 공유, 체계적인 물류 관리 및 원활한 물류 흐름
기타	무정지 개념의 시스템 운영, 업무 수행 효율의 향상 전산인력의 고급화 · 전문화 사용자 컴퓨팅 환경 제공, 정보 공유의 활성화 병원 간 협력 체계 구축을 통한 경쟁력 강화

병원정보 시스템의 발전 역사에서 살펴볼 수 있듯이 의료정보화의 단계별로 도입된 정보 시스템은 EDI, OCS, LIS, PACS, CIS, EMR, EHR의 순으로 발전해 왔는데, 각각의 상세한 내용은 다음과 같이 기술된다.

1.1.2.6 EDI(Electronic Data Interchange)

EDI(Electronic Data Interchange)는 정보통신 기술의 발달이 가져온 응용 분야

의 한 형태로 컴퓨터를 통해 상호 간의 통신을 가능케 해주는 기술이다.

보건 의료분야에 전자거래가 도입됨으로써 발주 · 배송 · 결재 · 재고 관리 등 모든 과정이 네트워크와 인터넷상에서 수행되어 비용절감 효과를 기대할 수 있으며, 시간과 지역의 제한 없이 24시간 접속이 가능해져 제품정보를 수집하여 효율적인 거래를 할 수 있게 된다. 의료기관과 의료용구 제조회사 간 전자거래는 전자적인 업무처리로 신속한 재고량 파악 및 공급을 가능하게 한다. 납품회사도 장기 공급권 확보로 제품원가를 낮추고 마케팅 비용을 줄일 수 있어 안정된 매출을 보장받을 수 있고, 또한 쌍방향 마케팅이 가능하게 됨으로써 적극적인 마케팅을 구사할 수 있게 된다. 이러한 EDI의 발전이 보건 의료 부문에서 전자거래가 급속한 성장을 이룰 수 있는 배경이 되고 있다.

1.1.2.7 OCS(Order Communication System)

컴퓨터 처방전달 시스템으로, 기존에 병원 내에서 처방전이 종이 형태로 전달되던 것과 달리 의료 시스템을 통해 의사가 Order를 내리면 그 Order가 원무 - 진료지원 부서로 전달되도록 한 시스템

1.1.2.8 LIS(Laboratory Information System)

병원의 각 검사실과 각 진료과별로 구축된 임상 정보 시스템 네트워크. 검사에서 도출된 검사 결과들이 자동으로 환자 등록 시스템에 검사 항목으로 입력되고, 그 결과를 담당 의사가 단말기에서 볼 수 있도록 하며, 각 검사실에서도 단말기를 통해서 환자의 기록을 열람하고, 진단에 필요한 자료를 검토하도록 구축된 시스템

1.1.2.9 PACS(Picture Archiving & Communication System)

의료영상 획득 및 전송 시스템으로, 기존에 필름을 가지고 진단하고 판독하던 병원의 영상진단 업무를 컴퓨터와 네트워크를 통해 처리하도록 도움을 준다. 촬영된 일반 방사선, CT, MRI 등의 데이터를 데이터베이스로 저장하고 네트워크를 통한 가용성 · 접근성을 향상시키는 시스템

1.1.2.10 CIS(Clinical Information System)

환자의 과거부터 현재까지의 진료기록을 관리하는 진료정보 시스템으로 실시간 처리와 온라인 트랜잭션 처리(OLTP: Online Transaction Processing)와 같은 정보기술을 이용한 시스템

1.1.2.11 EMR(Electronic Medical Record)

전자의무기록이란 미국 의학회(IOM: Institute of Medicine)의 정의에 의하면 '완전하고 정확한 자료와 여러 가지 의학지식에 기초한 기억보조와 의사결정 보조도구 등을 이용한 전문가 시스템을 통해 사용자를 지원하는 체계 위에 세워진 전자형식의 의무기록'이다.

보건 의료분야는 갈수록 세분화되고, 한 환자의 진료에 다양한 전문 분야가 공동으로 참여하게 되었다. 환자의 임상 정보는 여러 곳에 분산되고, 기록도 중복되기 때문에 필요할 때 찾기 어려우며, 기록자마다 개념상의 차이가 있는 언어로 기록된다. 이는 긴밀해야 할 분야 간 의사소통에 장애를 유발하고, 한 환자의 병력을 전체적으로 재구성하는 것은 점점 더 복잡해질 수밖에 없다. 따라서 경과기록은 SOAP 형식 등의 도입을 통해서 좀 더 구조화될 필요가 있다.

종이기록은 필체를 식별할 수 없는 경우도 많고, 구성이 엉성하여 이해하기 힘들거나, 내용이 모호하거나, 필요한 자료가 누락되는 것과 같은 수많은 문제점들이 있다. 더 큰 문제는 의무기록의 가장 중요한 목적인 의사결정 도구로서의 역할을 제대로 수행하지 못한다는 것이다. 예를 들어, 알레르기 정보나 특정 약물에 대한 금기증, 혹은 비정상 검사소견 같은 불요불급한 임상 정보를 손쉽고 일관성 있게 찾아내는 방법이 없으며, 필요한 정보를 전혀 찾을 수 없는 경우도 흔하다.

이러한 종이기록의 단점들 중 상당 부분은 디지털 매체와 컴퓨터 기술을 이용한 의무기록 시스템을 도입하면 쉽게 해결할 수 있다. 디지털 기술을 이용하면 작은 공간에 대량의 정보를 저장할 수 있고, 멀티미디어 형태의 데이터도 통합적으로 관리할 수 있다. 또한 매체의 가격은 날로 저렴해지고 정보처리 속도도 점점 더 향상된다. 뿐만 아니라 전자화된 기록은 종이기록보다 읽기 쉽고 정확하다. 구조화된 입력

양식을 사용하면, 더욱 상세하고 완전한 기록을 얻을 수 있고, 기록의 질도 향상된다. 일단 디지털화된 자료는 텍스트뿐 아니라 도표나 플로우차트와 같이 필요에 따라 다양한 형식으로 표현될 수 있으며, 판독시간을 줄여주고 정확성을 높여준다. 자료 접근성이 향상되고 24시간 어느 곳에서나 여러 사람이 동시에 자료에 접근하는 것도 가능하다. 보건 의료 시스템 관련 각 분야 간의 자료 공유와 의사소통이 촉진되는 것이다.

전자화된 의무기록은 진료의 질도 향상시킨다. 온라인상에서 처방을 입력할 때 자동으로 활성화되도록 고안된 지능적 에이전트 프로그램은 각 약물의 상호작용을 검색하고 환자의 임상 상태를 확인한 후 처방하는 임상 의사에게 적절한 경보나 기억보조 프로그램을 동작시킬 수 있다. 이렇게 사람들이 흔히 범할 수 있는 실수를 미연에 방지해줌으로써 진료의 질을 향상시킨다는 것이 확인되었다. 각각의 처방이나 처치에 관한 정보와 가이드라인, 문헌정보 등도 손쉽게 검색할 수 있다. 전자의무기록과 연계된 지능적 에이전트 프로그램들은 특히 만성의 복합 질병을 앓고 있는 환자 치료나 에이즈 치료와 같이 빠르게 변화하는 분야에서 유용하고 효과적이다.

전자의무기록 시스템은 환자의 진료정보를 전자 파일로 저장함으로써 체계적인 관리 및 조회가 가능토록 한 시스템으로 자료입력 기능(Data capture function), 자료저장 기능(Storage function), 정보처리 기능(Information processing), 정보교환 기능(Information communication), 보안 기능(Security function), 자료의 제시(Information presentation) 기능을 필요로 한다.

지난 20년간 TMR, COSTAR, RMRS, STOR, OMR 등의 전자의무기록 시스템들이 개발되었다. 그러나 앞서 기술한 수많은 장점들에도 불구하고 성공적이고 널리 사용되는 전자의무기록 시스템은 그리 흔치 않다. 또한 진정으로 지능적인 전자의무기록 시스템을 구축하기 위해서는 자료를 '컴퓨터가 이해할 수 있는 형태'로 가공해야 한다는 해결과제가 남아 있다. 또한 의료정보의 보안, 사적 비밀보장, 신뢰보장 등을 지키기 위한 정책적 · 제도적 · 기술적 해결방책의 수립도 필수적이다.

1.1.2.12 EHR(Electronic Health Record)

의료정보 시스템의 핵심이라고 할 수 있는 EHR은 전자건강기록으로도 불린다. 기본적으로 EHR은 치료와 건강관리를 위해 필요한 정보를 환자 중심으로 정리하여 컴퓨터가 처리할 수 있는 형태로 저장해 놓는 것이다. 그러나 최근 EHR의 정의는 정보의 라이프사이클을 개인의 일생으로 확대하고, 독립적인 조직들 간의 정보공유 및 상호 운영성(interoperability)을 증대하는 방향으로 확장되고 있다. IOM에서 정의하는 EHR의 정의도 시대의 요구에 따라 조금씩 변화되고 있다. 1991년도에 IOM이 정의한 EHR은 다음과 같았다.

"EHR은 환자의 기록을 작성 · 사용 · 저장 및 재생할 수 있는 기능을 보유하는 구성요소의 집합체이다. 건강기록 시스템은 일반적으로 의료기관 내에 존재한다. 건강기록 시스템은 사람, 자료, 규정 및 지침, 작성과정 및 자료 보관 장비(예: 용지, 펜, 하드웨어 및 소프트웨어) 및 통신과 지원시설을 포함한다."

그러나 2003년도에 발표한 EHR 정의는 다음과 같이 정보의 라이프사이클을 개인의 일생으로 정의하고, 보안을 강조하며, 의사결정 시스템의 추가를 요구하고 있다.

"EHR이란 (1) 전자화된 개인의 건강정보 또는 진료정보를 그 개인을 위하여 평생 수집한 것, (2) 허가된 사용자만 개인이나 집단에 관한 정보에 즉시 접근할 수 있는 것, (3) 환자 진료의 효율성 · 안전성 및 질을 향상할 수 있게 지식과 의사결정 지원을 제공하는 것, (4) 환자 진료를 위한 효율적인 과정을 지원하는 것이다."

개인의 건강정보를 그 개인을 중심으로 일생동안 수집해 사용하기 위해서는 서로 다른 의료기관 간의 정보공유가 필수적이다. EHR은 정보의 공유 수준에 따라 공유를 지원하지 않는 EHR(non-shareable EHR)과 공유 가능한 EHR(shareable EHR)로 구분할 수 있다. 공유를 지원하지 않는 EHR는 오직 한 사람만 사용한다. 공유가 가능한 EHR은 공유 가능 정도에 따라 다시 3단계로 구분할 수 있다. 1단계는 같은 응용 프로그램을 사용하는 다른 부서, 다른 사용자가 EHR 정보를 공유하는 것이다. 2단계는 같은 EHR을 사용하는 다른 응용 프로그램들 간의 공유다. 즉 EHR을 중앙 집중적으로 한 곳에서 관리하고, 다른 응용 프로그램에서는 그 EHR이 제공하는 서비스를 이용한다. 마지막으로 3단계는 분산되어 관리되는 EHR의 정보를 서로 다른 응용 프로그램들이 공유하는 것이다. 이 경우 서로 다른 EHR, 응용 프로그램 간에 표준화된 용어 및 자료교환 표준이 필요하다. 3단계의 공유가 가능한 EHR 중 가장 발전된 형태를 '통합된 간호 EHR(integrated care EHR)'이라고 한다. 통합된 간호 EHR이란 환자의 건강상태를 컴퓨터가 처리할 수 있는 형태로 저장해 놓고, 허가된 사용자만 접근하는 보안상 안전한 시스템이다. 그리고 정보 모델은 EHR시스템과 독립적이어야 하며, 표준과 호환되어 다른 시스템과의 공유도 용이해야 한다. 이 EHR의 가장 중요한 목적은 지속적이고, 효율적이며, 양질의 의료 서비스를 제공하는 것으로, 과거와 현재의 정보를 저장하고 있을 뿐만 아니라 앞으로의 예측도 포함하고 있어야 한다.

지금까지 EHR을 개방적으로 구현하기 위해 필요한 기술들을 조사하고 실제 구현하기 위한 많은 노력들이 있었다. 이 중에서 GEHR(The Good European Health Record)은 8개의 유럽 국가, 21개의 조직의 전산학자와 의사들이 공동 연구한 대규모 프로젝트였다. GEHR은 AIM(Advanced Informatics in Medicine)의 지원으로 1991년부터 1995년까지 수행되었다. 이 프로젝트는 CEN 131606의 표준화에 기여했을 뿐만 아니라 GEHR 커널이라는 공개 미들웨어도 구현하였다. GEHR에서는 정보 자체는 물론 정보 표현방법도 GOM(GEHR Object Model)이라는 방식을 이용하여 표준화하였다. 프로젝트 완료 후에 유럽뿐만 아니라 미국 및 호주에서 이 프로젝트를 기반으로 많은 연구를 수행하였다. 특히 호주에서는 GEHR 커널을 실제로 적용하고자 하는 시도도 있었다. 미국과 호주의 참여로 1998년 프로젝트 이름은 GEHR(Good Electronic Health Record)로 바뀌었다. 이후 GEHR은 openEHR에 많은 영향을 주었다. openEHR은 각 개인의 전자의무기록을 일생을 통해 관리하는데 필요한 기술을 연구하기 위해 영국의 런던대학교와 호주의 Ocean Informatics Pty Ltd가 주축이 되어 설립한 비영리 재단이다. openEHR은 GEHR의 결과를 기반으로 기술 및 임상 부분으로 나누어 연구하며, 기술 부분에서는 개인의 전자건강기록을 탄생부터 사망까지 관리하기 위해 필요한 기술들을 연구 · 구현하고, 임상 부분에서는 의학 용어 등의 표준화에 관한 연구를 수행하고 있다.

1.1.2.13 u-Healthcare와 s-Healthcare

유비쿼터스(ubiquitous)는 라틴어 'ubique'를 어원으로 하는 영어의 형용사로 '동시에 어디에나 존재하는, 편재하는'이라는 사전적 의미를 가지고 있다. 즉, 시간과 장소에 구애받지 않고 정보통신망에 접속하여 다양한 정보통신 서비스를 활용할 수 있는 환경을 의미한다. 또한, 여러 기기나 사물에 컴퓨터와 정보통신기술을 통합하여 언제 어디서나 사용자와 커뮤니케이션할 수 있도록 해주는 환경으로서 유비쿼터스 네트워킹 기술을 전제로 구현된다. 이러한 개념을 의료정보와 결합하여 건강관리에 접목한 것이 바로 유비쿼터스 헬스케어(Ubiquitous Healthcare, 이하 u-Healthcare)이다.

u-Healthcare는 IT 기술과 선진 의료기술이 결합된 고부가가치 융 · 복합산업으로, 환자의 생체신호 및 건강정보를 측정하고 유무선 네트워크를 통해 데이터를 의료기관에 전송 · 분석 · 피드백함으로써 환자의 질병을 원격 관리할 뿐만 아니라 일반인의 건강관리를 가능케 하는 서비스로 정의된다. 보건 의료자원 및 서비스 전달과정에 ubiquitous computing의 핵심 속성이 도입되어 기존보다 한층 업그레이드된 예방 · 진단 · 치료 · 사후관리 서비스를 제공함으로써 개인의 건강 상태가 의료진에게 모니터링될 수 있도록 하는 건강관리 및 보건 의료 서비스의 개념이라 할 수 있는 것이다.

u-Healthcare 서비스가 보건 의료 수요에 효과적으로 대응할 수 있는 수단으로 주목받으면서 국내에서도 u-Healthcare 관련 시범사업이 다양하게 진행되고 있다. 특히 기기 개발 및 병원 진료환경 개선, 원격지 대상자 케어 중심의 시범사업이 진행중이다. 현재까지의 국내 u-Healthcare 서비스는 대상자의 특성에 따라 u-Medical, u-Wellness, u-Silver의 3대 분야로 분류할 수 있다. 먼저 u-Medical은 고위험군 환자를 대상으로 질환 진단, 치료 및 관리 서비스를 제공하고 진료환경을 지원하는 영역으로, 의료법 적용 대상이다. u-Wellness는 일반인(건강군, 위험군) 대상의 건강증진 및 건강 환경 지원 서비스를 제공하는 영역으로, 예방 차원의 건강관리 서비스 개념이 강하다. 마지막으로 u-Silver는 65세 이상 고령자(건강군, 위험군, 고위험군)를 대상으로 질환 진단, 치료 및 관리는 물론 안전관리와 독립생활 지원 등의

서비스를 폭넓게 제공하는 것으로, 의료법과 노인장기요양보험법 적용 대상이면서 건강관리 서비스의 영역이다. 그러나 현재까지의 u-Healthcare 서비스 모델들은 현행 의료법상 허용이 되지 않아 원격 자문 외에 상용 가능한 서비스 모델이 없는 실정이다. 더구나 의료법의 미개정, 보험수가의 미개발, 기술표준의 미확립, 전문 인력의 부족, 기초통계 부족 등 여러 악재로 인해 본격적인 시장 창출에도 어려움이 많다.

공공 부문의 u-Healthcare 서비스는 주로 지역적 의료격차 감소와 의료형평성을 증진하기 위한 의료접근성 강화, 개인별 지속적인 맞춤의료 서비스와 거동 불편환자의 의료수혜 기회를 늘리기 위한 의료 서비스의 확대, 환자 · 예방 중심의 보건환경 마련을 통한 지역 보건환경 향상 등을 목적으로 시범사업이 추진 중이다. 공공 부문 u-Healthcare 시범사업 모형은 보건 의료기관(보건 진료소) 중심의 원격 진료 서비스, u-방문간호 서비스, 재택 건강관리 서비스 등으로 구성되며, 자세한 내용은 다음과 같다.

u-Healthcare 시범사업 서비스 개념도, 보건복지부

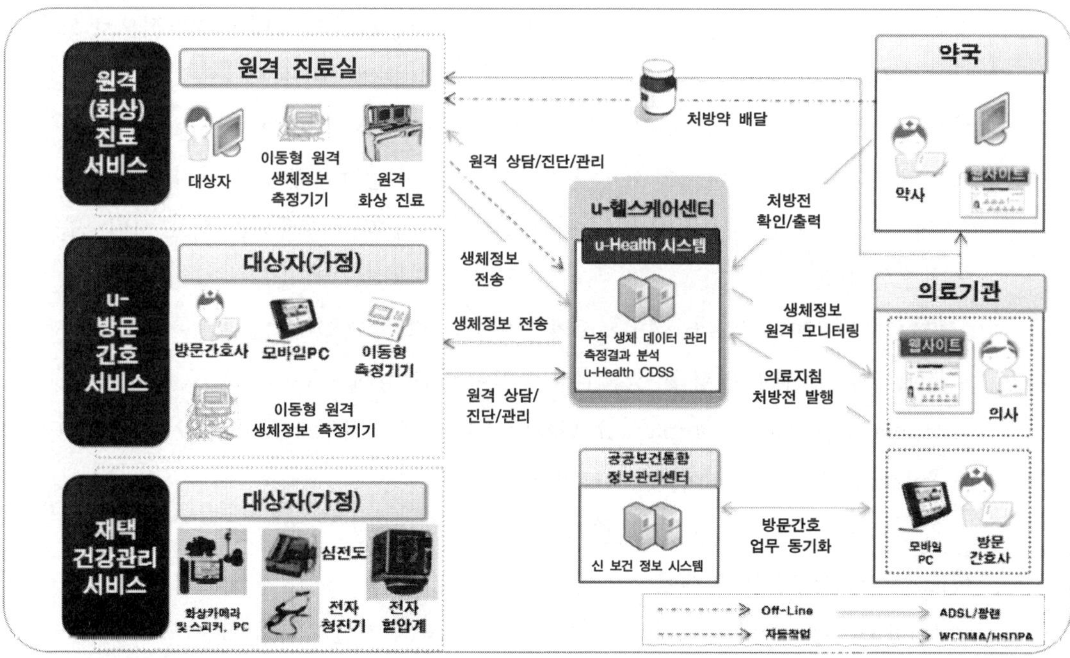

원격(화상) 진료 서비스: u-Medical 서비스로, 보건 진료소의 원격 진료소에 환자가 방문하여 보건소의 u-헬스케어 센터와 의료기관을 연계하여 원격 진료 실시

u-방문간호 서비스: u-Silver 서비스로, 방문간호사가 고령자 대상자(가정)를 방문하여 서비스 제공

재택 건강관리 서비스: u-Wellness 서비스로, 방문간호사가 대상자(가정)를 방문하여 생체정보를 측정하고 u-헬스케어 센터에 전송

유·무선통신 인프라가 발달하고, 스마트폰 등 지능화된 정보기기 이용이 급증하면서 국가사회 전체가 똑똑해지는 '스마트화' 시대가 왔다. 그간 보건 의료 서비스도 IT 기술과의 접목을 통해 병원 중심의 원격 의료(tele-health) 단계에서 환자 중심의 e-헬스 및 u-헬스케어로 성장하였다. 나아가 스마트화 시대에 발맞춘 스마트 헬스케어, 즉 더욱 지능화될 뿐만 아니라 의료와 복지, 안전 등의 개념이 복합적으로 적용되는 단계로 진화하는 중이다.

스마트 헬스케어(Smart Healthcare, 이하 s-Healthcare)는 테라바이트급 용량의 최신 기술을 활용하여 병원과 가정 등 언제 어디서나 환자의 상태를 지능적으로 모니터링하면서 관리하고, 환자정보와 질병정보 등을 분석하여 실시간으로 맞춤형 서비스를 제공하는 것을 의미한다. 의료 서비스(medical)와 건강관리(care) 서비스가 모두 제공되어 의료 서비스를 요구하는 환자는 물론, 건강에 관심을 가지고 있는 일반인을 대상으로 한 상시적인 케어 서비스와 필요에 따라 제공되는 의료 서비스를 모두 포함한다.

SMART의 약어로서 s-Healthcare의 의미를 살펴볼 수 있다.

Seamless: 병원과 가정 등 생활에서 끊임이 없는 상태

Monitoring/ Multi-complexed: 환자의 상태를 지능적으로 모니터링, 분석, 관리

Anytime, Anywhere: 언제, 어디서나

Real-time analyzed Record: 환자정보(PHR), 질병정보(CBR) 등을 분석하여 실시간으로 맞춤형 서비스 제공

Terabyte Technology: 테라바이트(TB)급 용량의 최신 기술을 활용

s-Healthcare는 아직 u-Healthcare처럼 대중적으로 사용되지는 않는 용어지만, 생활환경의 변화와 IT 기술의 발전, 그리고 의료 서비스가 공급자 중심에서 수요자 중심으로 변화하고 있는 추세를 반영한 개념이다. s-Healthcare가 가지는 특징은 다음 표와 같다.

특징	내용
Intelligent	지능적으로 분석된 정보의 전달이 지식에서 지혜로 변화는 과정에 있는 형태. 지능형·맞춤형 헬스케어 서비스가 이루어지는(즉, 지식과 지혜가 혼재된 정보 전달의) 형태
Holistic	모든 헬스케어 서비스에 완전한(또는 완성된, 안전한, 표준화된, 보안이 갖춰진 등) 스마트 IT 기술 적용
Complex	스마트 시대에 의료와 복지, 안전 등이 복합적으로 제공되는 헬스케어 서비스 형태
Bi-directional	수요자와 공급자의 구분이 점차 없어지는 상태(프로슈머의 진행 상태). 즉, 다수의 수요자와 공급자 간의 상호 지식을 주고받는 형태이나 아직 공급자 위주의 지식 제공이 많은 상태 (예: 수요자의 지식(PHR)이 스마트 헬스케어 센터에 저장되고, 병원이나 제약회사, 보험사 등에서 지식을 구입하여 스마트 헬스케어 센터에 비용을 집행하며, 수요자는 보험 감면 등의 비용을 돌려받는 형태)
Seamless	상호 전달된 정보나 지식(PHR)이 CBR(Case Based Reasoning, 사례기반추론)을 통하여 재사용되고 새로운 지식으로 생산되어 지식이 끊임없이(seamless) 재창출되는 형태
Open	모든 규제가 제거된 형태(서비스에 대한 제도가 대부분 개방(open)된 형태). 즉, 완전한 스마트 헬스케어는 통제 없이 완전한 지식 소통이 이루어질 때 가능
Green	보다 더 Green IT(초절전, 초소형 플랫폼 등)로 진화된 상태

s-Healthcare의 시범사업은 고혈압·당뇨 등 만성 질환 및 고위험군에 대해 생체 신호 측정 및 원격 상담, 원격 건강관리 서비스를 제공하는 방향으로 의료기관과의 연계를 통해 추진되고 있다.

■ s-Healthcare 시범사업 서비스 개념도, 지식경제부

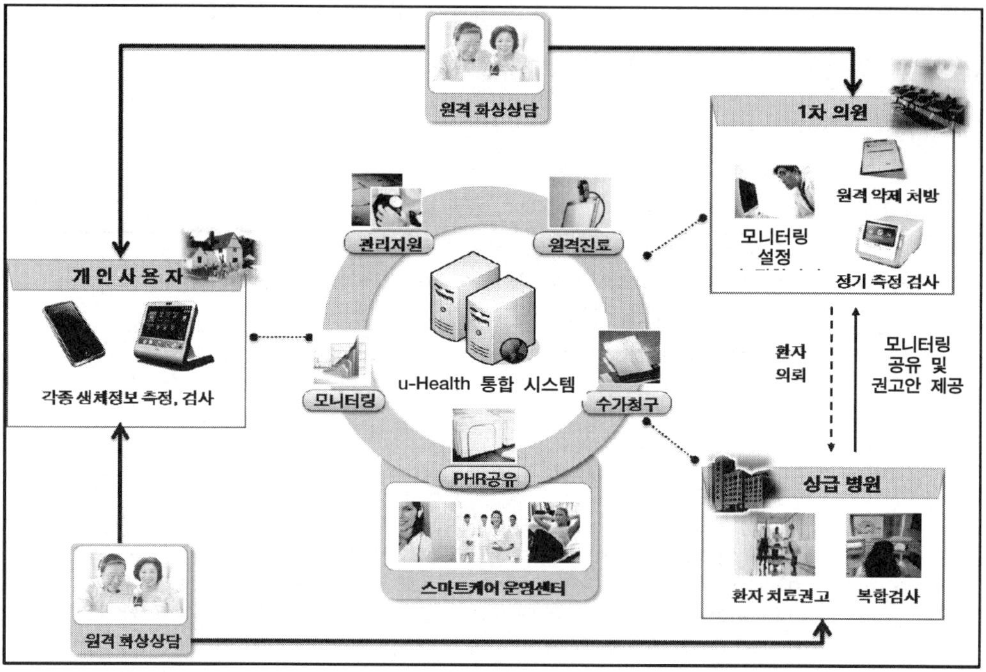

대표적인 s-Healthcare 시범사업의 서비스 내용을 정리하면 아래와 같다.

구분	서비스 내용
Home-oriented 질환관리 모니터링	가정 등 주거환경에서의 모니터링 및 개인용 이동형 원격 건강 모니터링 수치 모니터링에 대한 분석정보 전달 시스템 제공 모니터링 수치에 따른 주치의의 맞춤 관리 및 맞춤형 건강정보 제공 복합 혈액검사 수치에 따른 주치의의 맞춤 관리 제공
가정에서 편하게 주치의와 원격 상담	모니터링 수치에 따른 대상자-의료인 원격 상담, 전자처방 서비스 제공(원격 영상진료 포함) 의료인과 상급 의료기관 간 원격 의료 서비스 연결
대상자를 고려한 맞춤 관리 서비스	만성 질환관리 표준 프로토콜 서비스(정기관리, 합병증, 운동/식이/투약, 생활습관 등) 질환별 식이/운동 프로그램과 약물 복용, 금연 등 맞춤 생활관리 정보 제공 가족 및 지인 등록을 통한 질환관리 지원

1.1.3 의료정보화 추진 현황

급속한 의학의 발전과 병원의 대형화, 그리고 의료보험 제도 등 사회제도의 발전 및 변화와 함께 병원관리 업무의 과학화 및 현대화에 대한 요구가 점차 커지면서 의료정보화도 확대되기 시작했다. 미국은 1960년대에 병원정보 관리용 전산화 체계를 개발했고, 일본은 1970년대에 국립 대학병원에 전산 시스템을 도입했다. 우리나라에서는 1977년 서울대학교 병원에 도입된 의료보험 청구 업무용 전산 개발 시스템을 기점으로 본격적인 병원업무 전산화가 시작되었다. 병원업무 중 전산화 대상인 주 업무는 진료행정 관리업무, 병원사무 관리업무, 의료정보 관리업무, 임상 적용 및 의료 전자기기 이용업무 등이다. 관련 법령을 통해 정부의 의료정보화 추진 계획과 국내외 의료정보의 추진 현황을 살펴보고자 한다.

1.1.3.1 공공 의료정보화

공공 의료정보화는 주로 범정부적 국가 정보화와 함께 민간분야 정보화 촉진 정책에 의하여 상당히 진전되었다. 의료정보화 촉진을 위한 관련 법령은 아래의 표와 같으며, 각 기본법과 시행령에 의거하여 의료정보화가 추진되고 있다.

법령	시행령	시행규칙
정보화촉진기본법 제11조 공공정보화등의 추진 보건의료기본법 제54조 보건의료정보화의 촉진 보건의료기술진흥법 제8조 보건의료정보의 진흥 응급의료에 관한 법률 제15조 응급의료통신망의 구축 제27조 응급의료정보센터의 설치 및 운영 제28조 정보센터에 대한 협조 등 국민건강보험재정건전화특별법 제12조 건강보험에 관한 정보화 촉진	정보화촉진기본법 시행령 제7조 분과위원회	국민건강보험법시행규칙 제14조 전자문서 교환방식 등에 의한 통보
한의약 육성법 제5조 한의약 육성의 기본방향		

우리나라의 의료정보화 수준 및 현황을 살펴보면, 원격 진료, 정보 공동 활용 등 의료정보화의 기반이 되는 정보 인프라는 아직 미흡한 수준이다. 의료보험 업무의 개선을 위해 의료보험 EDI를 확대 보급하여 2003년 기준, 약 40,400여 개 요양기관이 이용 중이다. e-Health 관련 시장 규모는 원무행정 위주의 의료정보 시스템이 대부분으로, 원격 진료나 진료정보 공동 활용 등 의료정보화의 전제조건이 되는 전자의무기록 등의 도입률은 매우 저조하지만, 보건복지부와 지식경제부를 중심으로 보건정책 및 국민의 의료환경 개선을 위한 다양한 사업 및 정책이 추진되고 있다. 또한 원격 의료도 시범 사업 등을 통해 가능성을 타진해보고는 있으나 법제도적 · 문화적 문제 등으로 인해 실제 서비스는 어려운 상황이다. 그러나 유비쿼터스 기술의 발전으로 '재택의료' 등에 대한 관심 고취와 기술 개발은 활발히 이루어지고 있다.

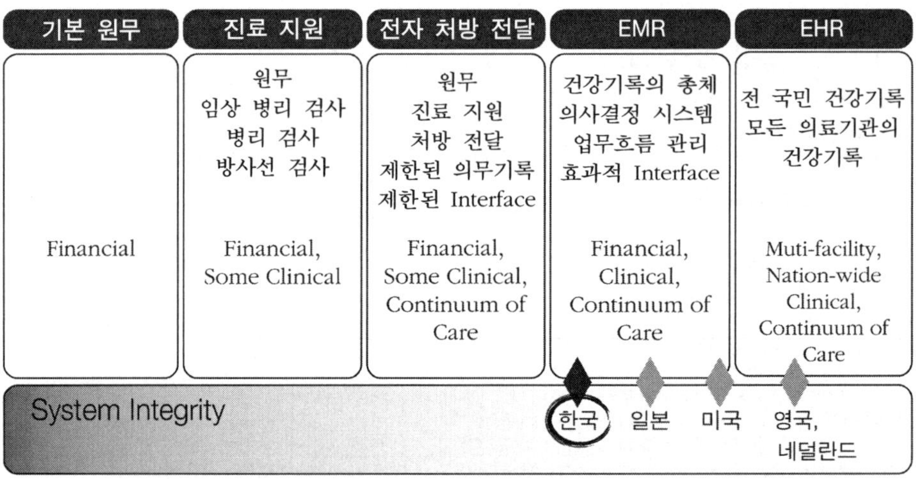

(출처: NCA CIO REPORT(05-11호), 한국전산원, 2006. 6)

2006년 국가 보건 의료정보화 계획의 비전은 공공 보건 의료분야에 대한 정보기술의 전략적 활용을 통해 임무의 효율성을 제고하고, 국민의 참여와 합리적인 정책 수립을 지원하며, 양질의 공공 보건 서비스 제공을 통한 국민의 삶의 질 향상을 위해 공공 보건 의료분야의 정보화를 추진하는 것이었다. 이어 국가 보건 의료정보화 사업의 전체적인 개요를 살펴본다.

보건소 정보화 사업은 보건소, 보건지소, 보건 진료소 등 전국 보건 기관별 단독 시스템(C/S환경)으로 운영되는 비표준 정보 시스템을 전국 단위 보건소 통합 표준 정보 시스템(보건소 통합 정보 시스템)으로 구축하여 업무 효율성 향상 및 공공 보건 의료 서비스를 제공하는 것이 목적이었다. 이에 2005년 9월 '지역 보건 의료분야 정보화 전략계획(ISP)'을 수립하고 '보건 의료정보화 사업 추진단'을 구성(2005. 12~2010. 1)하여 전국 보건 기관의 공공 보건 의료분야 정보화 사업을 추진하였다.

1단계 보건소 정보화 사업(2006. 9~2007. 8)은 우선적으로 보건 행정 · 보건 사업, 진료 EMR · 진료지원, 공공 보건 포털, 정보지식화(KBR) 업무의 4개 분야에 대한 응용 프로그램을 개발하였다. 2단계 보건소 정보화 사업(2007. 10~2008. 12)은 전국 보건 기관에 이용 · 확산하기 위해 고도화된 지식관리 시스템(KMS), 고객 관계 관리(CRM) 등을 추가 개발하였고, 3단계 보건소 정보화 사업(2008. 11~2009. 5)으로 장애 및 재해 대처 · 복구 시스템을 구축하였다. 이후 정보 시스템 전산자원 유지 보수 및 사용자 지원 체계(UHD) 구축 등 시스템의 안정적 운영을 위한 사업을 진행 중이고, 전국 253개 보건 기관 중 180개(71%, 2010. 12)의 보건 기관에 보건소 통합 정보 시스템을 확산 보급하였다.

전자건강기록시스템 구축을 위한 단계별 보건 의료정보화 계획, 보건복지부, 2006

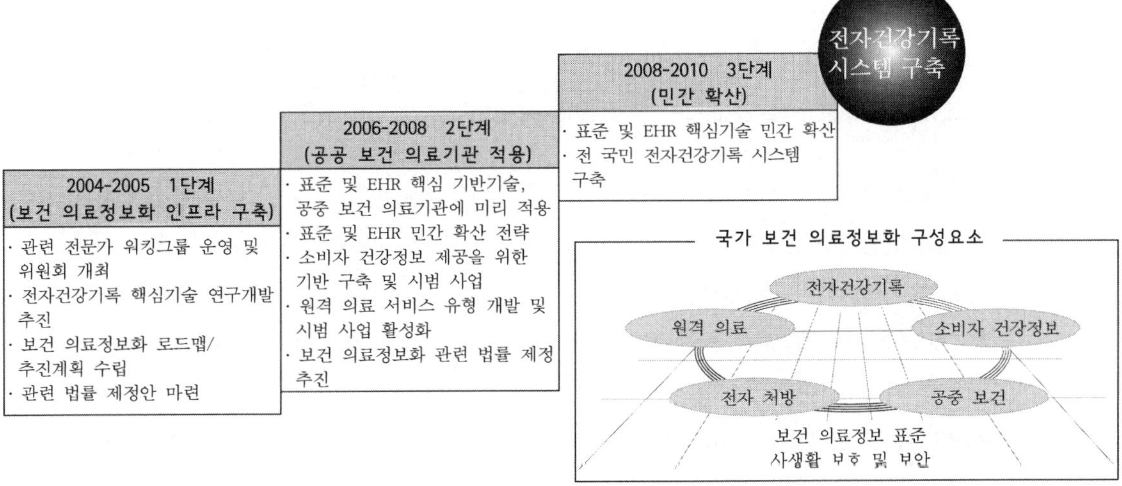

▌보건소 통합 정보 시스템 개념도

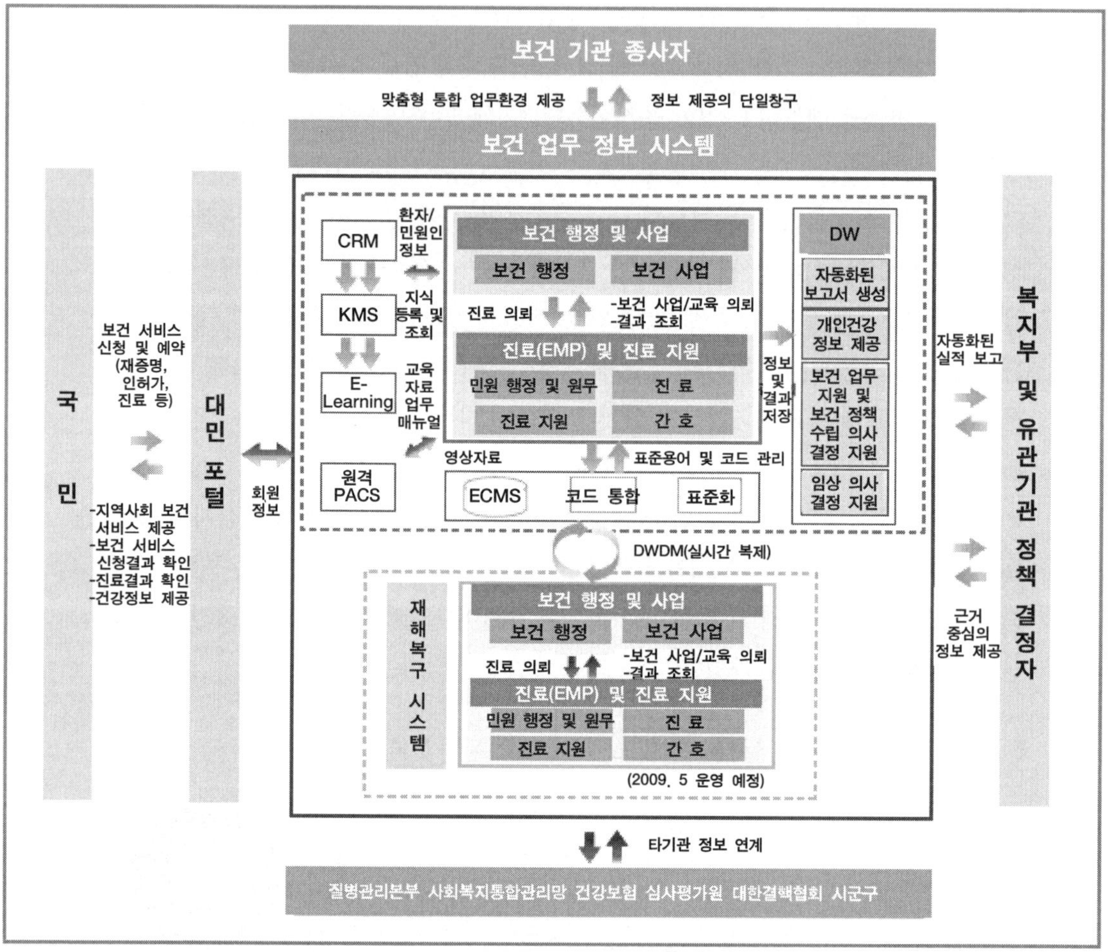

보건소 통합 정보 시스템의 안정성 강화 및 시스템 성능 향상을 위하여 정보보호 강화를 위한 DB 암호화, 문서 위변조 방지 등 보안 솔루션 도입과 DB 성능을 개선하였으며, 시스템의 운영성 확보를 위해 주요 장비에 대한 전산장비도 보강하였다. 또한, 보건 기관 통합 정보 시스템 사용자의 업무 효율성을 제고하기 위해 지속적인 고도화를 꾀하고, 시스템 사용 보건 기관(15곳)을 추가 확산하여 보건소 180곳(71%)이 시스템을 사용 중이다. 이후 2012년 2월에 전국 보건 기관 88곳에 보건소 통합 정보

시스템 확산을 완료하고, 활용성과 효율성을 높이기 위해 지속적인 유지보수와 더불어 안정화 및 고도화를 통해 전국 보건 기관의 행정 효율화를 이루고 편리한 보건 행정 서비스를 제공할 예정이다. 또한 생활행태, 건강 및 질병 관리 등 건강에 대한 국민 의식전환 및 고령화로 인한 만성 질환의 증가 등으로 의료비 증가가 예상됨에 따라, 공공 보건 의료 분야에서도 개인별 맞춤형 건강증진 통합 관리 서비스가 필요하다. 따라서 보건 기관의 건강증진 정보, 개인별 이력관리 정보 등을 모두 모아 개인의 건강형태에 따른 생애주기별 맞춤형 건강관리 서비스를 제공할 수 있도록 '건강증진 통합 관리 시스템 구축을 위한 정보화 전략계획(ISP)'을 수립할 계획이다. 이에 따라 위의 계획을 기반으로 종합적인 건강관리 서비스를 제공하기 위해 정보연계 시스템을 구축할 예정이다. 그리고 스마트폰, IPTV와 같은 최신정보기술(IT)과 기기를 활용해 개인의 건강관리 정보 등을 언제 어디서나 손쉽게 제공받을 수 있는 유비쿼터스 콘텐츠 제공 시스템 개발 등 IT 기반의 국민체감형 보건 의료 서비스를 확대해나갈 계획이다(2010 보건복지백서).

▌개인별 맞춤형 통합 건강관리 서비스 체계도

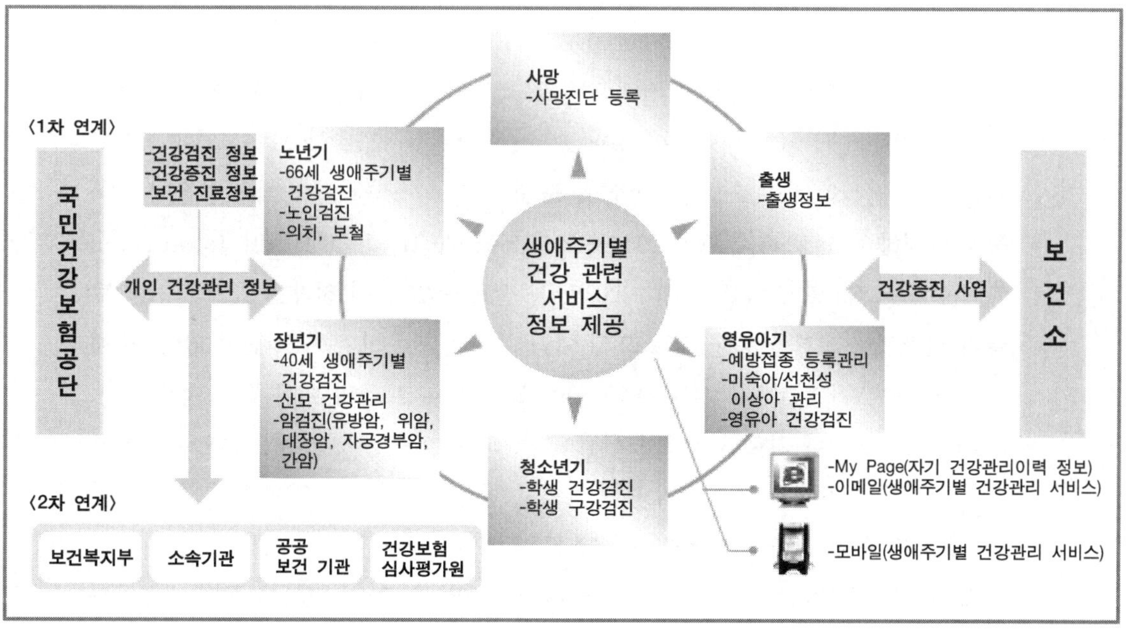

1.1.3.2 국외 의료정보화 현황

■ 미국의 의료 IT

미국 보건복지부(HHS: Department of Health and Human Services)는 IT 정책의 관점에서 개인의 건강정보를 축적 · 활용하는 시스템인 EHR의 개발 · 보급을 목표로, 의료정보의 표준화 및 IT 시스템 도입 인센티브 지급을 위해 2009년 경기부양책에 입각하여 총 190억 달러의 예산을 책정하였다. 이에 따라 2011년부터 인센티브 지급이 시작됐고, 2014년까지 EHR 도입 완료를 목표로 한 의료정보화가 각 주 차원에서 진행 중이다. HHS의 조사 연구 부문인 CDC(Center for Disease Control and Prevention)가 2011년 12월 발표한 조사 결과에 따르면, 2011년의 전자건강기록(EHR) 보급률은 전국 평균 57%(일부 기능만의 사례 연구를 포함함)에 달해, 2008년 42%와 비교하여 +15% 포인트의 성장률을 보였다.

HHS는 2010년 9월 'HHS의 2010~2015 전략 계획(HHS Strategic Plan for Fiscal Years 2010~2015)'을 정리해 발표하였는데, (1) 의료 시스템의 개혁, (2) 과학적 지식과 혁신의 촉진, (3) 국민의 건강 · 안전 · 복지의 촉진, (4) HHS 프로그램의 효율성, 투명성 및 설명성 향상, (5) 미국의 복지 건강 서비스를 위한 인프라 및 관련 인력 강화라는 5가지를 골자로 하고 있다.

한편, 의료 IT의 표준화 및 정책 결정을 총괄하는 조직인 의료 IT 전미 조정실(ONC: Office of the National Coordinator for Health IT)은 2011년 9월에 시작된 EHR 도입 인센티브 프로그램(1단계)과 EHR 기기 · 시스템 인증 제도의 운영 상황 등을 반영하여 '의료 IT에 대한 2011~2015 전략 계획(Federal Health Information Technology Strategic Plan 2011~2015)'을 발표하였다. 이 전략은 EHR의 전미 보급과 의료정보 교환을 통한 의료 IT의 이익 실현을 최우선 과제로 삼고 있다. 구체적인 목표는 5가지로, (1) 의료 IT의 '의미 있는 이용' 보급과 이를 통한 정보 교환, (2) 의료 IT에 의한 의료 서비스와 후생 향상, 의료비용 절감, (3) 의료 IT에 대한 자신감과 신뢰 구축, (4) 의료 IT의 후생과 의료 서비스 향상을 위한 개인의 역량 강화, (5) 의료 IT 분야 기술 혁신에의 대응이다.

또한 미국은 2009년 3월에 의료 산업과 IT 기업 등 관련 민간 부문의 대표자를 중심 멤버로 하는 연방 자문기관, 의료 IT 정책위원회(Health IT Policy Committee)와 의료 IT 표준화 위원회(Health IT Standards Committee)를 설립하는 등 국가적인 차원에서 의료 IT의 중요성을 인식하고 있다.

국가 브로드밴드 계획 내에서 의료 IT의 위상도 높아지고 있다. 2010년 3월 백악관이 발표한 국가 브로드밴드 계획 중 제10장 헬스케어 부분에서는 의료비용의 상승, 의사 부족 및 의료 수혜의 인종별 격차 등을 해결할 수단으로 광대역 정책의 관점에서 의료 IT 촉진이 강조됐다. 이를 위해 (1) 전자화된 의료 데이터 교환에 관한 기술 개발과 관련 전략 수립, (2) 의료 IT의 도입 촉진을 위한 현행 규제의 현대화, (3) 데이터 공유 등을 위한 표준 책정, (4) 의료 서비스 전달 지역의 접속성 확립이라는 4가지 사항이 제언되었다. 이 계획의 영향으로 연방 통신위원회는 2010년 7월, 도시지역 병원과 지방 의료기관과의 격차를 시정하고 지방의 원격 진료를 촉진하기 위한 Rural Health Care Pilot Program(2007년도에 시작됨)을 확대하고, 의료 IT 도입을 위해 연간 최대 4억 달러로 투자를 늘리겠다고 발표하였다.

2010년 8월에는 오바마 대통령이 'Blue Button' 창설을 발표했는데, 이는 인터넷상에서 개인의 의료정보를 다운로드하여 의료기관에 제공할 수 있도록 하려는 정책이다. 이 구상이 발표된 이후 퇴역 군인을 위해서는 퇴역 군인성(VA: Department of Veterans Affairs), 메디케어 수급자를 위해서는 보건복지부(HHS)가 시스템 개발을 진행하고 있다. 현재 My HealtheVet(퇴역 군인용), Medicare(메디케어 수급자), TRICARE(군인용) 사이트에서 각각 Blue Button 응용 프로그램을 통해 자신의 의료정보를 다운로드할 수 있다.

정부 차원뿐 아니라 민간 주도로도 의료 IT 인프라 구축 및 활용 시스템 개발 등이 활성화되는 추세다. 가장 선도적인 역할을 하는 곳으로는 470개 이상의 기업 회원과 85개 이상의 비영리 단체로 구성된 의료정보관리시스템협회(HIMSS: Healthcare Information Management Systems Society)를 꼽을 수 있다. HIMSS는 의료 IT의 보급을 목적으로, 의료 IT 촉진을 위한 옹호 활동, 인재 육성, 의료정보 관리 시스템 인증 등에 힘쓰는 비영리 단체이다. 의료 IT 관계자에 대한 정보와 네트워크의

장을 제공하기 위한 목적으로 연례회의(HIMSS Annual Conference and Exhibition)도 개최하는데, 미국에서의 연례 회의뿐만 아니라 아시아 태평양, 유럽, 중동 등 국제 차원에서도 회의를 실시하는 세계적인 단체이다. 최근 열린 연례회의 HIMSS12에서는 의료 IT를 둘러싼 공공 정책, ARRA 동향, 표준화, 상호 운용성 등을 짚어볼 수 있는 200개 이상의 세션 및 벤더 전시회가 개최되었다. 강연자로는 의료 IT를 제공하는 벤더 외에 연방 및 주 정부 관계자도 포함되었으며, 2014년까지 EHR를 본격 도입하려는 정부의 노력, 메디케어와 메디케이드 인센티브의 수급 상황, 지역 의료정보 교환(HIE)의 운용 상황 등이 소개되었다. 이전부터 HHS의 장관과 미국 의료 IT 조정관이 기조 강연에 등장하는 등 연방 정부에서 HIMSS의 존재를 중시한다는 인상을 주었었는데, 이번에는 새롭게 책정된 MU(Meaningful Use) 2단계의 내용이 이 회의에서 발표되어, 의료 IT 정책 정보 공유의 장소로서의 입지가 높아지고 있음을 방증하였다.

■ EU 및 유럽의 의료 IT

유럽은 E-Europe 2005에 기반을 두고 유럽연합 전역에 걸친 광대역 네트워크를 통해 보건 정보화 실현을 추구하고 있으며, 전자 건강 카드, 건강정보 네트워크, 온라인 건강 서비스를 제공한다.

대표적으로 영국의 경우 1998년부터 2005년까지 'Information for Health'라는 차원에서 국가적으로 의료정보화 전략(NHS: National Health Service)을 수립하여, 모든 국민의 진료기록 및 건강정보를 전자화하고, 의사나 간호사 등 보건 의료 전문인력이 필요한 정보에 쉽게 접근할 수 있게 하였다. 주요 서비스로는 국가 NHS 네트워크, 국가 의료기록 서비스, 전자 예약, 전자 처방, PACS, 1차 진료에 대한 품질관리 및 평가 시스템 등이 있다.

영국의 통합 의무기록 서비스 구축은 3단계로 나누어 추진되었고, 단계별 서비스 내역은 다음과 같다.

1단계(~2004) 외래환자의 온라인 예약, NHS 이메일 및 온라인을 이용한 지식접근, 임상 검사 및 방사선 결과 전자화 등

2단계(~2006) 전문의의 진료결과, 개업의의 환자기록, 병원 퇴원 요약 등의 환자기록에의 접속, 디지털 영상, 환자이송 전산화

3단계(~2008) 의사결정 도구, 스크리닝, 전자 처방, 의료계획의 전산지원과 같은 건강 및 사회 서비스 완전 통합 및 원격 의료지원

– 영국의 의료정보화 동향

국가 단위의 의료정보 전자 기록화(NHSnet)를 시행하고 있으며, National Healthcare e-library도 구축할 예정이다. 2005년 3월까지 의료진의 전자건강기록 접근 시스템을 개발하는 등 정보화의 근간인 EPR과 EHR 구축에 집중 투자하고, England 지역을 2가지 솔루션으로 지정하여 통합 네트워크를 구축하고, 남부 지역을 IDX 솔루션으로 선정하였다. 2003년 5월에는 유럽 19개국 e-Health 장관급 회의가 개최되었고 영국은 산업부 및 보건복지부 연계 의료기록 전자 전송 등 각종 업계 지원정책을 추진 중이다.

주요 세부 목표는 일반 국민들이 필요한 정보에 온라인으로 접속할 수 있게 하며, 건강에 관한 국립 전자 도서관을 개설하고, 보건 의료 관리 및 기획 정보의

▌NHS Network Boundary

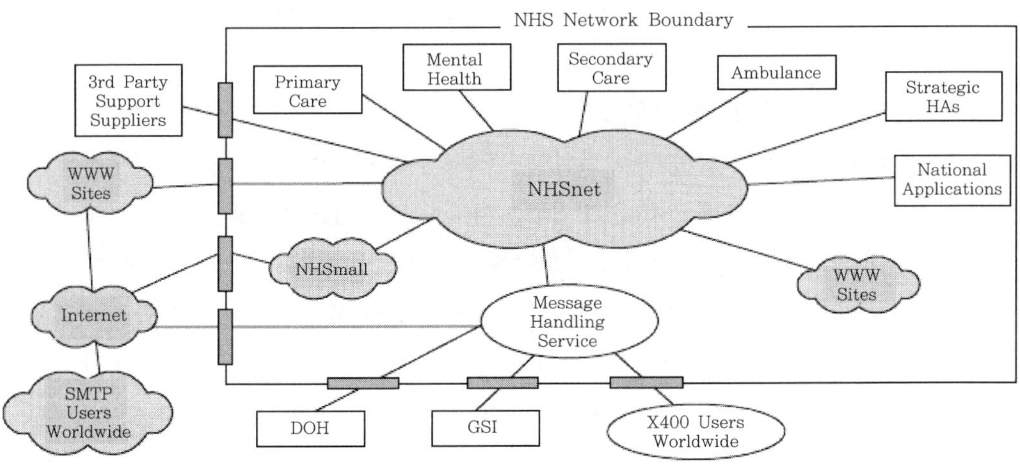

신뢰성을 확보하는 동시에 전자적 평생 건강기록(lifelong, electronic health record)을 생성 및 유지하는 것이다. 또한 24시간 환자 기록 및 정보에 접근하여 활용하고, NHS 인트라넷 서비스를 통해 모든 보건 의료제공자와 병원을 연결하고자 한다(NHS Network Boundary 그림 참조: 전자통신동향분석 19권 2호, 2004. 4).

독일의 경우 스마트카드를 활용한 의료정보 네트워크를 구축하여 환자 진료에 필요한 필수정보인 보험정보와 응급자료, 처방정보 등을 스마트카드에 넣어 활용하는 국가적 보건 의료정보 네트워크 구축을 추진하고 있다.

■ 일본의 의료 IT

일본은 2001년 헬스케어 정보화를 시작으로 2006년까지 400침상 이상 보유 병원의 60%가 e-병원 시스템을 도입하고, 보건소의 60%가 전자 진료 시스템을 도입할 것을 목표로 하는 의료정보 시스템 Grand Design을 계획했다. 의료 표준화, 정보 인프라 구축, 시범 사업 추진, 정보 시스템 도입 및 유지관리, 인지도 향상을 위한 홍보강화 등을 주요 골자로 하여, 전자 환자진료기록 시스템, 처방 시스템, 실시간 의료지원 시스템, 원격 건강관리 지원 시스템, 환자 불만처리 시스템, 의약용어 · 코드 · 양식에 대한 전자정보 전달형 표준화 시스템 등을 개발 중이다.

－일본의 의료정보화 동향

IT를 이용한 의료 중심 네트워크 사업이 추진 중이며, 2006년까지 400병상 이상의 병원 60%에 EMR을 도입하는 계획에 NEC, HITACHI 등 대형 SI 업체들이 참여하여 병원정보화를 이루었다. 이에 따른 진료 표준 가이드라인 마련 및 데이터베이스 구축도 추진하였다. 일본의 보건 의료 시스템 개혁안을 살펴보면 전체적인 맥락에서 IT 기술과의 결합을 통하여 의료의 질적 향상 및 경영 근대화를 꾀하려는 것이 요체이다. 일본의 보건 의료 시스템 개혁안을 크게 6가지로 나누어 보면 다음과 같다.

보건 의료 시스템 개혁안	
1. 국민 건강 만들기 및 질병예방 추진	법적 기반 및 환경정비 중
2. 의료 제공 체계 개혁	효율적이고 정확한 정보제공으로 환자의 선택 존중
3. 전자 진료기록 카드 등 의료 IT화 추진	전자 진료기록 카드 등에 대한 목표와 로드맵 작성
4. 국민에 대한 의료기관 정보 제공 추진	의료기관 정보제공의 충실
5. 진료 가이드라인 책정 등 EBM 추진	EBM(Evidence Based Medicine)에 근거하는 표준 진료 가이드라인 책정 및 신속한 데이터베이스 구축
6. 의료기관 경영 근대화 및 효율화 개선	의료기관의 경영 근대화 및 효율화 중점 관리
⇒ IT 기술과의 결합을 통해 의료의 질적 향상 및 경영 합리화 추구	

1.1.3.3 국내 의료정보화 현황

우리나라 병원정보화는 병원정보 시스템 도입을 통한 디지털 병원 구축을 목표로 1990년대 초부터 추진되기 시작해 우선 업무 전산화를 중심으로 진행되었다(1993년 37%에 불과하던 종합병원의 업무 전산화가 2000년에는 거의 100%에 달했다). 현재는 원무정보화에서 실질적인 병원업무의 핵심이 되는 진료정보의 디지털화(EMR, PACS 등)가 추진되는 상황으로, 특히 PACS 등의 경우는 보험수가로 보상을 하는 정부의 적극적인 노력으로 인해 도입률이 크게 증가하였다.

2002년 이후 보건 의료정보화는 시 · 군 · 구 행정 종합 시스템의 보건 의료 관련 정보 연계, 전국 242개 보건소에 정보 시스템 확산, 건강정보 및 관련 정보 DB 구축 등의 사업 추진으로 이루어졌으며, 특히 '지역 보건 의료정보화', '전염병 감시 정보화', '국립병원의 정보 시스템 구축' 등의 사업은 보건복지 정보화의 기틀을 마련한 것으로 평가되고 있다. 현재 e-Health 정책은 지식경제부, 보건복지부에서 각각 활발히 추진 중이며, 지식경제부에서는 홈 네트워크 산업에 포함하여 e-Health 산업을 육성하고 있다. 2004년에 추진한 홈 네트워크 시범 사업에는 SK텔레콤컨소시엄과 KT

컨소시엄이 참여해 사이버 아파트를 중심으로 원격 진료가 가능한 미래형 홈 네트워크 서비스를 시행하였다. 또한 스마트홈 부문의 헬스케어 품목, 전자 의료기기, 실버 의료기기, 영상 진단기기, 모바일 헬스케어 등을 육성하고 있다. 보건복지부에서는 보건 의료·보건 산업·사회복지·사회보험 분야의 정보화를 추진하기 위하여, 2005년 총 22개 정보화 과제에 646억 원의 예산을 투입하였고, e-헬스케어와 전체 병원 간 진료정보 공유를 위한 전자건강기록(EHR) 사업 등도 추진하였다.

의료관계법 개정과 관련해서는 2002년 전자의무기록, 전자처방전, 원격 의료에 대한 법적 근거가 마련되었으나, 주로 시설과 장비에 대한 기준을 제시하는 정도에 그쳤다. 정작 원격 진료의 허용범위, 자격 및 책임 소재 등에 대한 해결책이나 개인 정보의 범위에 대한 명확한 규정 등이 없는 것은 시급히 보완되어야 할 것이다. 공공 의료정보화를 위한 정부의 노력은 여러 부처의 정책 사업을 통해 추진되었으며, 사업의 주요 내용은 다음과 같다.

▒ 보건 의료분야 정책 사업

사업명	사업 개요	주관 기관	비고
지역 보건 의료 정보 시스템	보건소 업무 전산화를 위한 표준 S/W 개발 및 보급	복지부	2002년 말 전국 확산 완료
전염병 감시 정보 시스템	주요 전염병의 유행과 발생을 감시하는 전국의 관련 기관을 전산 네트워크로 연결	정통부 지원 사업	예방접종 감시 시스템, 결핵관리 시스템 등으로 사업 대상을 확장하며 지속 추진
혈액유통 관리 서비스	혈액유통 및 재고관리 D/B 구축 및 혈액 관련 기관 전산망 연계		전국적 연결을 목표로 추진했으나 1999년 이후 추가 개발 없음
장기이식정보 관리 시스템	장기 공여자와 수여자에 대한 각종 정보교류를 체계적으로 관리	정통부 지원 사업	
외래 진료 예약 시스템	의료기관에 내원하지 않고 외래 진료 예약이 가능한 시스템 구축	정통부 지원 사업	실제 활용되지 못하고 폐기
응급 의료 정보 시스템	응급 의료정보 서비스에 필요한 기반정보 관리 및 응급 의료 관련 기관을 통신망으로 연결	정통부 지원 사업	당초 사업계획을 축소, 1339 응급환자 정보센터에서 일부 기능 사용 중
원격 치매 진료 시스템	화상회의 시스템을 이용한 치매환자 진료 시스템 개발	정통부 지원 사업	시범 운영 후 한국치매협회로 사업 이관

사업명	사업 개요	주관 기관	비고
원격 진료 시스템	경북대병원-울진 보건소, 전남대병원-구례 보건소에서 광케이블망을 이용한 원격 진료 서비스 실시	정통부 지원 사업	시범사업 종료 후 후속사업이 지속되지 못하고 종료
건강증진 정보 시스템	보건교육 개발 센터를 중심으로 국민 건강 증진 관련 정보를 제공	정통부 지원 사업	건강 길라잡이 운영 중
보건 의료정보 통합 서비스 시스템	장기이식, 응급의료, 혈액유통, 전염병 감시, 외래진료 시스템 등을 통합 환경에서 연계	정통부 지원 사업	실제 활용되지 못하고 폐기
진료정보 공동 활용	X-Ray 등 기초 진단 정보 활용 체계의 개선을 위한 진료자료의 디지털화, 의료정보 공동 활용	정통부 지원 사업	ISP 수립(2000) 후속 사업으로 국립암센터 암 정보 공동 활용 사업 추진(2002)
의약품 유통 EDI	의약품 주문에서 대금결제까지의 업무를 EDI시스템으로 전환	복지부	2002년 말 기준 150개 기관만 이용
전자 처방 전달 시스템	의약분업의 시행에 따라 병·의원에서 발행하는 원외처방전을 전자 문서로 송수신	KT	2002년 10월 말 1,225개 요양기관 가입, 실제 이용 기관은 160개
건강보험 EDI(전자 문서 교환)	요양기관과 진료비 심사기관(건강보험심사평가원) 간 건강보험 진료비 청구·심사·지급 등의 업무를 EDI 방식으로 처리	KT	47,551개 의료기관이 사용(전체 64,960개 기관 중 73.2%)
국가의료정보 인프라(NHII)	모든 국민이 언제든지 필요하면 개개인의 건강기록정보를 검색하고 활용하는 것이 가능	복지부	

■ 국내 병원정보화 현황

건강보험심사평가원에서 2010년 12월부터 2011년 2월까지 국내 1만 2,218개 병원을 대상으로 병원정보화 실태를 조사한 자료에 따르면 EMR(전자의무기록)은 종합병원 66%, 병원급 52%가 사용하고 있고, 특히 OCS(처방전달 시스템)는 종합병원 93%와 병원급 74%가 사용하고 있다. PACS(의료영상 솔루션)도 종합병원의 96%, 병원급 43%가 사용하고 있어, 종합병원의 경우 거의 대부분이 OCS와 PACS를 사용하는 것으로 조사되었다. 또한 종합병원들이 EMR도 66% 정도 사용하고 있는 것으로 보아 국내 종합병원의 병원정보화가 높은 수준임을 알 수 있다. 보다 구체적으로 살펴보면, 대형 병원을 중심으로 민간병원(서울대병원, 분당서울대병원, 연세대 신촌세브란스 병원,

경희대병원, 건국대병원 등)에서 자발적으로 정보화가 추진되고 있으며, 개별 병원의 정보화는 1990년대 초 원무전산화로 시작하여 EMR, PACS를 도입하는 수준으로 나아가고 있다. 한국후지쯔에 의해 개발되어 2011년 10월 가동된 대전건양대병원의 EMR을 비롯해 국내 대형병원과 의원급 의료기관의 EMR 도입 현황, 그리고 병원급 의료기관의 정보 시스템 도입 현황 비교를 통해 병원정보화 현황을 살펴보자.

▒ 국내 대형병원의 EMR 도입 현황

번호	병원명	구축회사	도입 시기	비 고
1	서울대학교병원	이지케어텍	2004. 10	현재 연계 병원 확산 진행
2	분당서울대학교병원	이지케어텍	2003. 5	
3	계명대학교 동산의료원	자체	2005. 10	
4	화순전남대학교병원	자체	2004. 4	
5	전남대학교병원	자체	2005. 11	
6	연세대학교 신촌세브란스병원	LG CNS	2005. 11	
7	연세대학교 강남세브란스병원	LG CNS	2005. 9	
8	삼성서울병원	삼성SDS	2007. 2	
9	서울아산병원	자체	2007. 3	
10	경찰병원	LG CNS	2006. 12	
11	건국대학교병원	현대정보기술	2005. 8	
12	동국대학교 의료원 · 일산한방병원	이지케어텍	2005. 8	
13	중앙대학교병원	삼성SDS	2006. 4	
14	강동경희대학교병원	현대정보기술	2006. 6	
15	한림대학교 춘천성심병원	삼성SDS	2006. 12	
16	가톨릭대학교 서울성모병원	현대정보기술	2007. 12	
17	보훈공단 중앙보훈병원	이지케어텍	2008. 4	
18	조선대학교병원	KT	2007. 10	
19	제주한라병원	한진정보통신	2007. 11	
20	양산부산대학교병원	이지케어텍	2008. 10	
21	제주대학교병원	이지케어텍	2009. 5	
22	서울특별시 보라매병원	이지케어텍	2010. 2	
23	아주대학교병원	대우정보기술	2010. 3	
24	국립암센터	이지케어텍	현재 도입 중	

(출처: 공업화학 전망 제13권 제3호, 이경진, 2010)

병원급 의료기관의 정보 시스템의 도입 현황 비교

업 무	도입 현황(%)							
	종합전문		종합병원		병 원		전체 평균	
	1999	2005	1999	2005	1999	2005	1999	2005
외래 OCS	81.8	97.6	46.9	84.2	22.7	66.9	50.5	75.6
병동 OCS	81.8	97.6	43.8	84.2	18.2	58.4	47.9	70.6
약제업무	83.3	100.0	78.1	88.2	42.9	53.4	68.1	69.1
임상 병리 검사업무	83.3	97.6	50.0	86.7	23.8	54.1	52.4	68.5
방사선 검사업무	83.3	97.6	51.6	88.2	23.8	53.4	52.9	68.7
특수진료 관리업무	83.3	97.6	46.9	82.2	15.0	43.1	48.4	60.9
원무업무	100.0	100.0	96.9	98.7	96.0	95.4	97.6	96.8
행정업무	91.7	100.0	93.8	83.1	87.5	62.6	91.0	73.0
보험 청구 및 미수금	100.0	100.0	96.9	100.0	87.5	89.4	94.8	93.5
진료 의뢰업무	75.0	97.6	41.4	69.1	9.5	36.4	42	53.8
의료영상(PACS)	16.7	90.5	6.5	78.6	5.0	22.6	9.4	47.1
입원 EMR	–	21.4	–	14.5	–	21	–	19.6
외래 EMR	16.7	19.1	0	14.8	9.5	23.4	8.7	20.7
청구 EDI		100.0		90.5		92.4		94.3

(출처: '요양기관 정보화 실태조사 보고서', 건강보험심사평가원, 2005)

의원급 의료기관의 EMR 도입 현황

	1999		2005	
	도입 기관	도입률	도입 기관	도입률
의과의원	8	21.6	2,298	66.9
치과의원			370	19.2
한의원			569	50.2
전체 평균		21.6	3237	49.8

(출처: 대한의료정보학회, 2005. 11)

1.1.3.4 의료정보 서비스

의료정보화는 주로 공공 부문에서 인프라 관련 시스템 구축과 대국민 의료정보 서비스 관련 사업 위주로 추진됐다. 반면, 민간 부문에서는 건강상식 정보로부터 자가진단 정보, 검사정보, 질병정보, 응급정보, 약품정보, 인력정보, 기관정보, 문헌정보, 교육정보, 용어정보, 통계정보, 행정 · 법령정보에 이르기까지 다양한 정보가 인터넷을 통해 제공되고 있다(건강정보 데이터베이스 구축 및 활용방안, 한국보건사회연구원 연구보고서, 2001). 자세한 내용은 다음과 같다.

■ 건강상식 정보

－보건연구정보센터, www.richis.org
건강증진, 노인 보건, 성인 보건, 여성 · 모성 보건 등의 건강상식 제공

－한국음주문화연구센터, www.karf.or.kr
적정 음주량, 음주피해 감소법, 음주관리법 등 올바른 알코올 상식 제공

－헬스조선, health.chosun.com
베스트닥터, 베스트클리닉, 건강백과, 건강서적 등의 정보 제공

－건강IN, hi.nhic.or.kr
뇌졸중위험 예측 프로그램, 금연 프로그램 등의 정보 제공

－비타민MD, www.vitaminmd.co.kr
건강정보, 질환 및 증상 정보 제공

－건강한 식탁, www.dietnote.co.kr
식생활정보 제공

－MEDI 119, www.medi-119.com
한방 및 양방의 건강상식 정보 제공

－헬스통, www.healthtong.kr
종합 건강정보 제공

■ 자가진단 정보

– 한국음주문화연구센터, www.kodcar.or.kr

CAGE 진단법, AUDIT 진단법, NAST 진단법 등 알코올 자가진단 서비스 제공

– 건강샘, www.healthkorea.net

고혈압위험 평가 등 자가진단 문항 및 응답에 따른 평가 내용 제공

– 금연길라잡이, www.nosmokeguide.or.kr

금연실천, 자가진단, 금연관리 등의 정보 제공

■ 검사정보

– 건강샘, www.healthkorea.net

건강검진별 정의, 검사과정, 주의사항 등에 관한 정보 제공

– 하이닥, 의학정보 도서관 검사정보, www.hidoc.co.kr

질병별 검사정보 및 검사별 정의, 개요, 목적, 방법, 주의사항 등의 정보 제공

■ 질병정보

– 식품의약품안전청 약물복용 정보 서비스, medication.kfda.go.kr

환자별 · 질환별 복약지도, 주의약물, 유해반응 정보 등 안내

– 건강샘, www.healthkorea.net

병명 코드, 별칭 · 영문명, 진료과, 정의, 원인, 증상, 치료, 생활 가이드 FAQ에 대한 질병정보 제공

■ 응급정보

– 응급 의료정보 센터, 응급 처치 강좌 서비스, www.1339.or.kr

응급 처치의 원칙, 증상, 대처법 등에 대한 정보 제공

– 닥터코리아, 응급 처치법 서비스, www.doctorkorea.com

출혈, 외상, 화상 등 응급 시 처치법 및 심폐소생술에 대한 정보 제공

■ 약품정보

－건강보험심사평가원, 약제정보 서비스, www.hira.or.kr
국내에서 유통되는 의약품의 가격 및 효능·효과, 의약품 처방·조제 지원 서비스 제공

－한국병원약사회, 약품정보 서비스, www.kshp.or.kr
신약정보, 약물 중독 정보, 약물 부작용 정보, 한국 병원 의약품집 등 제공

－네이버 건강 의약품 health.naver.comdrug/pillIdentifier.nhn
의약품 명칭, 제조사, 약 모양 등 의약품 정보 검색 및 효능·용법·용량 관련 상세 내용 제공

－드러그인포, www.druginfo.co.kr
약품 검색 서비스, 약품 상호 작용 및 복약지도 내용 제공

－킴스온라인, www.kimsonline.co.kr
의약품 검색 및 식별, 복약지도, 보험 심사, 약물 상호작용 등 약품 정보 제공

－약학정보원, www.health.kr
재단 소개, 약품, 낱알 식별표시, 상호작용 정보, 성분 동의어, 대한약전 명칭 검색 서비스 제공

－에프드럭닷컴, www.fdrug.com
약품과 약국 검색 및 구인·구직정보 제공

－한국희귀약품센터, www.kodc.or.krmain/index.asp
희귀의약품 지정기준 및 목록, 공급업소 유통 현황, 해외 유일 전염병 치료제, 응급약 해독제, 해외 희귀의약품, 자가 치료용 의약품 등의 정보 제공

－케이팜, www.kpharm.net/tt/site/ttsite.cgi
의약품 질문 상담 및 약물 DB 비교 정보 제공

■ 인력정보

－코메디닷컴, www.kormedi.comdefault.aspx
의사 찾기, 자가 진단, 헬스센터 정보 제공

■ 기관정보

–에버메디, www.evermedi.co.kr/index.jsp

병원 검색, 병원 예약, 만족도 조사 정보 제공

■ 문헌정보

–보건연구정보센터, www.richis.org

국내외 저널, 학술대회 발표자료의 목차, 원문 제공

–의학연구정보센터, www.medric.or.kr

의학논문 DB, 학술 · 연구 · 교육 정보 제공

■ 교육정보

–건강샘, 건강강좌 안내 서비스, www.healthkorea.net

강좌명, 병원명, 일자, 장소, 연락처 등에 대한 정보 제공

■ 용어정보

–건강샘, www.healthkorea.net

의학용어를 한글명, 영문명, 해설로 제시하며 한글과 영문으로 검색 가능

–하이닥, www.hidoc.co.kr

의학용어의 정의, 동의어, 내용 등 사전 형식의 정보검색 서비스 제공

–KMLE 의학 검색 엔진, www.kmle.co.kr

의학용어, 약어, 약품, 의약품 용어 검색 서비스 제공

■ 통계정보

–보건연구정보센터, www.richis.org

보건 관련 기관의 통계연보, 보고서에 포함된 기타 통계정보, 신문 등에 기재된 통계기사 등 제공

–국민건강보험공단, www.nhic.or.kr

국민건강보험 관련 기본 통계 및 일반 통계 자료 제공

–한국보건사회연구원 보건복지 통계 포털, hawelsis.kihasa.re.kr

조사 통계, 복지재정 통계, 마이크로데이터 등 제공

–국민보건의료자원 조사관리 센터, www.hrsic.go.kr

한국보건사회연구원 운영 보건 의료자원 실태조사 사이트, 조사 지침서 및 조사표 제공

■ 행정 · 법령정보

–보건연구정보센터, www.richis.org

영유아 · 아동 · 청소년, 여성 · 모자 · 가정, 노인 · 호스피스, 정신 보건, 장애인, 산업 보건, 사회복지, 기타 의료제도에 관한 정보 제공

–국민건강보험공단, www.nhic.or.kr

건강보험 및 의료보험 관련 법령정보 제공

1.2 한의정보화

1.2.1 한의정보화 현황

'한의정보화'란 한의학에서 환자 진료, 의학 교육, 의학 연구 및 의료 경영에 필요한 각종의 '정보'를 효율적으로 체계화하여 관리하고 더 나아가 정보과학을 이용하여 한의학 연구를 체계적으로 수행하도록 하는 것을 의미한다. 따라서 한의학, 의학, 정보과학 등이 망라되어 있을 뿐 아니라, 인지과학, 컴퓨터공학, 문헌정보학 등도 관련되어 있으며, 최종적인 산물로 한의학 임상에 적용할 수 있는 시스템을 만들어내는 것이 목표라고 할 수 있다.

21세기 정보화 시대에 의료 서비스의 양과 질은 정보화 여부에 따라 결정된다고 해도 과언이 아니다. 의료정보 분야와 마찬가지로 한의정보화에서도 제일 먼저 기본이 되는 한의학 용어의 표준화가 이루어져야 한다. 표준화된 용어를 기반으로 하여 분류 체계의 정립, 상호 교류를 위한 진료기록과 진단기준의 표준화가 선행되어야 한의의료 서비스의 질적 향상을 이룰 수 있는 전자의무기록의 표준화도 이루어질 수 있다. 의학의 경우 의과학 지식을 조직하고 표현하기 위한 분류 체계, 시소러스, 온톨로지 등 각종 시스템을 개발하여 왔다. 그러나 한의학 관련 정보화 수준은 지식을 조직화하여 표현하는 기술이 개발되지 않아 단편적인 검색 수준의 단계에 머물고 있다. 따라서 한의정보 시스템을 통해서 다루게 되는 지식의 활용성을 확대하고 재활용성을 확보하기 위해서는 지식의 공유와 재사용성이 보장되는 한의학적인 지식 표현방식이 필요하다.

현재까지 완료된 한의학 관련 정보화 사업들을 통해 한의정보화 현황을 개괄적으로 살펴보면, 고전문헌 DB, 한의학 논문 검색 DB 구축 등이 주를 이루고 있는 상태이다. 그러나 이러한 사업의 결과물들은 활용방법이 제한적일 수밖에 없다. 구축된 DB가 개념을 담고 있는 것이 아니라 문자열만을 기록하고 있어 사용자가 선택한 문자열과 일치하지 않는 경우, 동일한 의미를 지닌 수많은 내용들을 놓칠 수 있기 때문이다. 따라서 개념 중심 용어 관리 체계가 필요하다. 또한 표준화된 용어와 체계화된 지식을 기반으로 전문가뿐만 아니라 비전문가도 한의학 정보를 쉽게 이용할 수 있는 검색 시스템을 구축해야 한다. 이를 위해 온톨로지 기반의 검색을 통하여 한의학과 관련된 지적자원을 최대한 활용할 수 있도록 한의학 분야의 특징과 장점을 살린 정보 시스템을 개발하고 국제 경쟁력을 높여야 한다. 또한 고령화 시대를 맞이해 정부에서는 병원 간 환자의 의료정보 공유를 통한 양질의 의료 서비스 제공을 목표로 양방을 중심으로 한 전자의무기록(EMR: Electronic Medical Record) 또는 전자건강기록(EHR: Electronic Health Record) 시스템 구축을 추진 중이나, 한의학 분야와 같이 의료정보가 표준화되지 않았거나 의미전달 체계가 명확히 구축되어 있지 않으면 시스템이 제 기능을 발휘할 수 없게 된다. 아직까지 한의학 분야에서는 EMR · EHR시스템 구축이 제대로 시작되지 못한 실정이다. 한 · 양방 간의 불균형을 해소하고 EMR · EHR 기반의 한 · 양방 협진 체계를 구축하기 위해서는 한의학 분야의 EMR · EHR 구축을 위해 가장 기본이 되는 한의정보 인프라 기술을 서둘러 개발해야 한다. 또한 기본적인 정보화 작업 이외에도 한의학의 꾸준한 발전을 위해 한의정보에 대한 교육이 반드시 필요하다. 대학에서 한의정보 교육을 위한 전문 과정을 개설하여 한의정보의 전문가를 배출하는 일은 앞으로 한의학을 세계화하는 데 크게 기여하는 초석이 될 것이다. 물론 이러한 모든 노력은 국가정책의 뒷받침에도 크게 의존한다. 따라서 한의정보화 현황과 정부의 정책, 관련 주요 사업, 정보화시대에 부응하는 한의계의 정보화 교육 현황을 살펴보고자 한다.

1.2.2 한의정보화를 위한 정부의 노력

2002년 국가기술지도(NTRM: National Technology Roadmap)는 국가 전략 기술개발을 위한 과학기술 기본 계획으로서 2012년까지의 비전별 실천 전략 및 방향을 제시하고 있다. NTRM의 국가 전략 기술개발 대상이자 생체정보의 생성 · 저장 · 분석 · 활용 기술의 핵심 분야인 의료정보학은 신약 개발, 생명공학, 의료진단, 건강관리 시스템, 의료-생명과학의 지능형 의료정보 시스템에 응용될 수 있기 때문에 매우 중요하다. 지능형 의료정보 시스템 구축을 위해서는 지식공학적 접근은 물론이거니와, 정보의 표준화, 자료구조 및 문서구조 모델링, 의학 온톨로지, 지능형 정보

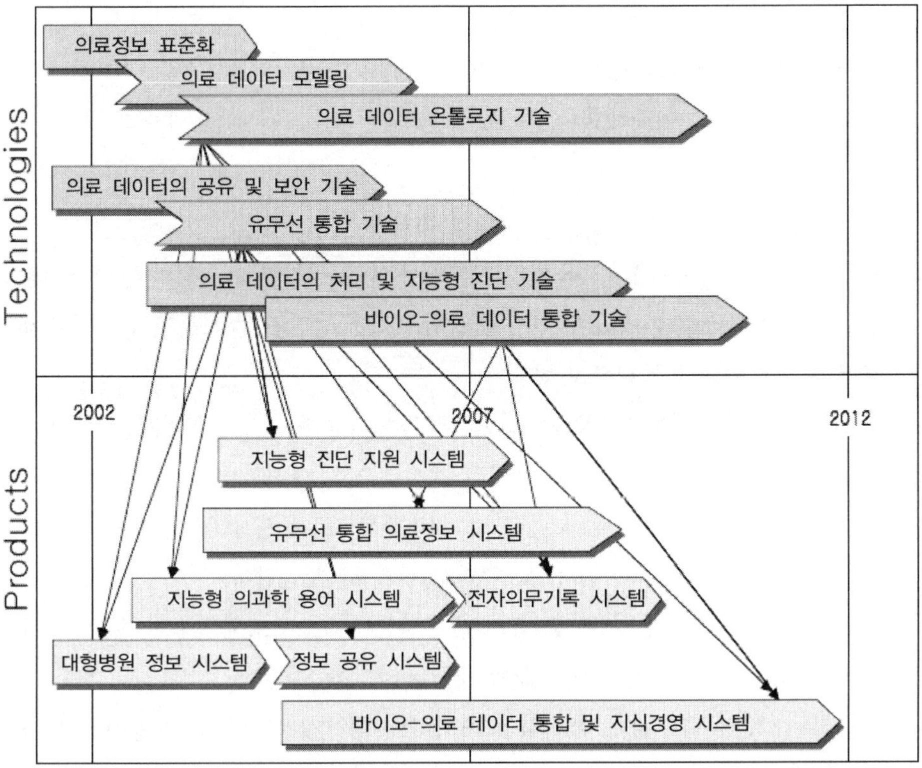

공유 기술, 지능형 진단 지원기술 등을 중요 연구 분야로 삼는 것이 필수적이다. 2002년 국가기술지도에서 제시한 바이오-의료 정보 통합 시스템 구축 로드맵을 이행하기 위해 한의학 분야의 정보화 노력을 필수불가결한 것으로 정의하여 관련 연구 수행을 간접적으로 지원하는 이유가 바로 여기에 있다.

2011년 시행된 한의약육성법 제1장 4조(한의약기술의 과학화·정보화 촉진 등)와 제2장 5조(한의약기술의 정보화)에 의하여 한의학 정보화를 위한 틀과 정책 방향이 제시되었으므로 앞으로의 한의정보화는 이를 기반으로 이루어지게 될 것이다.

■ 한의약육성법 [시행 2011. 7.14] [법률 제10852호, 2011. 7.14, 일부개정]
보건복지부(한의약정책과), 02-2023-7467

제1장 총칙

제1조(목적) 이 법은 한의약육성의 기본방향 및 육성기반의 조성과 한의약기술 연구·개발의 촉진에 필요한 사항을 정함으로써 국민건강의 증진과 국가경제의 발전에 기여함을 목적으로 한다.

제2조(정의) 이 법에서 사용하는 용어의 정의는 다음과 같다. 〈개정 2011. 7. 14〉

1. "한의약"이란 우리의 선조들로부터 전통적으로 내려오는 한의학을 기초로 한 한방의료행위와 이를 기초로 하여 과학적으로 응용·개발한 한방의료행위(이하 "한방의료"라 한다) 및 한약사(韓藥事)를 말한다.
2. "한약사"라 함은 한약의 생산(재배)·가공·제조·조제·수입·판매·감정·보관 그 밖에 한약학 기술에 관련된 사항을 말한다.
3. "한의약기술"이라 함은 한의약을 포함하여 한약제제(한약을 한방원리에 따라 제조한 것을 말한다. 이하 제5호에서 같다) 및 한약재 재배(우수 품종개발을 포함한다)·제조·유통·보관 등 한의약과 관련한 일체의 상품 및 서비스에 관련된 기술로서 대통령령이 정하는 것을 말한다.
4. "한약"이라 함은 동물·식물 또는 광물에서 채취된 것으로서 주로 원형대로 건조·절단 또는 정제된 생약을 말한다.
5. "한약재"라 함은 한약 또는 한약제제를 제조하기 위하여 사용되는 원료 약재를 말한다.

제3조(국가 등의 책무)

① 국가는 한의약기술의 발전을 위한 종합적인 시책을 세우고 추진하여야 한다.
② 지방자치단체는 국가의 시책과 지역적 특성을 고려하여 한의약기술진흥시책을 세우고 추진하여야 한다.

제4조(한의약기술의 과학화·정보화 촉진 등)

① 국가 및 지방자치단체는 한의약기술의 과학화 · 정보화를 촉진하기 위하여 필요한 시책을 세우고 추진하여야 한다.

② 국가 및 지방자치단체는 한의약기술정책의 투명성과 합리성을 높이기 위하여 정책개발 및 집행과정에 민간전문가 또는 관련단체 등이 폭넓게 참여하도록 하여야 한다.

제2장 한의약육성기본정책의 수립 등

제5조(한의약육성의 기본방향) 국가 및 지방자치단체는 다음 각 호의 기본방향에 따라 한의약육성을 위한 제반시책을 강구하고 관리 · 운용하여야 한다.

1. 한의약 특성의 보호 및 계승발전
2. 한의약에 대한 발전기반 조성
3. 한의약기술의 정보화
4. 한의약에 대한 체계적 관리 및 국제기준 규격화
5. 한약재의 안정적 생산기반 조성
6. 한의약 관련산업의 국제경쟁력 강화 및 국제협력의 촉진
7. 한약시장에 대한 지원 · 육성

1.2.3 한의정보화 역사

2000년대에 들어서면서 본격적인 정보화가 시작된 한의학 분야는 한의학 정보자원의 구축과 활용을 위한 기초적인 정보화 단계를 거쳐 발전해왔다. 한의학 분야의 정보 개념은 2001년도 정보화 정책과제를 통해 정보화와 관련된 중장기 연구기획이 마련되면서 비로소 도입된 것이라 할 수 있다. 연도별로 진행되었던 정보화 관련 정책과제 현황과 내용을 분석하여 구체적인 수행방안이 어떠했는지 알아보자.

■ 2001년 『한의학연구개발 중장기 기획 연구』

- 2001. 7. 31.
- 산업기술연구회 연구보고서, 한국한의학연구원 연구책임자 신현규 외
- 각국 전통의학 연구개발 현황 및 발전 방안
- 한방치료 기술개발 연구지원 사업
- 한국한의학연구원 연구개발 현황과 방향
- 한의과대학 학위논문
- 중국 중의약학 현황과 발전 방향
- 일본 한방의학의 연구개발 현황과 전망
- 대만 전통의학 연구개발 현황
- NCCAM의 연구개발 중장기 전략
- 한의학 연구원 중장기 연구 사업
- 임상 의료기술 분야
- 한약 및 한약제재 개발 분야
- 한의학 이론(변증, 체질의학) 분야
- 한의학 학술정보

■ 2003년 『전통적 임상기술의 보호 및 DB 구축(1)』(2003년도 연구보고서)

- 2003. 12.
- 한국국학연구원 안상우 선임연구원 외
- WIPO의 전통지식 등 지적재산권 보호 논의 동향 및 대응전략의 기본 원칙
- 전통 임상 기술의 지적재산권적 보호와 산업화 방안에 대한 고찰(WIPO의 전통지식, 유전자원의 지적재산권 보호 논의에 대한 대응전략)
- 우리 전통의약학 자료의 보호 방안(WIPO의 전통지식에 관한 지적재산권 보호 논의에 관한 대응방안 모색)
- 지적재산권 보호를 위한 전통적 임상 기술에 대한 고찰
- 지적재산권 보호를 위한 전통의학 DB 구축에 관한 고찰

–동북아 4국 공정서 비교를 통한 한약재 보호방안 및 제언
–방제의 구성 원리와 기본 방향
–가감과 창방의 현대적 의미
–전통 임상 기술 DB 틀 구축

■ 2004년 『국내 한방산업 육성방안과 경제성 분석 연구』
–2004. 3.
–보건복지부, 한국한의학연구원, 연구책임자 신현규 외
–한방산업의 정의 및 분류
–한방산업의 국내외 동향 및 기초 자료
–외국지역 한방산업 발전계획과 방향
–권역별 중심의 한방산업 육성전략
–지역 한방산업 사업조성 특화 육성방안
–사업의 주요 내용
–경제성 및 정책적 타당성 분석

■ 2004년 『세계 속의 한의약 구현을 위한 중장기 한의약 발전전략 수립』
–2004. 11.
–보건복지부, 한국한의학연구원, 연구책임자 신현규 외
–한방 제재 및 천연물 산업
–한방 건강기능식품 및 화장품 산업
–한방 의료기기 및 의료 서비스 산업

■ 2004년 『전통의약 관련 전통지식 DB 구축을 위한 정보전략 계획 수립 연구』
–2004. 5. 31.
–특허청, 한국한의학연구원, 연구책임자 안상우 외
–국가지재권 차원의 보호를 위한 전통의약 관련 지식의 정보화 방향 설정

－전통의약 관련 전통지식을 활용한 정보화 기회 도출
－향후 전통의약 관련 전통지식의 중장기(5개년) 정보화 추진 과제 수립

■ 2005년 『한국한의학연구원 경영 진단 및 중장기 발전전략 수립 연구』
－2005. 1. 11~5. 31.
－(주)기술과 가치, 연구책임자 이철원 외
－한의학연구원에 대한 경영 진단 및 현황 분석을 통하여 미래 한의학 연구 거점기관으로서의 역할을 수행할 수 있는 기관의 중장기 발전전략 수립
－주요 내용: 1) 한국한의학연구원 현황 분석 및 경영 진단
2) 한의학연구원 중장기 발전전략 수립

그동안의 정책연구 과제 내용을 통하여, 한의약학 분야의 연구개발 부문, 임상 기술 부문, 산업경제성 부문, 글로벌 발전전략 부문, 지적재산권 보호를 위한 의약 DB 구축 부문, 한의학연구원 경영 분석 및 발전전략 과제가 수행되었다. 이를 통하여 한의학 발전을 위한 기초적인 검토와 점검이 이루어지고 구체적인 방안이 수립되었다. 하지만 '한의정보화'를 위한 종합적인 전략 방안으로 통합 수립되는 정도에는 미치지 못했다. 진정한 한의정보화를 위해서는 인프라 측면에서 시스템 요소로부터 데이터베이스 · 아카이브 · 콘텐츠 등 지식정보자원을 구축하는 부문, 서비스 기술 부문, 운영의 조직 및 통합 체계 부문, 경영 마케팅 부문을 아우르는 종합적인 마스터플랜이 수립되어야 할 것이다.

1.2.4 한의정보화 사업 현황

한의정보화와 관련된 연구 인프라 사업은 대부분 한국한의학연구원에서 수행했다. 한국한의학연구원에서 수행한 한의정보화 관련 사업 내역을 연도별로 정리하면 다음과 같다.

■ 1999년

– 한의학술정보 DB 구축(자체 사업)

■ 2000~2002년

– 한의학술정보 DB 구축(자체 사업)

– 한의학 고전 DB 구축(자체 사업)

■ 2003년

– 한의학술정보 DB 구축(자체 사업)

– 한의학 고전 DB 구축(자체 사업)

– 한의학 지식정보자원 디지털화 1차 사업(정통부 지식자원 관리 사업)

■ 2004년

– 한의학술정보 DB 구축(자체 사업)

– 한의학 고전 DB 구축(자체 사업)

– 한의학 지식정보자원 디지털화 2차 사업(정통부 지식자원 관리 사업)

■ 2005년

– 한의학술정보 DB 구축(자체 사업)

– 전통의약지식 DB 구축(특허청)

– 한의학 지식정보자원 디지털화 3차 사업(정통부 지식자원 관리 사업)

■ 2006년

– 한의학 정보화 사업(자체 사업)

– 전통지식 DB 구축 사업(특허청)

– 해외 전통 민속의학 지식정보 수집 및 DB 구축

■ 2007년

– 전통 약재정보의 효율적 활용을 위한 온톨로지 구축(자체 사업)

– 지식정보 통합을 위한 지식관리 시스템 구축(자체 사업)

– 전통지식 DB 구축사업(특허청)

– 전통의과학 지식자료 현대화(자체 사업)

■ 2008년

– 한의학 지식정보 인프라 구축(자체 사업)

– 웹 기반 전통의학 프로젝트 맵 분석 시스템(자체 사업)

– 체질 임상 정보와 바이오 정보를 활용한 정보분석 알고리즘 개발

– 전통의과학 지식자료 현대화(자체 사업)

■ 2009년

– 온톨로지 기반 한의학 지능형 정보 체계 연구(자체 사업)

– 연구보고서 콘텐츠 확보 및 메타데이터 구축(자체 사업)

– 웹 기반 전통의학 프로젝트 맵 분석 시스템(자체 사업)

– 한의학술논문 통합 DB 구축(자체 사업)

– 전통의과학 지식자료 현대화(자체 사업)

■ 2010년

– 온톨로지 기반 한의학 지능형 정보 체계 연구(자체 사업)

– 한의 전자 처방전달 및 조제 시스템 개발(자체 사업)

– 논문분석 및 통계 검색 시스템 개발 (자체사업)

– 전통의학정보 포털(오아시스) 구축 운영 사업(자체 사업)

– 전통의과학 지식자료 현대화(자체 사업)

– 전통 한의 식치 문헌고찰 DB 구축(자체 사업)

■ 2011년
- 논문 분석 및 통계 검색 시스템 개발(자체 사업)
- 전통의학정보 포털 구축 운영 사업(자체 사업)
- 논문 분석 및 통계 검색 시스템 개발(자체사업)
- 전통의과학 지식자료 현대화(자체사업)

한국한의학연구원을 중심으로 한 한의학 관련 정보화 사업이 본격적으로 시작된 것은 1999년부터다. 2003년 정보통신부의 지식정보화 사업을 지원받으면서 시작된 한의학 지식정보 디지털화 사업을 통해서는 한의학 지식정보의 지속적인 확충, 한의학 지식정보 서비스 개발 등도 본격적으로 이루어질 수 있었다. 그러나 이러한 일련의 사업 수행을 통하여 한의학 지식정보 구축과 운용을 위한 기초적인 요건들이 부분적으로 갖추어졌음에도, 장기적인 정보화 분석 기술을 통한 전략적 로드맵이 수립되지는 못했다.

2005년에 이르러서야 전통의학 지식정보 기반 구축 사업을 통해 한의학 정보화 사업이 국가정책의 전략적 관점 하에서 체계적이고 통합적이며 미래지향적으로 발전해 갈 수 있도록 기초 계획을 검토하고 수립하였다. 2006년도 한의학 정보화 사업에서는 국내 한의학 분야에 대하여 2010년까지의 한의학 지식정보화 계획을 수립함으로써, 국가적 차원의 한의학 분야 지식정보화 추진 과제를 발굴하고 향후 정보화 발전에 활용하도록 하였다. 또한 2009년부터는 5개년의 지식정보화 계획을 단계적으로 수립함으로써 내부 정보화 추진 과제를 발굴하고 향후 계획적인 정보 사업 추진에 활용하기 위하여 한의학 지식정보 인프라 구축 사업 차원에서 정보화 전략 연구가 이루어졌다.

한의학 정보화 중점 연구과제 개발 및 기술지도 수립이 이루어지기 전인 2005년까지 한의학 관련 정보화 사업을 통하여 구축한 부문별 정보 내용과 성과를 고전문헌 정보 구축, 학술논문 정보 구축, 용어 등 기초 정보 구축, 치료기술 정보 구축, 멀티미디어 정보 구축으로 나누어 보면 다음과 같다.

(1) 고전문헌 정보 구축

■ ≪의방유취≫ DB(1998~2001)

–≪의방유취≫ 전 365권 원문 이미지, 한자정문 일부, 국역문 일부, 논문자료

–HTML, 이미지, 3GB

–CD Demo 버전 I - Ⅲ 제작(2000. 3)

■ ≪향약집성방≫ DB(2001, 2002)

–≪향약집성방≫ 및 관련 의서 전 100권의 원문 이미지, 한자정문 일부, 국역문 일부, 논문자료

–HTML, 이미지, 1GB

–CD Demo 버전 제작

–원문 제공

■ 온병집성 DB(2002)

–전통 의학서적 중 온병 관련 내용 추출, 원문 텍스트 및 해설

–HTML, 이미지, 1GB

–CD Ver. 제작

–원문 제공

■ ≪의림촬요≫ DB(2004)

–전통 의학서적 중 ≪의림촬요≫ 원문 이미지, 원문 텍스트 및 해설

–HTML, 이미지

–CD 버전 제작

–원문 제공

■ 한의고전 문헌정보 DB(2003~)

▸ 제1차(2003)

–≪의방유취≫, ≪제중신편≫, ≪임원경제지≫ 등 고의서 163종의 원문 텍스트, 이미지, 해제

–XML, 이미지

–원문 8만 7,000면, 이미지 5만 점, 해제 1,800매

–한의학 지식정보 디지털화 사업(1차 사업)

–원문 제공

▸ 제2차(2004)

–문답류 한의학 희귀본, 귀중본 고서 150종의 원문 텍스트, 이미지, 해제

–XML, 이미지

–원문 800만 자, 이미지 1만 4,000면, 해제 1,800매

–한의학 지식정보 디지털화 사업

▸ 제3차(2005)

–한의학 희귀본, 귀중본 고서, 44종의 원문 텍스트, 이미지, 해제

–XML, 이미지

–원문 153만 자, 이미지 7,563면, 해제 1,056매

–한의학 지식정보디지털화사업

(2) 학술논문 정보 구축

■ 국외 한의학술논문 DB(1999~2001)

–해외 전통의학 관련 학술잡지 수록논문 서지목록 정보 DB

–국외 한의학술잡지 서지

–기의학 관련 잡지 수록논문 서지

–RDB(MS-Access), 2만 1,723건, 1GB

–국외 한의학술논문 DB

–목록서비스

－2000. 9

■ 한의학 석박사 학위논문 DB(1999~2003)

－한의학 석・박사 학위논문(~2003)의 서지목록 정보 DB

－RDB(MS-Access), 5,983건

－정보통신망 기반 구축사업

－목록 서비스

－1999. 11

■ 한의학술논문 검색 DB

－국내 한의학회 발행 학회지 게재논문(~2003)의 서지목록 정보, 원문 이미지

－RDB(My-SQL), 8,082건

－학술정보화 연구

－목록 서비스, 원문 제공

－2001. 1

(3) 기초 정보 구축

■ 한의학 영문용어 사전(1999~2000)

－한의학술용어의 영문 표기 및 해설

－RDB(MS-Access), 5MB

－정보통신망 기반 구축 사업

－원문 제공

－1999. 11

■ 한의 용어사전(2004)

－한의학 주요 용어 해설

－XML 텍스트 600만 자

–한의학 지식정보 디지털화 사업

■ 한의 시소러스(2004)

–한의학 용어 시소러스 디스크립터

–XML 디스크립터 3,000개

–한의학 지식정보 디지털화 사업

(4) 치료기술 정보 구축

■ 한의치료 기술정보 DB(2003~)

▸ 제1차(2003)

–한방치료 기술, 교육자료 등

–XML, 이미지

–해설 5,000면, 이미지 1만 점

–한의학 지식정보 디지털화 사업

–원문 제공

▸ 제2차(2004)

–처방집 등 한의 치료기술 관련 50종

–XML

–원문 1,300만 자

–한의학 지식정보 디지털화 사업

■ 한방 의료기술 정보 DB(2005)

–한의건강 의료정보: 전통요법(식치, 도인, 금기) 텍스트 번역

–한의전문 의료정보: 본초약재 텍스트 및 이미지

–XML, 이미지

–텍스트 6,687매, 이미지 3,210점, 서지 155건

–한의학 지식정보 디지털화 사업

(5) 멀티미디어 정보 구축

■ 한의학 본초약재 멀티미디어

- 본초약재 이미지 및 2D 플래시와 건강정보, 일러스트, 이미지
- 이미지 3,210점, 애니메이션(2D 플래시) 50종 3만 초, 서지 3,260건
- 한의학 지식정보 디지털화 사업

이상 2005년까지 한의학 정보화 사업을 통해 구축한 성과를 앞서 밝힌 대로 고전 문헌 정보 구축, 학술논문 정보 구축, 용어 등 기초 정보 구축, 치료기술 정보 구축, 멀티미디어 정보 구축으로 구분해 보면, 문헌 관련, 학술논문 등 기초적인 분야의 정보 구축이 상대적으로 많은 비중을 차지한다. 이는 한의학 정보화의 단계가 기초적인 자원 구축 단계로서의 역할 수행에 집중한 결과로 보인다. 한편 이후의 정보화 사업은 자원 구축을 포함하고 있기는 하지만 좀 더 체계적인 정보화 기술지도에 의하여 추진하게 되었다. 서양의학의 경우 의과학 지식을 조직하고 표현하기 위한 분류체계, 시소러스, 온톨로지 등 각종 시스템(MeSH, SNOMED, UMLS, GALEN, Gene Ontology 등)이 개발되어 왔으나 한의학의 경우에는 본격적인 활용이 가능한 정도의 연구 개발이 진행되지 못한 실정이었다. 따라서 한의학 의료정보 시스템을 통해서 다루는 지식의 활용성을 확대하고 재활용성을 확보하기 위해서는 공유와 재사용성이 보장되는 지식 표현방식의 개발이 필요했다. 더불어 한의학의 특징과 장점을 살리는 시스템 구축의 필요성이 대두되었다. 그런데 한의학적 지식 체계의 특성을 고려하지 않은 정보화는 한방 의료기관의 정보화를 의료보험 청구를 위한 데이터 입력도구로 전락시킬 우려가 있다. 표준 의료행위에 관한 정의가 명확하게 설정되지 않은 상태에서 이용된 의료보험 진료비 청구용 전산 시스템은 실제 임상 현장에서 시행되는 많은 유효성 있는 한의학적 치료행위를 사장시키거나 왜곡시키고 있는 실정이다. 이러한 문제를 바로잡기 위해 '한의정보화를 통한 전통지식 기반 지능형사회 실현'을 목표로, 의미 표준화를 통해 한의학 지식정보 관리 체계를 확보하고 고도화된 정보 서비스를 제공하기 위한 한의학 온톨로지(Ontology)를 구축하는 연구가 수행 중이며, 이 연구는 2013년까지 이어질 예정이다. 한의학의 임상 정보화 측면에서

개발된 정보 시스템의 프로그램 등록 현황 자료를 보면 2006년 이후 한의계에서 프로그램 개발이 활발히 이루어지고 있음을 알 수 있다. 2006년 이후부터 2011년 10월까지 한국저작권위원회에 등록된 한국한의학연구원의 프로그램 현황과 함께 대표적인 국내외 관련 정보화 성과물 및 진행 프로젝트를 살펴보았다.

2006~2011년 10월까지의 한국한의학연구원의 프로그램 등록 현황

등록번호	프로그램 명칭	저작자
2006-01-129-004249	전통지식 DB 입력 시스템	한국한의학연구원 외 3인
2006-01-129-004250	한의학 논문투고 및 심사관리 시스템	한국한의학연구원 외 4인
2006-01-139-006032	Digital ≪본초정화(本草精華)≫	(주)누리미디어 외 1인
2006-01-139-006033	Digital ≪의림촬요(醫林撮要)≫	(주)누리미디어 외 1인
2006-01-139-006034	Digital ≪의부집성(醫部集成)≫	(주)누리미디어 외 1인
2006-01-139-006035	Digital ≪본초집성(本草集成)≫	(주)누리미디어 외 1인
2006-01-186-006613	한의 10대 맥상 진단계수 자동 추출 프로그램	한국한의학연구원 외 2인
2007-01-129-004031	맥파신호 특징점 검출 프로그램	한국한의학연구원
2007-01-129-004039	한의학 논문 검색 시스템	한국한의학연구원
2007-01-129-004040	체질 임상 정보 조회 시스템	한국한의학연구원
2007-01-139-007277	Digital ≪본초집성≫ V2.0	한국한의학연구원
2007-01-169-007268	의학 인물 계보도	한국한의학연구원
2007-01-186-002130	대세맥 판정을 위한 맥진신호 분석 프로그램	한국한의학연구원
2007-01-186-002992	중풍 발병 위험도 예측 프로그램	한국한의학연구원
2007-01-186-007109	한방 건강 진단 프로그램	한국한의학연구원
2007-01-229-007110	OWL to HTML XSLT 스크립트	한국한의학연구원
2007-01-251-007111	유전적 질환 기반의 유전자정보 데이터베이스 및 웹 시스템	한국한의학연구원
2007-01-251-007112	사상체질 기반의 약재정보 데이터베이스 및 웹 시스템	한국한의학연구원
2008-01-123-006324	단모음 피치 및 MDVP 분석 프로그램	한국한의학연구원
2008-01-123-006325	부침맥과 페허실도 측정 분석 프로그램	한국한의학연구원
2008-01-129-000487	약재 온톨로지 검색 시스템	한국한의학연구원

등록번호	프로그램 명칭	저작자
2008-01-129-000488	약재 온톨로지 기반 검색 시스템	
2008-01-129-000489	약재 온톨로지 뷰어 시스템	
2008-01-129-000491	약재 온톨로지 관리 시스템	
2008-01-129-003037	체질 임상 정보 입력 · 검색 · 관리 시스템	
2008-01-129-003745	사상체질 분류를 위한 음성신호 수집 및 관리 프로그램	
2008-01-129-003746	음성분석을 위한 음성 변수 추출 프로그램	한국한의학연구원
2008-01-129-007248	한의학 연구개발과제 입력 시스템	
2008-01-129-007249	한의학 연구개발과제 검색 관리 시스템	
2008-01-139-004401	맥진 가압 트레이닝 프로그램	
2008-01-153-004557	온라인 입사지원 관리 시스템	
2008-01-159-004560	연구관리 시스템 성과연동 프로그램	
2008-01-159-004561	MBO 기반 성과관리 프로그램	
2008-01-159-007306	한의학 역사박물관 유물관리 프로그램	
2008-01-186-002655	사상체질 진단 시스템	사상메디컴 외 1인
2008-01-186-002884	사상체질 판별 알고리즘 개발 프로그램	
2008-01-186-002885	사상체질 임상 정보분석을 위한 decision tree 웹 시스템	
2008-01-186-005340	CCD 카메라를 이용한 설진영상 획득 및 분석 프로그램	
2008-01-186-006450	중풍 변증 판별 프로그램	
2008-01-199-005338	혀의 컬러 분류를 위한 설태 분류기 작성 프로그램	
2008-01-199-006453	중풍 임상 증례 수집 웹 프로그램	한국한의학연구원
2008-01-199-006502	임상 연구 모니터링 관리 프로그램	
2008-01-251-002886	사상체질 기반의 약재 정보 데이터베이스 및 웹 시스템	
2009-01-123-004918	맥파기를 이용한 지맥 · 삭맥 분석 프로그램	
2009-01-123-004919	음성에서 MFCC 변수와 Formant 변수 추출	
2009-01-123-004933	비모수 통계 방법을 이용한 음성 사상체질 분류 알고리즘	

등록번호	프로그램 명칭	저작자
2009-01-123-004934	맥파기를 이용한 부맥 · 침맥 분석 프로그램	한국한의학연구원
2009-01-123-004935	맥파기에서 제공된 맥파의 특징점 추출 프로그램	
2009-01-129-001205	센서 검증 프로그램	
2009-01-129-002925	체질 임상 증례 기록 검색 통계 시스템	
2009-01-129-002926	체질 임상 증례 기록 입력 및 관리 시스템	
2009-01-129-003061	체질 임상 지수 생성 프로그램	
2009-01-129-003062	체질 임상 정보 및 SNP 통합 분석 지원 프로그램	
2009-01-129-006182	전통의학 연구정보 관리 시스템	
2009-01-129-006183	전통의학 연구정보 검색 시스템	
2009-01-129-006342	한의학 용어 관리 시스템	
2009-01-129-006348	프로젝트 인용 맵 시스템	
2009-01-129-006350	OWL 변환 시스템	
2009-01-129-006353	프로젝트 클러스터링 시스템	
2009-01-129-006356	온톨로지 기반 소셜네트워크 추적 및 전문가 검색 시스템	
2009-01-129-006423	한의학 용어 검색 시스템	
2009-01-129-006425	프로젝트 맵 분석을 위한 사용자 인터페이스	
2009-01-129-006426	프로젝트 등고선 맵 시스템	
2009-01-129-006427	프로젝트 통계 산출 시스템	
2009-01-129-006432	온톨로지 기반 소셜네트워크 입력 및 관리 시스템	
2009-01-199-003146	안면사진 특징점 관리 프로그램	
2009-01-199-004924	통합 체질진단을 위한 모니터링 프로그램	
2009-01-199-004966	통합 체질진단을 위한 client 프로그램	
2009-01-251-007094	코호트 연구를 위한 체질 임상 정보 입력, 관리 시스템	
2010-01-123-007742	허실맥 진단 프로그램	
2010-01-123-008193	새로운 부침계수를 이용한 부침맥 판단 프로그램	
2010-01-129-001391	한의진단 요점을 활용한 진단 추론 시스템	

등록번호	프로그램 명칭	저작자
2010-01-129-001393	한의 증상 기반 변증 학습 시스템	한국한의학연구원
2010-01-129-003184	음성 체질진단 프로그램	
2010-01-129-003185	맥진훈련 프로그램	
2010-01-129-004199	한의용어 정보 공동 활용 시스템	
2010-01-129-004200	한의용어 Open API 시스템	
2010-01-129-006038	기초 온톨로지 기반 한의진단 시스템	
2010-01-129-006039	기초 온톨로지 기반 한의 시맨틱 검색 시스템	
2010-01-129-006894	논문분석 차트 시스템	
2010-01-129-006895	논문분석 등고선 맵 시스템	
2010-01-129-006896	논문분석 위상 맵 시스템	
2010-01-129-006899	PubMed 연계 검색 시스템	
2010-01-186-006897	한의 전자 처방 지원을 위한 약장 관리 시스템	
2010-01-186-006898	한의 전자 처방 지원 및 조제 시스템	
2010-01-186-007745	그래프를 이용한 사상체질 의사결정 시스템	
2010-01-199-000830	사상체질 진단용 데이터 통합 관리 프로그램	
2010-01-199-001371	안면 사진에서 정면/측면 얼굴 영역 자동 확대 보기 프로그램	
2010-01-229-003186	건강 설문 프로그램	
2010-01-251-003738	체질 확진자용 체질 임상 정보 입력, 관리 시스템	
2010-01-251-003739	해외 임상 센터용 체질 임상 정보 입력, 관리 시스템	
2010-01-251-004292	중풍 변증 진단용 임상 정보 입력 및 관리 시스템	
2011-01-123-005247	피부 특성을 이용한 사상체질 판단 프로그램	
2011-01-123-005264	맥파를 이용한 체질판별 프로그램	
2011-01-129-004850	한의학 온톨로지 통합 관리 도구	
2011-01-129-004851	한의학 온톨로지 구축 지원 도구	
2011-01-186-004069	체질진단 결과 조회 프로그램	
2011-01-186-004086	체질진단 체형 프로그램	

등록번호	프로그램 명칭	저작자
2011-01-186-004087	체질진단 입력 프로그램	한국한의학연구원
2011-01-186-004088	체질진단 설문 프로그램	
2011-01-186-005286	음성 이용 체질분류 설문 프로그램	
2011-01-186-005288	음성 특징 변수 추출 프로그램	
2011-01-199-004175	소형화 안면 사진 자가 촬영 프로그램	
2011-01-199-005558	안면 특징점 검출 프로그램	
2011-01-199-005565	음성 특징 검출 프로그램	
2011-01-199-005566	체질진단 툴 서버 연결 및 진단결과 저장 프로그램	
2011-01-199-005567	한약 원료정보 관리 시스템	

대표적인 임상 정보 시스템

시스템명	주요 분야 및 기능
합성 온톨로지 기반의 한의학 처방 지식 관리 시스템(이현실)	합성 온톨로지를 기반으로 한 시스템으로, 한의학 처방지식의 문서화를 위한 메타데이터 언어인 KPML(Korean Prescription Markup Language)을 설계하고, 이를 위한 전용 문서 편집기인 Doctor-K를 구현하여 처방 지식베이스 구축을 용이하도록 하였음
온톨로지 기반 통합 표준 용어 시스템 KOMET (Korean Medical Terminology)	보건복지부 지원 EHR 공통 핵심기술 개발 연구 센터에서는 의료분야 도메인 전문가들로부터 한국 의료기관에서 사용할 수 있는 용어를 추출하여 온톨로지 기반으로 통합 용어 시스템을 구축하고 있음
한의진단 전문가 시스템 (1988)	ETRI와 대구한의과대학에서 공동으로 개발한 ODS는 내과질환에 대한 규칙 기반 지식 베이스 시스템으로 75개의 증형에 대한 1,200개의 규칙으로 이루어져 있으며, OMES (Oriental Medicine Expert System)는 ODS를 확대한 시스템으로서 교과서적 지식뿐만 아니라 임상 경험지식을 부가한 것으로, 환자 몸의 상태와 증상에 대한 자료로부터 환부와 병의 원인, 치료방법을 알아내고자 하는 시스템
인터넷 기반 한의진단 전문가 시스템 (2000, 최승훈)	한의진단명과 진단요건의 표준화 결과물을 바탕으로 정형화된 지식 베이스에 규칙기반 추론방식을 적용하여 변증처방 전문가 시스템(KHU-PIPE)을 개발하였으며, 지식베이스에 입력된 증상은 19개의 범주로 되어있고, 다시 315개의 증을 구성하며, 각 증에 대해 하나 이상의 대표처방으로서 연 604개 처방이 연계되어 있음

시스템명	주요 분야 및 기능
온톨로지를 이용한 한의학 원격 문진 시스템 (2003)	한의학 원격 문진 시스템 프로젝트에서는 일차술어 로직에 기반을 두어 한의학 영역의 온톨로지를 구축하고, 이 온톨로지를 이용하는 한의학 지식 추론 엔진을 구현하였으며, 이를 바탕으로 온라인 기반 한의학 의료상담 프로토타입 시스템을 개발
토픽 맵(Topic Maps) 온톨로지 기반의 논문 검색 시스템	한국한의학연구원에서 2005년에 프로토타입을 개발하였음. 이 시스템은 '전통지식 DB 구축 사업'에서 구축된 데이터베이스를 참고로 온톨로지를 모델링한 후, 논문을 의미적으로 검색하도록 함
한의 시맨틱 어노테이터	한의학 문서에 대해서 시맨틱 태깅을 수행하는 분야. 한의학 문서에 대한 어노테이션을 통해 온톨로지 인스턴스를 반자동으로 생성
한약 독성금기 검색 서비스	한방 약재의 독성과 금기의 검색 서비스를 제공하며, 약재가 가지고 있는 독성 및 금기 정보에 대한 웹 기반 검색 서비스 제공
항염증 약재 효능 정보 검색 시스템	항염증 효능 연구탐색을 위한 약재 및 유효성분에 대한 정보 검색과 효능에 대한 스크리닝 분야
한의 전자처방 지원 및 조제 시스템	본처방 데이터 및 처방가감, 약재 재고 정보 등을 제공함으로써 한의사의 효율적인 처방결정을 지원하고, 처방전 발행 시 약재독성 및 금기를 체크하여 조제 행위의 안정성을 지원
한의 전자처방 지원을 위한 약장관리 시스템	한의사의 처방 의료행위에서 실제로 많이 활용하던 약장의 개념을 시스템에 도입하여 약장의 약재 배치 등과 관련된 관리 및 약장을 이용한 조제지원을 가능하게 함
기초 온톨로지 기반 한의진단 시스템	환자의 증상에 대해서 한의사가 진단을 내리는데 도움을 주는 시스템과 관련된 분야로, 기초 온톨로지를 기반으로 진단 결과를 추천
기초 온톨로지 기반 한의 시맨틱 검색 시스템	한의 기초 온톨로지를 이용한 시맨틱 검색 분야로, 온톨로지를 이용해 한의학에 대한 시맨틱 검색 기능을 제공
한의진단 요점을 활용한 진단 추론 시스템	한방 관련 추론을 통해 환자를 진단해주는 분야로, 한의 증상 및 진단요점 정보를 온톨로지로 구축하고 이를 이용해 환자의 증상에 따라 진단을 추천
한의 증상 기반 변증 학습 시스템	한의사의 지식을 학습하고 학습된 지식을 진단에 활용하는 분야로, 환자의 증상에 따른 변증지식을 온톨로지를 이용해 학습하고 다음 환자 진단 시 학습된 지식을 활용할 수 있는 기능을 제공
온톨로지 기반 소셜 네트워크 추적 및 전문가 검색시스템	소셜네트워크 시스템에서 온톨로지를 활용해 검색 결과와 관련된 정보를 추적해서 보여주며, 특정 분야의 전문가나 멘토를 추론해서 검색결과를 제공하는 온톨로지 기반 소셜 네트워크 검색 서비스

정보화 관련 국내 과제 현황

기관명	과제명 또는 연구내용	연구 책임자	유사성	차별성
한국보건 산업진흥원	'보건 의료정보 표준화 사업'을 통해 서양의학 및 한의학의 일부 분야에 대한 용어 표준화 수행	김석일	의료 정보화에 필요한 용어 표준화 사업	소프트웨어 지원이 부족해 전문 인력이 수작업을 통해 연구를 진행시키기 때문에 현실을 반영하기 어렵고, 선정된 표준용어에 대한 보급 방안 부재
한국한의학 연구원	'한의학 지식정보자원 디지털화 사업'에서 한의학 고문헌, 전문 의료정보, 건강 의료정보, 시소러스 등의 구축과 서비스	안상우	지식정보의 효율성 극대화를 위한 시험 연구	한의학 지식의 체계화에 대한 시험연구의 하나이며, 6,000건의 시소러스 구축만으로는 폭넓은 활용을 기대할 수 없음
한국한의학 연구원	'전통지식 DB 구축사업'을 통해 국내 한의학 및 논문정보를 DB로 구축하고 특허 검색에 활용하도록 서비스	송미영	국내 전통지식 관련 자료 DB 구축	온톨로지에 대해 시범적인 연구를 수행하였으나 이 결과만으로는 광범위한 한의학 지식 체계를 모두 포괄하기 어려움
경희대학교	'한의학에서의 온라인 기반 환자정보 획득 및 진단을 위한 솔루션 개발' 과제로써 진단정보를 온톨로지로 구축하고 프로토타입 시스템 구축	박경모	한의학 진단 온톨로지 구축	광범위한 한의학 중에서 진단과 관련된 지식으로 온톨로지를 구축하고 이를 활용하기 위한 간단한 프로토타입 시스템을 구축
EHR 핵심 공통기술 연구개발 사업단	공공 및 민간 보건 의료기관 EHR에 사용될 핵심 기반 기술을 개발	김윤	의료정보 기록 및 교환을 위한 기술 연구	서양의학을 기반으로 둔 EMR · EHR 시스템 구축을 목표로 서양 의학정보 처리를 위한 지식을 모델링하고 있으며, 이는 한의학 지식 모델링과 거리가 있음
의과학 지식 및 온톨로지 관리기술 개발 센터	의과학 정보를 온톨로지로 구축하고 이에 기반을 둔 지식관리 시스템 개발 및 통합 의료 서비스 제공	이재일	온톨로지 구축 기술 개발 연구	의과학 분야의 온톨로지는 한의학 분야와는 다르기 때문에 연구결과를 한의학에 직접적으로 활용할 수는 없음
시맨틱 웹 첨단 연구 센터	'IT 온톨로지 인프라 기술 개발' 사업을 통해 IT 분야의 온톨로지 구축 및 기반 인프라 기술 개발 · 서비스	최기선	온톨로지를 활용한 지능형 서비스 제공	IT 분야에 한정된 온톨로지를 개발하고 있으며, 한의학 분야와는 도메인이 다름

▒ 정보화 관련 국외 과제 현황

기관명	과제명 또는 연구내용	연구 책임자	유사성	차별성
중국중의과학원	'중의약기본명사술어규범화연구'를 통해 중의약 용어에 대한 표준화 연구 수행	주지엔핑(朱建平)	용어 표준화 연구	중국 전통의학인 중의약에 대한 용어 표준화 연구를 수행
중의약 관리국	'중의약명사술어영역표준화연구'에서 중의약 용어 표준화 연구 수행	시에주판(謝竹藩)	용어 표준화 연구	중국 전통의학인 중의약에 대한 용어 표준화 연구를 수행
중국 과학기술부	UTCMLS 프로젝트를 통해 전통 중국의학에 대한 온톨로지를 구축	–	의학 용어 온톨로지 연구	중의학의 특성을 분석하고 온톨로지를 정의하였으나, 중의학과 한의학과는 학문적 차이가 존재
NLM	UMLS 시스템을 통해 생물의학 및 건강정보의 생성 및 이를 이용하는 소프트웨어 도구들을 개발	–	의학 용어 온톨로지 연구	서양의학 지식을 체계화하기 위한 연구로서, 한의학에서 직접적으로 활용할 수 없음
IHTSDO	서양의학의 용어 체계를 다루는 SNOMED CT를 개발하고 관리하고 있음	–	의학 용어 온톨로지 연구	서양의학 지식을 체계화하기 위한 연구로서, 한의학에서 직접적으로 활용할 수 없음
WHO	2003년에 침술 관련 표준용어가 제정되었으며, 2007년에는 국제 표준 전통의학 용어집에 한의학 용어 일부가 수록됨	–	한의학 용어 표준화 연구	한의학 용어에 대한 표준화가 국제 표준으로 제정되었으나, 한의학의 광범위한 범위에 비해 일부분만 정의되었음
W3C	Semantic Web HCLS Interest Group에서는 생물학, 의학 정보 처리에 시맨틱 웹 기술을 적용하였음	–	의학 온톨로지 및 시맨틱 웹 연구	인간 뇌신경 정보를 DB로 구축하고 시맨틱 웹 기술을 적용하였으며, 한의학 도메인에서 직접적으로 활용할 수는 없음

한의학 정보화를 기초 인프라 DB, 임상 정보로 크게 나누어 현재까지 진행된 국내외 과제를 살펴보았는데, 이들 범위 외에도 한의학 정보로서 유용한 정보 범위를 포괄하는 방안이 검토되어야 할 것이다. 즉, 기초 영역 외에도 응용(활용) 영역, 법제도 영역, 교육학술 영역, 교류협력 영역 등의 부문에서 다양한 한의학 학술정보 구축이 요구되는 것이다. 또한 한의학 지식정보가 텍스트 중심일 뿐 아니라, 원전 문헌의 문자정보를 그대로 정보화한 단계이기 때문에 원전 문헌의 현대어 번역 및 부가 지식의 추가, 수혜자 중심의 다양한 멀티미디어 콘텐츠 개발을 통한 현대화 작업이 필요하다. 따라서 한의학 원전 문헌의 현대화를 위한 연구 번역 사업을 수행하여 그 결과를 정보자원으로 확충하는 다각적인 정책 사업이 요구된다(교육인적자원부 고전국역 사업, 문화관광부 한글고전 역주 사업, 학술진흥재단 동서양고전 번역 지원, 국립고전번역원의 설립 및 국학진흥법의 제정 추진 등). 뿐만 아니라 한의약 육성 발전을 위한 종합계획의 정책적 요구(보건복지부)가 필요하고, 북한의 동의학 및 한민족 전통의학의 공간지리적 확대를 통한 한의학의 글로벌화를 위해서 기초적인 현황 조사 분석을 반영해야 한다는 것도 함께 고려해야 한다. 추가적으로 임상 정보 분야에서도 의료정보화에 필수적인 EMR · EHR의 활용을 위한 개념 있는 기초 자료의 확보와 한의학의 특수성을 포함할 수 있는 IT 기술의 접목이 필요하다.

1.2.5 한의정보학 교육 현황

국내 한의과대학은 국립대인 부산대학교 한의학전문대학원을 포함하여 12개이다. 한의정보학의 필요성에 대부분 공감하고는 있으나 한국한의과대학 학장협의회에서 발간한 한국한의과대학 교육 현황 제5집에 의하면 현재 컴퓨터 관련 공식 강좌가 개설되어 있는 곳은 8개 대학에 불과하며 이조차 교양 컴퓨터 강좌이거나 양방의 의료정보학을 다루고 있다. 의료정보학 강좌 또한 인성 관련 교육의 선택과목으로 이름만 기재되어 있고 실제 강의가 이루어지지 못하는 대학이 6개에 이른다. 본격적인 한의정보학 강좌는 2개 대학의 한의예과 강좌에 개설되어 교육되는 실정이다. 세명대의 경우만 유일하게 의료정보학 외래교수를 확보하고 전체 의료정보학 강좌를 6학점으로

운영하여 가장 많은 강의를 진행하고 있다. 앞으로는 한의정보학 발전과 지속적인 연구 성과의 도출, 그리고 임상에서의 정보 활용능력이 필수적 요소로 자리매김하는 추세 등에 힘입어 점차 한의정보학 강좌가 늘어나야 할 것이다.

한의대 컴퓨터 관련 교과목 강좌 현황

한의대	전공학과	개설강좌	학 점	비 고
가천대		의료정보학	1	선택(인성 관련 교육)
경희대	한의예과	한의정보학	3	
		의학통계학	1	
		의료정보학	미개설	선택(인성 관련 교육)
	대학원	한방인체정보의학과		석 · 박사과정
대구한의대	한의예과	의학통계론	2	
		한의정보학	2	
		의료정보학	2	선택(인성 관련 교육)
대전대	한의예과	의학통계학	2	
		의료정보학	미개설	선택(인성 관련 교육)
				동아리 디딤컴
동국대		의료정보학	미개설	선택(인성 관련 교육)
동신대		엑셀활용	2	
동의대	한의학과	의학통계	2	
		의료정보학	미개설	선택(인성 관련 교육)
상지대	한의학과	의학통계	2	
		의료정보학	미개설	선택(인성 관련 교육)
세명대	한의예과	의료정보학	2	
		의료정보학II	2	
		의료정보학	2	선택(인성 관련 교육)
우석대		의료정보학	미개설	선택(인성 관련 교육)
원광대	한의학과	의료정보학	1	
		의료정보학	1	선택(인성 관련 교육)
부산대		의료정보학	1	선택(인성 관련 교육)

(출처: 한국한의과대학 교육 현황 제5집(2009~2010), 한국한의과대학 학장협의회, 2011. 6. 21)

2. 용어 표준 및 분류 체계

2.1 용어 표준화 개요

표준 용어(standard terminology)란 특정 학문 분야에서 소정의 용어 표준화 운영규정 및 절차에 따라 채택된 용어로서, 다수의 사람이 그 학문 분야의 용어를 활용할 때 기준이 되는 용어를 말한다. 특히 한의학 표준 용어는 한의학 용어를 매개로 하는 여타의 다양한 작업들에 활용될 수 있으며, 한의학의 독특한 지식 체계 구현, 한의학 지식정보 및 의료정보의 원활한 유통에 크게 기여하기 때문에 양방과 마찬가지로 전문 용어 인프라 구축이 절실하다. 그러나 한의학의 학문적 특성상 그 연구 체계가 표준화되기 어렵기 때문에 사용되는 언어자원 또한 표준화되어 체계적으로 구축되지 못하였다. 표준화는 객관적인 타당성에 근간한 용어 선정 기준의 표준화에서부터 용어를 표현하는 다양한 필드 정보 표현의 표준화에 이르기까지 다양한 측면으로 생각해 볼 수 있다. 이러한 표준화의 진행은 향후 한의학 지식자원의 축적 속도를 가속화할 뿐 아니라, 구축된 정보를 효율적으로 이용하고 차후 활용하는 방안을 모색하는 데 유용할 것이다. 따라서 한의학 분야에서 정보화된 시스템을 효율적으로 활용하기 위해서는 표준화된 용어의 정립이 요구된다. 특히 비전문가 입장에서도 전문가 수준의 지식을 이해가능한 정보로 수용할 수 있게 하려면 지식을 표현하는 용어에 대한 표준화가 최우선 과제이다. 또한 전통의학 지식에 대한 지식재산권 확보를 비롯해 대외적인 위상을 확보하고 유럽, 미국 등의 대체의학 기술과 중국 ·

일본 · 인도 등의 한방 의료기술 경쟁에서 경쟁력을 강화하기 위해서도 필수적이다.

세계보건기구(WHO) 서태평양지구는 한 · 중 · 일 삼국을 중심으로 전통의학 용어의 표준화(IST), 전통의학 질병사인분류 표준화(ICTM), 침구경혈위치 표준화, 질환별 임상 가이드라인 제정 등 다양한 분야에 걸쳐 전통의학에 대한 국제 표준화를 진행하고 있다. 미국은 의료정보 표준화 차원에서 UMLS, SNOMED(의료용어)나 진단용어 · 의료행위(ICD) 등에 활용할 수 있는 용어 시스템을 갖추어 국제표준으로도 활용되고 있다. 일본은 일본동양의학회 산하에 용어위원회가 구성되어, 1969년부터 동양의학 용어집을 발간하였고 몇 차례의 개정본도 출판했다. 중국은 2000년 8월 과학기술 용어사정위원회에서 과학기술 용어사정원칙과 방법을 제정 · 공포함으로써 중의학 용어의 개념정의 방법 또한 이를 따르도록 종용하고 있다. 중국에서는 두 개의 각기 다른 그룹에서 용어 표준화 작업을 진행했다. 하나는 중국중의과학원 주지엔핑(朱建平) 교수가 연구책임자가 되어 국가과기부의 2000년도 사업비를 받아 수행한 '중의약기본명사술어규범화연구(中醫藥基本名詞術語規范化研究, 2003년 7월 보고서 완료)'이다. 다른 하나는 20년 이상 중의학 용어 표준화와 영역 작업에 몰두해 온 시에주판(謝竹藩) 교수가 국가중의약관리국과 연관하여 수행한 '중의약명사술어영역표준화연구(中醫藥名詞術語英譯標準化研究)'로, 이 연구 결과물은 ≪중의약상용명사술어영역(中醫藥常用名詞術語英譯)≫이라는 책으로 출판되었다. 한 · 중 · 일 동양 3국 중에서 중국은 상대적으로 용어 표준화 작업이 가장 많이 진척되어 있는 것으로 평가받는다. 이는 한의분야 용어의 표준화가 한의학의 국가적 위상과 절대 무관하지 않음을 알 수 있는 부분이다.

의료정보의 기반이 되는 용어 체계에 관한 의학 표준으로는 통계 분류를 위한 ICD(International Code of Diseases), 서지정보 분류를 위한 MeSH(Medical Subject Headings), 임상 코드 시스템인 SNOMED(Systematized Nomenclature of Medicine) 등이 있다. 용어 체계 표준이란 의학 분야의 개념 및 용어를 일정 규칙에 따라 나열한 체계를 의미한다. 각 표준에 대하여 구체적으로 살펴보기로 하자.

2.2 의학 용어 표준화

2.2.1 ICD(International Classification of Diseases, 국제질병분류)

ICD는 UN(United Nations) WHO(World Health Organization)의 지원으로 건강관리와 정부에서 사용하는 통계자료 수집을 위해 개발되었다. 최초의 ICD는 1900년도에 처음 발표되었고, 그 후 10년에 한 번씩 갱신되어 현재 ICD-10까지 발표되었다. ICD는 의료 관련 용어를 질병 및 원인 등을 기준으로 하여 21개로 대분류하고, 각 질병 및 증상들에 따라 재분류한다.

현재 질병통계에 이용되고 있는 통계 분류는 WHO가 규정한 1975년 제9회 개정판 국제질병분류로서, 1979년 이래 질병통계에 적용되고 있으며, 기본적으로 I 에서 XVII까지 17개항으로 분류되어 있다.

챕 터	구 간	제 목
I	A00-B99	전염병 또는 기생충병
II	C00-D48	종양
III	D50-D89	혈액 및 혈액 생성 기관 질병으로 면역 체계와 관련된 병
IV	E00-E90	내분비선 영양 및 순환계
V	F00-F99	정신적 · 행동적 장애
VI	G00-G99	신경 계통의 질병
VII	H00-H59	눈과 그에 딸린 기관의 질병
VIII	H60-H95	귀와 유양 돌기
IX	I00-I99	순환 계통의 질병
X	J00-J99	호흡기 계통의 질병
XI	K00-K93	소화 계통의 질병
XII	L00-L99	피부와 피하 조직의 질병
XIII	M00-M99	근육과 연결 조직의 질병
XIV	N00-N99	생식, 배설 계통의 질병
XV	O00-O99	임신, 출산, 산후 조리
XVI	P00-P96	출산 전후 기간에 일어나는 어떤 상태
XVII	Q00-Q99	선천성 기형, 변형, 염색체의 이상

챕 터	구 간	제 목
XVIII	R00–R99	다른 곳에서 분류되지 않은 증상, 증세나 임상 또는 연구에서 발견한 비정상
XIX	S00–T98	상처, 중독과 외부 원인에 의한 것들
XX	V01–Y98	질병이나 사망의 외부적 원인
XXI	Z00–Z99	건강 상태에 영향을 미치는 원인들과 보건 서비스와의 관계
XXII	U00–U99	특별 목적을 위한 코드

통계청에서는 통계기준 설정의 일환으로 1952년 이래 WHO의 권고에 따라 국제질병분류를 번역하여 KCD(한국표준질병사인분류)로 공표해 왔다.

한국표준질병사인분류는 1952년 제정된 이래 2011년 6차까지 개정되었다. 국내 300개의 질병을 대상으로 질병분류를 세분화하였으며, 국제질병분류(ICD-10)를 반영하였다.

2.2.2 SNOMED CT(Systematized Nomenclature of Medicine Clinical Terms)

SNOMED는 CAP(The College of American Pathologists)에 의해서 발전된 전자의무기록을 위한 용어 시스템이다. 병리학 중심의 용어 체계인 SNOP(Systematized Nomenclature of Pathology)를 시작으로, SNOMED(1974), SNOMED II (1979), SNOMED III(1993)로 발전하였으며, 2000년 5월에 의료정보와 전산학의 발전을 반영하여 SNOMED RT(SNOMED Reference Terminology)가 발표되었다. 이어 2002년에는 SNOMED와 READ code를 통합하여 표준 의학용어 체계인 SNOMED CT(SNOMED Clinical Terms)가 발표되었다.

의학개념을 기초로 하여 임상 문서를 표현할 수 있는 가장 포괄적이며, 실무적인 다중언어 용어 체계인 SNOMED CT는 하나의 질병을 질병 이름 자체로도 코딩할 수 있지만 환자의 상태를 묘사하는 방식으로도 코딩할 수 있다는 것이 가장 큰 특징이다. 이러한 특징에 힘입어 환자의 진료와 연구에 활용되는 자료를 수집 · 코딩하고,

사용 의무기록을 구조화 · 전산화하는 데 도움을 주며, 임상 자료를 색인 · 저장 · 검색 · 통합하는 데 활용할 수 있다. SNOMED CT에는 32만 5,000개의 개념과 80만 개의 영문 용어, 120만 개의 관계어를 포함하고 있으며, 개념의 구조는 다음과 같다.

1. Clinical finding
2. Procedure
3. Observable entity
4. Body Structure
5. Organism
6. Substance
7. Pharmaceutical/biological Product
8. Specimen
9. Physical object
10. Physical force
11. Events
12. Environments and geographical locations
13. Social context
14. Context-dependent categories
15. Staging and scales
16. Attribute
17. Qualifier value
18. Special concept

앞서 언급한대로 SNOMED의 가장 큰 특징은 하나의 질병을 질병 이름뿐만 아니라 환자의 상태를 묘사하는 방식으로도 코딩할 수 있다는 것이다. 예를 들어 결핵은 결핵의 질병 코드인 D0188이라고 표현할 수도 있지만 결핵의 증상들로도 표현할 수 있다. 결핵은 폐에 관한 질병이며, 육아종(肉芽腫: granuloma)이 있고, 결핵과 관련

되며, 열이 있다는 것을 이용하여 코드화할 수 있는 것이다.

이와 같이 증상에 따른 코딩은 같은 질병이지만 서로 다른 증상을 보이는 환자들을 묘사할 때에 유용하고, 아직 알려지지 않은 질병에 대한 코드도 만들 수 있게 한다. 하지만 환자들을 질병에 따라 분류하거나 검색하는 것은 오히려 어렵게 만든다. 예를 들어 결핵을 앓고 있는 환자들을 검색하기 위해서는 질병으로 인코딩된 D0188뿐만 아니라 다양한 결핵증상으로 인코딩된 환자들까지 동시에 검색되기 때문이다.

2.2.3 MeSH(Medical Subject Headings, 의학 논문 주제어)

미국 국립의학도서관(NLM)에서 생의학과 의료 관련 정보를 색인 · 분류 · 검색하기 위하여 만든 통제된 어휘 시소러스 용어사전으로, PubMed에서 검색용어로 사용된다.

MeSH는 전 세계적으로 표준화된 의학 주제어로서, 검색뿐 아니라 초록의 주제어와 의학서적 분류에 이용되며, 약 1만 5,000여 개의 어휘가 제공되는 MeSH Browser를 이용하여 적당한 MeSH 용어를 선정할 수도 있다. MeSH 검색을 이용하면 찾고자 하는 논문을 정확하게 찾을 수 있는 장점이 있으나 MeSH 용어를 모두 숙지하고 있어야 하는 단점도 있다. MeSH는 Tree 구조를 갖고 있으며, 각 Tree는 약 80여 개의 세부 분류로 나뉘어진다.

분 류	구 조	
1	Anatomy [A]	해부
2	Organisms [B]	생물체
3	Diseases [C]	질병
4	Chemicals and Drugs [D]	화학물질과 약물
5	Analytical, Diagnostic and Therapeutic Techniques and Equipment [E]	분석, 진단, 치료기술과 기기
6	Psychiatry and Psychology [F]	정신의학과 심리학
7	Phenomena and Processes [G]	현상 및 프로세스
8	Disciplines and Occupations [H]	분야 및 직업

분 류	구 조	
9	Anthropology, Education, Sociology and Social Phenomena [I]	인류학, 교육, 사회학과 사회 현상
10	Technology, Industry, Agriculture [J]	기술, 산업, 농업
11	Humanities [K]	인문과학
12	Information Science [L]	정보과학
13	Named Groups [M]	인구 집단
14	Health Care [N]	보건 의료
15	Publication Characteristics [V]	출판 유형
16	Geographicals [Z]	지명

(www.nlm.nih.gov/mesh/2011/mesh_browser/3.2.4)

2.2.4 UMLS(Unified Medical Language System)

미국 NLM(National Library of Medicine)에서는 1986년부터 현재 의학 및 의료 분야에서 사용되는 각종 용어 체계를 공통 개념으로 통합하기 위하여 UMLS(Unified Medical Language System) 프로젝트를 시작했다. 전 세계 130여 용어 체계의 개념들을 연결하여 구축하였으며, 영어 · 프랑스어 · 독일어 · 포르투갈어 · 러시아어 · 스페인어 · 일본어 등 15개국 번역판을 포함하고 있다.

■ UMLS 구성

- Metathesaurus: 개념 및 용어 데이터베이스
- Semantic Network: 개념 분류
- SPECIALIST Lexicon: 자연어 처리
- MetamorphoSys: UMLS 설치
- Metathesaurus는 생물의학적 개념과 용어, 문자열로 이루어져 있으며, CUI, LUI, SUI, AUI 등의 개념 표현으로 구분
- CUI(Unique Concept Identifier): 개념에 관한 모든 정보를 연계하고 그 속성을 정의

－LUI(Common Term Identifier): 어휘가 변형된 모든 문자열의 그룹, LUI에 의해 변형된 문자열과 연결

－SUI(Unique String Identifier): 실제 자료에 나타나는 문자열의 형태

－AUI(Atoms): 각각의 분류표, 어휘집에 나타나는 각각의 문자열

SUI와 LUI는 최소 하나의 CUI에 연결되며, 동일한 의미를 지닌 다양한 용어들은 동일한 CUI에 의해 서로 연결된다. 이들 개념어 간의 관계는 상위어, 하위어, 동의어 관계 및 부모, 자식, 형제 관계 등을 가진다.

Semantic Network은 Semantic type과 Semantic Relationship으로 구분되어 있으며, SPECIALIST Lexicon은 자연어 처리 시스템에 요구되는 사전정보를 제공한다.

UMLS는 EMR 용어사전 구축과 Rule-based Clinical Decision Support System 개발에 활용되며, 국내 보건 의료정보 표준화 연구를 통해 KOSTOM 용어에 포함된 KCD-5 한국어 용어를 UMLS에 등재하였다.

2.2.5 ICPC(International Classification of Primary Care, 국제일차진료분류)

이 분류 체계는 진단을 포함하여 방문 이유(RfE: Reasons for Encounter)와 치료 및 임상 병리검사도 코딩한다. ICPC는 SOAP 원칙에 따라 구조화된 방문상담결과를 코딩하는데 사용한다. 또한 RfE 모드, 진단 모드, 과정 모드에 활용할 수 있다.

2.2.6 DSM(Diagnostic and Statistical Manual for Mental Disorders, 정신장애용 진단 및 통계 매뉴얼)

미국 정신병학협회에서 고안한 전문가 코드로서, 정신장애용 진단 및 통계 매뉴얼 코딩 시스템이다.

2.2.7 ICD-O(International Classification of Diseases for Oncology, 국제종양분류)

ICD-O는 ICD에 바탕을 둔 종양학을 위한 전문가 보조 분류로서, 국소 해부학 코드와 형태학 코드가 결합된 코드이다.

2.2.8 CPT(Current Procedural Terminology, 현대 행위 용어)

미국에서 치료비 청구를 위해 진단과 치료 과정을 나타내는 코드로, ICD와 더불어 가장 널리 쓰이는 분류 체계이다.

2.2.9 ICPM(International Classification of Procedures in Medicine, 국제의료행위분류)

WHO가 1976년 처음 발간한 분류 체계로 진단과 검사, 예방, 수술, 기타 치료과정에 대한 내용을 포함한다. 독일과 네덜란드에서는 ICPM의 확장 코드가 의료보험 청구나 자료 관리에 필수적으로 사용되고 있다.

2.3 한의학 용어 표준화

국내의 한의학 용어 표준화는 주로 대한한의학회를 중심으로 이루어져 왔다. 2000년 3월 대한한의학회 산하 한의학 용어 제정 심의위원회를 구성하여 한의학 표준용어집 발간 사업을 수행하고 있으며, 2006년에는 한의학 용어 및 정보 표준화 위원회를 발족하여 표준화 사업을 확대 추진하고 2007년 3월 31일자로 대한한의학회 한의학 용어 및 정보 표준화 위원회에서 한의학 용어 표준화 작업 지침서를 출판하였다. 최근에는 한국한의학연구원 정보연구센터에서 추진하고 있는 한의학 온톨로지 사업을 중심으로 한의학 용어가 재정비되고 있으며, 한의사협회 표준과학연구원의 기술표준원 과제 결과로서 의무기록용 한의학 임상 용어(병증, 진단 파트) 국가표준이 신청되었다. 양방에는 UMLS, SNOMED(의료용어), 진단용어 · 의료행위(ICD) 등의 국제표준을 의료정보 표준화의 근거로 활용할 수 있으나, 한의계는 그렇지 않으므로 국가 경쟁력 강화를 위해서는 용어의 표준화가 시급한 상황이다. 한방용어 표준화 연구는 궁극적으로 Ontology 기반의 Clinical Terminology 구축을 목표로 하고 있으며, 한의학 Domain에서 정의할 수 있는 지식을 바탕으로, 용어 또는 지식 체계를 개념화함으로써 구축되고 있다. 한의학의 특성상 기타 Terminology와의 매핑을 중시하는 방향으로 표준이 개발되어, 향후 구축될 EMR 시스템에 활용되어야 할 것이다. 용어의 표준화를 위한 한의계의 노력을 살펴본다.

2.3.1 표준 한의학 용어집

대한한의학회에서는 현재 우리나라에서 사용하는 한의학 용어를 체계적으로 정리하여 한의학 교육, 한방진료 및 각종 공문서 작성 시 표준화를 이룰 수 있도록 2000년도부터 2005년도까지 6년 동안 대한한의사협회의 지원을 받아 표준 한의학 용어 제정 사업을 수행하였다.

대한한의학회 산하 19개 분과학회가 참여하여 2000년부터 2003년까지 3년 동안 표준 한의학 용어의 선정원칙을 제정하고, 이 원칙에 따라 용어 선정작업을 완료하여

5,712개의 대표 표제어를 선정하였다. 이어 2003년부터 2005년까지 3년간 선정된 대표 표제어에 대한 정의를 내리는 표준 한의학 용어 해석 작업을 완성하여 2006년에 용어집을 발간하였다.

선정된 대표 표제어(원 표제어 수: 1만 8,617개, 대표 표제어 수: 5,712개, 표제어 수: 8,831개, 유사어 · 확장어 수: 3,119개)를 중심으로 용어에 대한 정의를 기술하였으며, 용어의 정의 및 분류는 용어를 제출한 분과학회에서 작성하는 것을 기준으로 하였다.

2.3.2 WHO/WPRO 표준경혈위치

WHO/WPRO(Western Pacific Resional Office)에서는 침 표준화를 목적으로 1981년에 경락 · 경혈 명칭 표준화 작업을 위한 실무진을 구성하여 10년 만에 국제 표준 경락 · 경혈 명칭에 대한 합의안을 도출하였다. 그 결과로 1991년 WHO 본부에서 ≪A Proposed Standard International Acupuncture Nomenclature≫를 출판하였고, WHO/WPRO에서도 ≪Standard Acupuncture Nomenclature≫의 개정판을 출판하였다.

그러나 회원국들이 침구법에 대해 각국 나름의 독창성과 전통을 가지고 있기 때문에, 위치에 대한 이견이 발생하는 경혈이 전체 경혈의 약 4분의 1에 해당한다는 문제점이 지적되었다. 이에 WHO/WPRO에서 2003년 10월 '제1차 WHO 표준경혈위치 개발을 위한 비공식 자문회의'를 개최함으로써 경혈 위치의 표준화 작업이 본격적으로 진행되었다. 10여 차례 연속적인 자문회의에 한 · 중 · 일을 비롯한 각국의 전문가들이 모여 의견을 조율함으로써 위치상 이견이 있던 경혈에 대하여 하나씩 합의하기 시작했고, 3년 만에 14경락 361혈의 위치에 대한 합의안을 도출하였다.

2.3.3 WHO/WPRO-IST

2007년 세계보건기구 서태평양지역사무국(WHO/WPRO)에서 개발을 완료한

국제 한의학 표준 용어(IST: International Standard Terminology)로, 한・중・일 각국의 전통의학 전문가들이 합의한 용어만을 표준 용어로 정하는 원칙에 의해 약 4,200여 개의 용어를 선정한 것이다.

IST의 목적은 전통의학 용어의 다양한 영문 표현을 통일하여 전통의학 전문가 및 학습자에게 편의를 제공하기 위한 것이었는데, 참가국들은 이에 찬성하여 IST 개발에 합의하였고 Xie의 용어집을 저본으로 정하였다.

표준 용어의 대분류는 아래 8개의 카테고리로 구분된다.

0. 總類(General)
1. 基礎理論(Basic theories)
2. 診斷學(Diagnostics)
3. 臨床各科(Disease)
4. 治療學(Therapeutics)
5. 鍼灸學(Acupuncture and Moxibustion)
6. 藥物治療(Medicinal Treatment)
7. 傳統醫學書籍(Classics of Traditional Medicine)

다만 경혈명은 기존의 WHO 표준 용어가 있고, 본초명의 경우는 각국의 약전 규정이 서로 다르며, 처방명의 경우는 지적재산권과의 관련성 때문에 학술적 성격의 회의체에서 다루는 데 한계가 있어 IST에서 제외되었다.

2.3.4 KCD-OM3

1973년 최초로 한의분류가 제정, 고시된 이래 1979년 1차, 1994년 2차 개정에 이어 2010년 제3차 개정 한국표준질병사인분류 한의(KCD-OM3)가 전면 시행되었다. KCD-OM3는 한국표준질병사인분류(KCD)를 근간으로 하고, 한국의 특수한 조건을 고려한 한의병명과 한의병증 및 사상체질 병증을 추가하여 구성하였다. KCD와의 연계성을 제대로 고려하지 못하고 내용상 중복이 많았던 KCD-OM2를 개정하여, KCD와의 중복을 최소화하면서 동시에 KCD-5와의 충분한 연계를 고려하여 구성한 것이다. A00-Z99는 KCD-5와 동일하였고, KCD-5에서 수용하지 못하는 한의병명과 한의병증은 U코드에 추가하였다.

KCD의 U00-U49는 불확실한 병인의 신종 질환을 잠정적으로 지정하기 위해, U50-U99는 연구목적에 이용하기 위해 남겨놓은 코드이다. 한국 한의학에서 고유하게 사용되는 한의병명과 한의병증 및 사상체질 병증은 우리나라만의 특수한 조건임을 고려하여 특수목적 코드인 U코드를 활용하여 분류하였다. KCD-OM3의 306개 용어 중 169개(한의병명 83개, 한의병증 86개)는 기존 분류와 연계되었고, 137개는 3차 개정 시 새로 추가되었다.

2.3.5 대한약전 및 생약규격집 약재명

대한약전은 약사법 제51조에 의하여 식품의약품안전청에서 고시한 의약품의 법전이다. 주요 의약품의 품질, 강도 및 순도의 기준과 그 시험법을 통일 · 제정하여 질병의 예방 · 치료에 유효하고 품질이 확실한 의약품을 공급하도록 하는 것이 목적이다.

2007년 개정된 대한약전 제9개정은 제1부와 제2부로 나뉘는데, 제1부는 주로 빈번히 사용되는 원약인 기초적 제제를 수재하였고, 제2부는 1) 생약 및 생약제제, 2) 생물학제제, 3) 혼합제제, 4) 첨가제, 5) 의약외품으로 나누어 수재하였으며, 약전의 원활한 활용을 위해 일반 정보도 새롭게 수재하였다. 대한약전 제9개정에서 수정된 내용에 의거하여 한약재는 제2부 1) 생약 및 생약제제에 포함된 171개를 활용하였다.

대한약전 외 한약규격집인 생약규격집에는 대한약전에 수록되지 않은 381개의 한약재에 대한 관련 정보 및 포제법에 대한 용어가 기재되어 있다.

약재명의 국가 표준으로서 대한약전 및 생약규격집은 550여 개의 약재명과 관련 정보를 수집하였다.

2.3.6 KOSTOM 한방 참조 용어

KOSTOM 한방 참조 용어 개발은 보건 의료정보 표준화 위원회에서 시행한 국가

의료정보화 사업을 위한 선행연구다. 각 보건 의료분야의 용어 표준을 개발하고 지속적으로 관리하여 확산시키는 것이 목적으로, 2006년부터 2009년까지 3년에 걸쳐 진행되었다.

이 중 2009년에 발표된 한방 참조 용어는 KOSTOM 용어의 제3세부 연구과제의 결과물로서, 우리나라 의료정보 환경에 적합하고 의미상 상호운용성을 확보할 수 있는 체계적인 한의학 참조 용어를 개발하고자 한 것이다. CUI 1만 5,848개, LUI 2만 3,476개, SUI 6만 1,944개의 정의, 동의어, 분류, 각 용어 소스의 수록 여부, 관련어, 확장어 등의 항목을 수집 · 정제하였다. 또한 한의학 용어의 semantic type을 결정하는 연구를 통하여 UMLS 체계와 매칭함으로써 UMLS 체계 내에 수용되는 용어와 수용되지 않는 용어를 구분하였다.

2.3.7 보건 의료정보 표준화 위원회

국가 의료정보화 사업을 시행하기 위해 선행해야 할 각 보건 의료분야(14개 분과)에서의 용어 표준화 사업 중 한방용어 분야로 우리나라 의료정보 환경에 적합하며 체계적인 한의학 용어와 한의학 용어의 의미상 상호 운용성을 확보하기 위한 참조 용어의 지속적 개발 및 보완을 지원하고, 아울러 표준의 유지 및 확산, 관리를 위하여 단계별 작업이 이루어졌다.

(1) 제1단계 (~2005. 5)

① 영역별 국제 표준 근거
② 기존 국내 연구결과 활용
③ 보건소, 300병상 규모 종합병원용 표준
④ 대상영역: 의료, 보건, 간호, 진단 등
⑤ 보건소 ISP 용역과 연계
⑥ 개념 테이블: 개념 ID, 개념명, 정의, semantic type 등
⑦ 동의어 · 유의어 테이블 구축

⑧ 코드 체계 간 매핑 테이블: 병리 검사용어 등

(2) 제2단계(~2006. 5)

① 대학병원급 의료기관용 표준

② 표준화 대상 영역의 확대: 보안, contents, 전송, representation

③ 표준 관리 체계 등 중장기 표준화 전략 수립

④ 개념 간 관계 테이블 구축

⑤ 코드 체계 간 매핑 테이블: 영역별 표준 간, 기존 코드(건강보험)

⑥ 데이터 모델 구축: 의료, 간호 등

(3) 제3단계(2006. 6~)

① 표준의 법제화

② 표준 관리 체계 구축: 조직, 정보 시스템

③ 공공 의료 부문 시범사업

④ 교육 등 표준 확산

⑤ 표준화 대상 영역의 확대

⑥ 표준 운영 조직 안정화

⑦ 표준 관리 · 적용 소프트웨어 개발

완료 시에는 기관별 용어 도입 및 관리비용이 감소하게 되고, 국제 표준에 부합하는 보건 의료정보 시스템 구축의 기반이 갖추어지게 된다. 이와 함께 의사결정 지원 시스템의 기본 지식이 제공되고, 보건 의료정책, 보건 의료산업, 진료, 교육, 연구의 활성화는 물론 국제 표준의 적용으로 국가 간 보건 의료정보 호환이 가능해진다는 장점도 있다.

2.4 용어 분류 체계

용어 분류 체계는 한의학 용어를 관리하기 위해서 반드시 필요한 내용이지만 관심을 기울이지 않아 아직 진행된 연구가 없는 상태여서 한의학 관련 전문서적이나 전문 의료정보를 제공하는 홈페이지마다 분류 체계가 다른 것을 볼 수 있다. 현재 중국의 일부 기준이 그대로 제공되고 있는데, 그 기준을 우리나라에서 똑같이 사용하기에는 현실적으로 어려움이 많다. 전통의학 분야 한의학 용어 분류 체계에 대한 우리나라의 표준 정립이 시급한 이유가 여기에 있다.

앞에서 살펴보았듯 한의학 분야의 용어를 효율적으로 관리할 수 있는 분류 체계 방안을 설계 및 제시하고, 국제적으로 진행 중인 보건 의료정보 표준화 및 의학용어 표준화 사업에 대해 전통의학 분야에서의 대응 방안을 제시하고자 하는 노력이 이루어지고 있다. 국제적으로 통용되는 분류 체계도 살펴보았는데, 향후 EHR과 같은 임상 의료정보의 궁극적인 호환 문제 해결을 위해 아마도 대부분의 한의학 정보는 그러한 체계에 맞추어 표준화가 진행될 것이다. 그러나 일반적인 의료용어와 달리 한의학 용어가 특수하고 체계적인 정립이 되지 않았다는 이유로 한의학 관련 전문서적이나 전문 의료정보를 제공하는 홈페이지마다 다른 분류 체계를 제시하는 경우가 흔하다. 이 때문에 실제 한의학 관련 지식에 접근하고자 하는 일반인들에게 정보의 혼선을 야기하고 있다. 물론 목적에 따라 유동적으로 제공될 수밖에 없는 분류 체계의 특성상 다소간의 유연함은 가져야 할 것이다. 따라서 이번 장에서는 한국과 중국에서 발간된 몇몇 서적에서 제시한 분류 체계 및 통제어 카테고리와 한의학 관련 정보를 제공하는 몇몇 웹사이트에서 제시한 분류 체계까지 검토하고, 한의학 용어 시소러스 및 온톨로지 구축에 필요한 합리적인 분류 체계 설정 방안을 제시하고자 한다. 또한 WHO와 ISO를 중심으로 진행 중인 의료정보 표준화에 대하여 한의학계의 적절한 대응방안을 제시함으로써, 새롭게 추가되는 전문용어에 대한 효율적인 관리 방안도 마련하였다. 여기서 제시한 한의학 용어 분류 체계는 자료와 문헌에 대한 연구내용을 근간으로 기존의 분류 체계 및 통제어 카테고리를 분석하고, 국내외 현황조사를 통해 분류 체계를 분석함으로써 가능한 한 효율성을 확보하고자 했으며, 한의학 분야의 용어를 비롯한 전문지식을 효과적으로 활용, 관리할 수 있는 방안을 제시하였다.

2.4.1 중국의 분류 체계

2.4.1.1 ≪中醫大辭典≫

- 편저자: 中醫大辭典編輯委員會 편
- 출판사: 북경, 인민위생출판사, 1986
- 내　용: v.1. 기초이론 분책 / v.2. 의사문헌 분책
  v.3. 내과 분책 / v.4. 외과, 골상, 오관과 분책
  v.7. 방제 분책 / v.8. 침구, 추나, 기공, 양생 분책
- 번역본: ≪漢醫學大辭典≫, 漢醫學大辭典編纂委員會 編譯, 서울, 東洋醫學研究院出版部, 1985

대분류	중분류
基礎理論	臟象
	經絡
	病機
	診法辨證
	治則治法
	陰陽五行
	五運六氣
醫史文獻	歷代醫史人物
	漢醫藥文獻書籍
	醫史制度
內科	
外科 · 骨傷 · 五官科	
婦科 · 兒科	婦人科
	小兒科
中藥	
方劑	
鍼灸 · 推拿 · 氣功 · 養生	

2.4.1.2 ≪中醫名言錄≫

- 편저자: 鄧鐵濤
- 출판사: 廣東, 廣東科技出版社, 1986
- 내　용: 醫原醫德, 陰陽五行 등을 비롯한 10개 대분류와 87개 중분류로 나누고, 그에 해당하는 명언들을 고전문헌과 임상 의서에 발췌하여 원문을 수록하고 주석을 붙여 내용을 이해하기 쉽도록 설명

대분류	중분류	대분류	중분류
醫原醫德	醫原	診法	望診
			問診
	醫德		聞診
			切診
陰陽五行	陰陽	辨證	八綱辨證
			臟腑辨證
			六經辨證
	五行		六氣辨證
			三焦辨證
			衛氣營血辨證
			氣血痰食辨證
臟腑經絡	臟腑	治療	治則
	經絡		治法
精神氣血津液	精	養生豫防	養生
	神		
	氣		
	血		豫防
	津液		
病因病機	病因	內科病證	
	病機		

2.4.1.3 ≪中醫名詞術語選釋≫

- 편저자: 中國中醫研究院 · 廣州中醫學院 공편

- 출판사: 北京, 人民衛生出版社, 1973, 1989
- 내　용: 한의학에서 통용되는 명사와 술어 4,200여 항목을 12개 부문으로 분류하고 각 항목에 대해 상세히 해설
- 번역본: ≪漢醫學大辭典≫, 金賢濟 · 洪元植 편역, 서울, 成輔社, 1983
  ≪한의학명사술어사전≫, 한종률 · 소균 공역, 서울, 논장, 1991

<table>
<tr><th>대분류</th><th>중분류</th><th>대분류</th><th>중분류</th></tr>
<tr><td rowspan="2">陰陽五行</td><td>陰陽</td><td rowspan="2">鍼灸療法</td><td>鍼法</td></tr>
<tr><td>五行</td><td>灸法</td></tr>
<tr><td rowspan="4">臟象</td><td>身形臟腑組織</td><td rowspan="3">內科 · 小兒科 病症</td><td>時病</td></tr>
<tr><td>臟腑機能/相互關係</td><td>雜病</td></tr>
<tr><td>體表部位</td><td>小兒雜病</td></tr>
<tr><td>精 · 氣 · 神</td><td rowspan="3">婦人科 病症</td><td>經帶</td></tr>
<tr><td rowspan="2">經絡 · 腧穴</td><td>經絡</td><td>胎産</td></tr>
<tr><td>腧穴</td><td>婦人雜病</td></tr>
<tr><td rowspan="2">病因 · 病理</td><td>病因</td><td rowspan="2">外傷科 病症</td><td>外科 病症</td></tr>
<tr><td>病理</td><td>傷科 病症</td></tr>
<tr><td rowspan="2">診察法</td><td>四診</td><td rowspan="2">五官科 病症</td><td>耳鼻咽喉科 病症</td></tr>
<tr><td>辨證</td><td>眼科 病症</td></tr>
<tr><td rowspan="3">治療原則 · 方劑</td><td>治則</td><td rowspan="3">醫學史</td><td rowspan="3"></td></tr>
<tr><td>外治 및 其他</td></tr>
<tr><td>方藥</td></tr>
</table>

2.4.1.4 ≪中國中醫藥學主題詞表≫

- 편저자: 中國中醫研究院信息研究所
- 출판사: 북경, 中醫古籍出版社, 1996
- 내　용: 통제어 5,806개, 류목 14개, 세부류목 32개를 구분하여 주제사 분류

대분류	중분류
TA 中醫解剖學	TA1 形體
	TA2 內景
	TA8 經絡
	TA12 津液
	TA17 穴位
	TA19 臟腑
TB 藥用動植物	TB1 無脊椎動物
	TB2 脊椎動物
	TB5 藥用低等植物
	TB6 藥用種子植物
TC 中醫病症	TC23 症狀體徵과 證候
	TC24 中醫病因과 病機
	TC25 外感病症
	TC26 中醫內科疾病
	TC27 中醫外科疾病
	TC28 中醫婦産科疾病
	TC29 中醫兒科疾病
	TC30 中醫骨傷科疾病
	TC31 中醫皮膚病
	TC32 中醫五官科疾病
	TC33 中醫男科病
TD 中藥和方劑	TD26 劑型
	TD27 中草藥
	TD28 方劑
	TD29 中成藥
	TD30 中藥化學成分
TE 中醫診斷治療技術과 設備	TE1 中醫診斷
	TE2 治療
	TE3 痲醉와 鎭痛
	TE4 中醫外科手術

대분류	중분류
TE 中醫診斷治療技術과 設備	TE5 中醫其他技術
	TE7 中醫醫療器械
	TE8 中醫製藥工藝
TF 中醫精神疾病과 心理學	TF1 行爲
	TF2 心理學過程
	TF3 中醫精神疾病
	TF4 心理治療
TG12 中藥藥理學現像	TG1 中國醫藥學과 有關學科
	TG7 中醫生理學
TH4 時間	TH1 氣象學, 醫學
	TH2 數學
	TH3 天文學
	TH5 中醫現代化
TI 教育	TI2 教育, 中醫
TK 人文科學	TK1 倫理學, 醫學
	TK2 語文學
	TK3 醫史學
	TK4 哲學
	TK5 宗教
TL2 醫學信息學	TL1 信息源
	TL3 中醫名辭
TM 各種人과 各種職業名稱	TM1 醫務人員
	TM2 人種群
TN 保健	TN1 人口統計學
	TN2 中醫藥管理
	TN3 中醫藥機構
TZ 地理名稱	

2.4.1.5 ≪中醫藥常用名詞術語英譯≫

- 편저자: 謝竹藩
- 출판사: 北京, 中國中醫藥出版社, 2004
- 내 용: 中醫基礎理論 731항, 中醫診斷學 820항, 各科疾病 1,163항, 治則治法 337항, 鍼灸 274항, 中藥과 方劑 1,221항, 中醫典籍 80항 등 총 4,626개 용어에 대해 중문 발음과 영역했을 때의 표기법을 설명

대분류	중분류	대분류	중분류
中醫基礎理論	精氣學說 陰陽學說 五行學說 精氣神血津液 臟腑 經絡 形體와 官竅 病因 發病과 病機 五運六氣	各科疾病	內科 外科 婦産科 兒科 眼科 耳鼻咽喉齒科
中醫診斷學	望診 舌診 問診 聞診 脈診 按診 八綱辨證 病因辨證 氣血辨證 津液辨證 臟腑辨證 六經辨證 衛氣營血辨證 三焦辨證 經絡辨證	治則治法	
		鍼灸	
		中藥과 方劑	中藥 方劑
		中醫典籍	

2.4.2 한국의 분류 체계

2.4.2.1 한국한의약통제어

- 편저자: 대한한의사협회 전산위원회 DB소위원회
- 발　행: 대한한의사협회
- 내　용: 중국중의약학주제사표 번역본을 각 분과학회별로 구분해 보완 및 수정. 기본 구조는 통제어 트리 구조, 전체 통제어 색인, 경혈 색인, 방제 색인, 본초 색인, 약용식물 색인으로 구성

대분류	중분류	대분류	중분류
KOMA 解剖學名詞	KOMA1 內景	KOME 中醫診斷, 治療技術과 設備	KOME1 中醫診斷
	KOMA7 經絡		KOME2 治療
	KOMA12 津液		KOME4 手術療法
	KOMA13 診脈部位		KOME7 醫療器械
	KOMA15 氣血		KOME8 工藝學, 藥學
	KOMA17 穴位	KOMG 生物醫學	KOMG1 中醫藥學 關聯學科
	KOMA18 陰陽		
	KOMA19 臟腑		KOMG7 中醫生理
KOMB 藥用植物	KOMB5 藥用低等植物	KOMI 教育	KOMI2 醫學教育
	KOMB6 藥用種子植物	KOMK 人文科學	KOMK1 人文科學
KOMC 疾病	KOMC23 症狀, 體徵, 證候	KOML 情報學과 通訊	KOML1 情報와 通訊
	KOMC24 中醫病因病機		
	KOMC25 中醫各科疾病		KOML2 文獻資料 類型
KOMD 藥物과 方劑	KOMD26 劑型	KOMM 各種 人員과 職業의 名稱	KOMM1 醫學 衛生 人員
	KOMD27 中草藥	KOMN 管理	KOMN3 管理 및 中醫學 有關機構
	KOMD28 方劑		
	KOMD29 中成藥	KOMZ 地理名稱	
	KOMD30 中藥化學成分		

2.4.2.2 한국한의약통제어범주표

- 편저자: 권영규
- 발　행: 한국한의학연구원
- 내　용: 중국중의약학주제사표 2판의 번역본을 기준으로 한국한의약통제어안을 보완하는 방식 채택. 14개 카테고리, 61개 서브카테고리로 분류. 총 1만 1,746개의 통제어로 구성

대분류	중분류	대분류	중분류
KOMA 해부학 명사	KOMA1 형체	KOMF 중의정신 질병과 심리학	KOMF1 행위
	KOMA2 내경		KOMF2 심리학과정
	KOMA8 경락		KOMF3 중의정신질병
	KOMA12 기혈진액		KOMF4 심리요법
	KOMA17 침자혈위	KOMG 생물과학	KOMG1 중국의약학과 유관학과
	KOMA19 장부		
	KOMA20 사상의학		KOMG7 중의생리학
KOMB 약용 동식물	KOMB1 무척추동물		KOMG12 약약리학현상
	KOMB2 척추동물	KOMH5 중의현대화	KOMH1 기상학, 의학
	KOMB5 약용저등식물		KOMH2 수학
	KOMB6 약용종자식물		KOMH3 천문학
KOMC 병증	KOMC23 증상 체징과 증후		KOMH4 시간
	KOMC24 중의 병인병기	KOMI 교육	KOMI2 교육, 중의
	KOMC25 외감병증		
	KOMC26 중의내과질병	KOMK 인문과학	KOMK1 윤리학, 의학
	KOMC27 중의외과질병		
	KOMC28 중의부산과질병		KOMK2 어문학
	KOMC29 중의아과질병		KOMK3 의학사
	KOMC30 중의골상과질병		KOMK4 철학
	KOMC31 중의피부병		KOMK5 종교
	KOMC32 중의오관과질병	KOML3 중의명사	KOML1 정보원
	KOMC33 중의남과병		KOML2 의학정보학

대분류	중분류	대분류	중분류
KOMD 약물과 방제	KOMD26 제형	KOMM 각종인과 각종직업 명칭	KOMM1 의무인원
	KOMD27 한약		
	KOMD28 방제		KOMM2 인종군
	KOMD29 한방엑기스제		
	KOMD30 중약화학성분	KOMN2 인구통계학	KOMN1 행정 및 한의약 관련기관
KOME 중의진단 치료기술과 설비	KOME1 중의진단		
	KOME2 치료		KOMN3 중의약관리
	KOME3 마취와 진통		KOMN4 중의약기구
	KOME4 중의외과수술	KOMZ 지리명칭	
	KOME5 중약기타기술		
	KOME7 의료기계		
	KOME8 중약제약공예		

2.4.2.3 ≪韓醫學英文用語辭典≫

- 편저자: 申畋圭
- 출판사: 서울, 경희대학교 출판국, 1995
- 내　용: 28장으로 구성하여 6,000항의 용어를 한글, 한자, 영문순으로 배열

대분류	대분류
음양(陰陽)	방제(方劑)
오행(五行)	침구(鍼灸)
장부(臟腑)	경락(經絡)
기타기관 및 체표부위	수혈(腧穴)
정기(精氣)	구법(灸法) 및 신침요법(新鍼療法)
병인(病因)	안마(按摩)와 접골(接骨)
병기(病機)	기공(氣功)
진단(診斷)	양생(養生)
변증(辨證)	명의(名醫)
치법원리(治法原理)	저서(著書)
내증(內證)	상용본초(常用本草)
외증(外證)	경혈(經穴)

대분류	대분류
부인(婦人) 및 산과질환(産科疾患)	소아질환(小兒疾患)
한약재(韓藥材)	외관과질환(外官科疾患)

2.4.2.4. 한국한의학연구원 한의고전명저총서(jisik.kiom.re.kr)

대분류	중분류	대분류	중분류
기초이론	의경	피부외상	피부
	의론		외상
	주석		안과
진단/맥법	진단		이비인후과
	맥법	침구경락	침구
본초약물	본초		경락
	약성가		추나
경험방서	경험방	양생/식이	양생
	단방		식이
종합의서	입문서류	의사필기	의사
	종합처방		문답
방역/구급	방역		의안
	구급		자료
	예방의학		문집
부인/소아	부인	한의학잡지	잡지
	소아	기타	법의학
사상체질	사상의학		수의학
			동서의학
	임상체질		잡저
			구황

2.4.2.5 한방114(www.hanbang114.co.kr)

대분류	중분류
한방자료실	성인병
	기타질병
	민간요법
	한방뷰티
	성(性)
	동양의학
아하 한방	부항
	뜸
	사상체질
	침
	경락
	기공
	내 체질은?

2.4.3 새로운 분류 체계 시안

중국과 한국의 분류 체계를 비롯하여 인터넷으로 정보를 제공하는 몇몇 웹사이트를 분석한 결과, 한의학 용어에 대한 분류 체계 중복, 적절하지 않은 분류로 인한 용어 중복 포함, 성격이 맞지 않는 분류 체계 아래 용어를 포함하는 등 부적절한 경우가 있었다. 이와 같이 용어 분류 체계가 적절하지 않을 경우 용어의 의미를 잘못 파악할 수 있으며, 용어에 대한 활용도도 떨어질 수 있다. 따라서 앞서 여러 경우에서 분석한 현황과 문제점을 바탕으로 하여 아래와 같은 분류 체계를 제시해보았다. 크게는 대분류와 중분류로 구분하였으며, 기존의 분류 체계에 포함되지 않는 용어들이 생성되어 분류 체계를 수정해야 하는 경우에는 중분류 항목을 늘리거나 중분류 항목 아래 다시 소분류 항목을 설정하여 새로운 용어들을 분류하도록 하였다.

대분류	중분류
기초이론(基礎理論)	형체(形體)
	장상(臟象)
	음양오행(陰陽五行)
	정신기혈진액(精神氣血津液)
	병인(病因)
	병기(病機)
의사문헌(醫史文獻)	의가(醫家)
	의적(醫籍)
	의사제도(醫史制度)
변증(辨證)	육경변증(六經辨證)
	장부변증(臟腑辨證)
	팔강변증(八剛辨證)
	기혈진액변증(氣血津液辨證)
	위기영혈변증(衛氣營血辨證)
진단(診斷)	망진(望診)
	문진(問診)
	문진(聞診)
	맥진(脈診)
	안진(按診)

대분류	중분류
치료(治療)	치료원칙(治療原則)
	본초(本草)
	방제(方劑)
	경혈(經穴)
	침구(鍼灸)
	재활추나(再活推拿)
	기공양생(氣功養生)
	사상체질(四象體質)
임상 병증(臨床 病證)	내과(內科)
	부인과(婦人科)
	소아과(小兒科)
	오관과(五官科)
	피부외과(皮膚外科)
	신경정신과(神經精神科)

대분류의 구성에 따른 중분류와 속한 용어에 대한 설명은 다음과 같다.

(1) 기초이론(基礎理論)

'형체(形體)', '장상(臟象)', '음양오행(陰陽五行)', '정신기혈진액(精神氣血津液)', '병인(病因)', '병기(病機)' 등으로 세분해 한의학 기초이론에 해당하는 용어를 분류한다.

세분류	설 명
형체(形體)	신체부위나 몸을 구성하는 기관, 근골 등에 해당하는 용어
장상(臟象)	오장육부를 중심으로 한의학 이론에 입각한 장부학설에 해당하는 용어
음양오행(陰陽五行)	음양(陰陽)과 오행(五行)을 설명하는 용어 및 오운육기(五運六氣)에 해당하는 용어
정신기혈진액(精神氣血津液)	장상에 포함되지 않으며 인체를 구성하고 유지하는 중요한 에너지인 정(精), 신(神), 기(氣), 혈(血), 진액(津液)과 관련된 용어, 이들로 인해 나타나는 생리반응 현상에 해당하는 용어
병인(病因)	질병을 일으키는 각종 원인에 해당하는 용어
병기(病機)	질병을 일으키는 기운이 잠복해 있거나 활동하여 일정한 변화를 일으키는 기전이나, 나쁜 기운들의 상호 작용에 의하여 나타나는 변화에 해당하는 용어

(2) 의사문헌(醫史文獻)

'의가(醫家)', '의적(醫籍)', '의사제도(醫史制度)' 등으로 세분하여 인물, 서적, 법률제도 등에 대한 용어들을 분류한다.

세분류	설 명
의가(醫家)	의학자로 활동한 사람들의 자(字), 호(號), 성명(姓名), 별명(別名) 등에 해당하는 용어
의적(醫籍)	의학자들이 저술한 서적에 대한 전체 이름, 간략한 명칭, 별칭 등에 해당하는 용어
의사제도 (醫史制度)	의학과 관련된 법률(法律), 제도(制度), 역사(歷史), 유물(遺物) 등에 해당하는 용어

(3) 변증(辨證)

'육경변증(六經辨證)', '장부변증(臟腑辨證)', '팔강변증(八剛辨證)', '기혈진액변증(氣血津液辨證)', '위기영혈변증(衛氣營血辨證)' 등으로 세분하여 각종 변증방법에 해당하는 용어들을 분류한다.

세분류	설 명
육경변증 (六經辨證)	삼음삼양(三陰三陽)과 태양(太陽), 양명(陽明), 소양(少陽), 태음(太陰), 소음(少陰), 궐음(厥陰) 등 육경(六經)의 이상으로 인해 나타나는 질병을 변증하는 방법에 해당하는 용어
장부변증 (臟腑辨證)	오장육부(五臟六腑)의 이상으로 인해 나타나는 질병을 변증하는 방법에 해당하는 용어
팔강변증 (八剛辨證)	음(陰), 양(陽), 표(表), 리(裏), 한(寒), 열(熱), 허(虛), 실(實) 등 팔강(八剛)에 따라 나타나는 질병을 변증하는 방법에 해당하는 용어
기혈진액변증 (氣血津液辨證)	기(氣) 혈(血) 진액(津液)의 이상변화로 인해 나타나는 질병을 변증하는 방법에 해당하는 용어
위기영혈변증 (衛氣營血辨證)	위분(衛分), 기분(氣分), 영분(營分), 혈분(血分)에 따라 사기가 들어 나타나는 질병을 변증하는 방법에 해당하는 용어

(4) 진단(診斷)

'망진(望診)', '문진(問診)', '문진(聞診)', '맥진(脈診)', '안진(按診)' 등으로 세분하여 진단방법에 해당하는 용어들을 분류한다.

세분류	설 명
망진(望診)	눈에 보이는 것으로 진단을 할 수 있는 영역과 관련된 용어
문진(問診)	환자의 상태를 물어보아 진단을 할 수 있는 영역과 관련된 용어
문진(聞診)	환자에게서 들리는 각종 소리를 판단하여 진단할 수 있는 영역과 관련된 용어
맥진(脈診)	맥상(脈象)이나 맥상을 표현하는 방법 등 환자의 맥을 눌러보아 질병을 진단할 수 있는 영역과 관련된 용어
안진(按診)	맥진(脈診) 이외에 눌러보거나 두드려 보거나 만져보아 질병을 진단할 수 있는 영역과 관련된 용어

(5) 치료(治療)

'치료원칙(治療原則)', '본초(本草)', '방제(方劑)', '경혈(經穴)', '침구(鍼灸)', '기공양생(氣功養生)', '사상체질(四象體質)' 등으로 세분하여 치료원칙과 각종 치료방법에 해당하는 용어들을 분류한다.

세분류	설 명
치료원칙 (治療原則)	각종 치료원칙에 해당하는 용어
본초(本草)	약물치료에 이용되는 각종 방법을 비롯하여 해당하는 약물들의 명칭, 채취, 가공방법 등에 해당하는 용어
방제(方劑)	처방을 구성하는 방법, 처방 이름, 처방을 조제하는 방법, 복용하는 방법 등에 해당하는 용어
경혈(經穴)	침구치료에 이용되는 경락이나 침을 놓는 자리, 십이정경(十二正經)이나 기경팔맥(奇經八脈)에 해당하는 용어
침구(鍼灸)	침구치료에 이용되는 각종 침이나 뜸, 기타 재료, 침이나 뜸을 조작하는 방법, 주의해야 하는 사항 등에 해당하는 용어
재활추나 (再活推拿)	재활치료나 추나(推拿)를 이용한 각종 치료방법에 해당하는 용어
기공양생 (氣功養生)	기공수련(氣功修鍊)이나 양생(養生) 등을 통하여 질병을 예방하고 치료하는 내용과 관련되는 용어
사상체질 (四象體質)	체질(體質)을 판별하고 체질에 따라 질병을 치료하는 데 해당하는 용어

(6) 임상 병증(臨床 病證)

'내과(內科)', '부인과(婦人科)', '소아과(小兒科)', '오관과(五官科)', '피부외과(皮膚外科)', '신경정신과(神經精神科)', '재활추나(再活推拿)' 등으로 세분하여 임상 각과의 질병명칭에 해당하는 용어들을 분류한다.

세분류	설 명
내과(內科)	오장육부(五臟六腑)에 질병이 생겨 나타나는 병증이나 질병에 해당하는 용어
부인과(婦人科)	월경(月經), 대하(帶下), 임신(姙娠), 출산(出産) 등 여성에게만 관련된 병증이나 질병에 해당하는 용어
소아과(小兒科)	경풍(驚風), 골증(骨蒸) 등과 같이 태아(胎兒)나 어린아이에게만 관련된 병증이나 질병에 해당하는 용어
오관과(五官科)	안과(眼科), 이비인후과(耳鼻咽喉科) 영역의 병증이나 질병에 해당하는 용어
피부외과(皮膚外科)	피부에 발생하는 각종 병증이나 질병에 해당하는 용어
신경정신과(神經精神科)	신경정신과 영역의 병증이나 질병에 해당하는 용어

3. 한의정보 표준화

3.1 의료정보 표준

의료정보 표준이란 의료 서비스 제공기관에서 이뤄지는 다양한 의료 관련 메시지를 전자적으로 공유할 수 있도록 정의하는 것이다. 의료정보의 국제 표준은 1998년 결성된 ISO의 의료정보기술위원회(TC 215)에서 담당하며, 현재 17종의 국제규격이 제정됐고, 70종의 규격 제정을 논의하고 있다. 의료정보에 관한 대표적인 표준으로는 HL7, ISO/TC 215, CEN/TC 251 등이 있다. CEN/TC 251과 HL7은 의료정보 및 통신에 관한 공동 표준 발굴 및 개발, ISO 표준 상정에 관한 양해각서를 체결한 상태이다. IEEE 또한 ISO와 함께 협의 · 수립한 표준 워크플랜에 기초하여 제정한 표준에 대해 ISO의 승인을 발행받는 형태로, 표준 기구 간 협력 관계가 수립되어 있다. 이밖에 의료정보화와 관련된 대표적인 국제 표준 기구는 DICOM 및 SNOMED 등이 있다.

3.1.1 HL7

HL7은 병원 정보 시스템 및 의료 장비 접속에 관한 표준을 제정하는 표준 기관으로서, 현재 한국을 포함한 29개국에 지부를 두고 있으며 의료정보의 전자적 교환을 위해 ANSI가 인증한 사실 표준(de facto standard)이다(HL7 홈페이지: www. hl7. org). HL7은 ISO/OSI(Open System Interconnection)의 가장 상위 레벨인 7계층에서의 프로토콜을 의미하는 것으로, 분산된 의료정보의 대용량 처리를 위하여 시스템 간 자료 전송을 최대한 효율적으로 수행하고, 전송 중 발생하는 오류를 최소로 할 수 있는 표준 정립을 목표로 한다. HL7 표준은 서로 다른 보건 의료분야 소프트웨어 애플리케이션 간에도 정보가 호환될 수 있도록 하는 규칙의 집합으로 1987년에 처음 개발되었다. HL7은 의료기관의 유형 또는 규모에 상관없이 모든 종류의 의료업무(Patient management, Laboratories, Pharmacies, System management 등)의 서비스 요구수준을 충족시킬 수 있도록 하는 것이 특징이다. 또한 사용자와 시스템 공급자, 기타 의료정보 이해관계자들에 의해 합동으로 개발된 합의표준으로, 현재 개발 중인 표준으로는 보건 의료정보 메시징 표준(V2.x, V3)과 HL7 데이터 모델인 참조 정보 모델, 의사결정과 지식 지원을 위한 의학 로직 구문에 관한 표준(Arden Syntax), 온라인상에서 임상 정보를 공유할 수 있도록 XML 타입의 데이터 구조 모델을 제시하는 임상 데이터 구조에 관한 표준, 사용자 관점에서 다른 기종에 산재해 있는 독립된 애플리케이션 및 개인 정보를 통합하는 것에 관한 표준 등이 있다.

HL7 메시징 표준은 추상적 메시지 구조, 메시지 코딩 규칙, 메시지를 촉발하는 애플리케이션 이벤트인 트리거 이벤트에 관한 명세서를 기술하며, 현재 V2.x를 거쳐 V3까지 나와 있다. 한편, HL7 CDA 릴리즈 2.0은 XML과 HL7 RIM, SNOMED, ICD 등과 같은 의학 용어 코드 표준 등을 사용하여 기계는 물론 사용자의 가독성을 높였으며, XML 지원이 가능한 웹 브라우저나 무선 애플리케이션까지 그 지원 범위를 확대시켰다. 현재 CDA 릴리즈 2.0은 2005년에 완성된 것으로, ANSI로부터 승인도 받은 상태이다.

HL7에서는 다음 세 가지를 대상으로 명세화하고 있다.

- 메시지 구조: 메시지의 추상적 정의(abstract message definition)
- 코딩 규칙(encoding rules): 전송을 위한 메시지의 표현
- 트리거 이벤트(trigger events): 메시지를 촉발하는 어플리케이션 이벤트로서, 실세계에서의 이벤트는 두 시스템 간 정보의 교환을 촉발시킴
  - 트리거 이벤트에 의해 하나의 사건이 촉발되면, 그 사건에 의해 데이터의

교환이 일어나게 될 두 개 이상의 시스템이 네트워크를 통해 경로가 설정됨

- 하나의 시스템(시스템 A)에서 다른 하나의 시스템(시스템 B)으로 메시지 형태의 데이터 전송이 이루어지고, 메시지를 수신한 시스템 B에서는 수신 여부를 확인하여 주는 메시지를 다시 시스템 A로 보냄으로써 하나의 사이클이 마무리됨
- 위 사이클에서 발생하는 트리거 이벤트, 메시지 구조, 메시지 표현 규칙 등이 HL7 표준을 통해 이루어짐

HL7 Version 2.5 구성

Chapter		내용
1	Introduction	HL7 소개
2	Control	제어(모든 메시지에 적용되는 일반적인 규칙)
3	Patient Administration	환자 원무 관리
4	Order Entry	처방 입력
5	Query	질의
6	Financial Management	재무 관리(진료비 및 보험 청구 관련 내용)
7	Observation Reporting	검사 및 관찰 보고
8	Master Files	마스터 파일(공통 참조 파일)
9	Medical Records/ Information Management	의무기록/ 정보 관리
10	Scheduling	예약 관리
11	Patient Referral	환자 의뢰
12	Patient Care	환자 진료
13	Clinical Laboratory Automation	임상 검사실 자동화
14	Application Management	애플리케이션 운영 · 관리
15	Personnel Management	인사 관리

3.1.2 CEN

유럽의 표준화 기구인 CEN(European Committee for Standardization)의 의료정보 및 통신기술 표준화는 TC 251(Technical Committee 251)이 담당하고 있다. CEN/TC 251은 다시 네 개의 워킹 그룹으로 나뉘어져 있다. 정보모델을 위한 WG1은 EHR과 메시지에 대한 표준화를 연구한다. WG1는 GEHR에 기반하여 CEN ENV 12265라는 EHR 관련 표준을 만들었다. 그리고 1999년에는 CEN ENV 12265을 구조, 용어, 배포 법칙, 메시지 집합의 네 분야로 나누어 CEN ENV 13606 시리즈를 발표했다. WG2는 독립적인 조직들 간에 정보와 지식의 의미를 공유하는 방법에 관한 표준화를 진행하고 있다. WG2의 결과물로는 의학 분류 시스템의 내용을 표현할 수 있는 구문을 표준화한 CEN/TS 14463 등이 있다. WG3는 의료정보 시스템에서 점차 강조되는 의료정보 통신의 인증 및 보안 문제를 다루고 있다. WG3의 작업은 WG1의 정보 배포 법칙 표준과 밀접한 관계가 있다. WG4는 상호 운영성을 향상시키기 위하여 의료장비와 정보 시스템 간의 데이터 통신, 여러 전달매체를 사용하여 표현된 데이터의 통합, 분산된 데이터의 통신 등에 관한 표준화 작업을 수행하고 있다.

3.1.3 DICOM

DICOM(Digital Imaging and Communication in Medicine)은 의료 디지털 영상과 부수적인 의료 통합 정보의 전송을 위해 TCP/IP 위에서 동작하는 표준 영상 신호 프로토콜로서 NEMA/ACR 위원회에 의해 개발되었다. 네트워크를 통한 실시간 디지털 의료 영상 전송 및 조회를 지원하는 PACS의 표준 기술이며, 현재는 다음 18개 분야의 표준화 규격이 존재한다(medical.nema.org).

- Part 1 - Introduction and Overview
- Part 2 - Conformance
- Part 3 - Information Object Definitions

- Part 4 - Service Class Specification
- Part 5 - Data Structures and Encoding
- Part 6 - Data Dictionary
- Part 7 - Message Exchange
- Part 8 - Network Communication Support for Message Exchange
- Part 10 - Media Storage and File Format for Media Interchange
- Part 11 - Media Storage Application Profiles
- Part 12 - Media Formats and Physical Media for Media Interchange
- Part 14 - Grayscale Standard Display Function
- Part 15 - Security and System Management Profiles
- Part 16 - Content Mapping Resource
- Part 17 - Explanatory Information
- Part 18 - Web Access to DICOM Persistent Objects(WADO)
- Part 19 - Application Hosting
- Part 20 - Transformation of DICOM to and from HL7 Standards

정보의 표준화 부문은 부문 특성상 일반 업체에서 직접적으로 참여하기가 매우 힘들다. 따라서 병원표준화 사업이나 용어와 코드의 표준화를 위한 사업은 정부 또는 의료계 차원에서 진행하는 경우가 대부분이다. 일반 업계에서 의료정보 표준화를 위해 시행하고 있는 것은 전자의무기록의 통신이나 보안을 위한 표준화 정도다. 대표적인 것이 HL7과 PACS를 위한 DICOM이다. 일부 기업에서는 이미 통신이나 보안의 표준화 차원에서 국제 규격에 맞추어 제품을 생산하고 있는데, 이는 더욱더 표준화가 요구되고, 더 많은 기업들이 표준화의 필요성을 인식하고 참여할 것임을 방증한다.

이러한 가장 대표적인 예는 IHE Korea와 한국보건산업진흥원이다. 'IHE(Integrating the Healthcare Enterprise)'란 북미방사선학회(RSNA)와 병원정보시스템학회(HIMSS)가 주도하는 의료정보화 시스템 성능 평가사업으로 국제 의료영상 표준인

다이콤(DICOM), 국제 의료용어 표준인 HL7과의 상호연동성과 호환성 등 성능을 검증한다. 한국보건산업진흥원은 HL7에 기반을 둔 진료정보 전송 표준을 개발하고 있으며, 서울대병원이 본원과 분당 분원 사이에 HL7 기반의 진료정보 공유 체계 구축을 추진하고, 경북대병원과 전남대병원도 HL7 기반의 진료정보 공유 방안을 구현하고 있다. 연세대 세브란스병원도 신촌 본원과 영동병원 간 진료정보 공유 체계를 갖출 계획이며, 일반 업체에서도 이러한 HL7과 DICOM 표준에 맞는 제품을 생산·제공하려는 노력을 경주하고 있다.

3.2 의료정보 보호

의료정보기술은 앞 장에서 살펴본 바와 같이 표준화 기구들의 다양한 활동을 통해 독자적, 상호 협력적으로 발전하고 있다. 그러나 네트워크를 통한 의료정보자원의 전송과 공유가 빈번해질수록 이에 따른 개인정보 유출과 의료 서비스 보안 문제가 심각하게 대두하게 된다. 의료정보 차원에서 필수불가결한 것이 바로 의료정보 보호와 관련된 기술이기 때문에, 보안 표준에 관한 국제적인 관심과 정립 노력이 뒤따르고 있다. 대표적으로 ISO/TC 215 WG4와 HL7 SIG에서 다루고 있는 국제적 표준 보안기술과 국내의 의료정보 보호 현황을 살펴본다.

3.2.1 ISO/TC 215 WG4

- ISO/DIS 17090-1: Health informatics - Public Key Infrastructure—Part 1: Framework and overview: 헬스케어 환경의 PKI에 대한 기본 개념과 컴포넌트를 정의하고 상호 호환성 보장을 위한 요구사항, 보안 서비스 시나리오, PKI에서 사용되는 인증서 종류 및 공개 키 암호 기술 등을 설명
- ISO/DIS 17090-2: Health informatics - Public Key Infrastructure—Part 2: Certificate profile: 의료정보 시스템 환경의 특성을 반영한 PKI 인증서 프로파일 명세서
- ISO/DIS 17090-3: Health informatics - Public Key Infrastructure—Part 3: Policy management of certification authority: 헬스케어 PKI 구축 및 운영의 가이드라인으로서, 인증서 정책의 구조, 요구되는 보안 레벨, 보안 정책 내에 포함되어야 할 요구사항 등을 기술
- ISO/DIS 27799: Security Management in Health using ISO/IEC 17799: 의료정보 시스템 환경에서 요구되는 전반적인 보안 기술에 대한 가이드라인과 같은 표준 문서로서 보안의 목표, 보안 대상 자원, 발생 가능한 공격 및 취약점, 요구되는 보안 기술 등을 포함

- ISO/TS 22600-1: Health informatics – Privilege management and access control—Part 1: Overview and policy management: 다자간 의료정보의 전달 및 공유가 이루어지는 환경에서 정보에 관한 권한 관리 및 접근 제어방법을 제시한 기술 표준, 관리 대상 데이터 분석, 권한 정책 항목 분석, 권한 관리 시나리오 등을 주로 기술
- ISO/TS 22600-2: Health informatics – Privilege management and access control—Part 2: Formal models: 의료정보 권한 관리 모델(도메인 모델, 정책 모델, 역할 모델, 위임 모델, 접근 제어 모델 등)을 제시

이외에 추적 감사, 파일 보관 및 익명화(pseudonymization)에 대한 표준화 필요성이 제기되었다.

3.2.2 HL7 SIG

HL7은 보안 특별 관심 그룹(SIG)을 통해 HL7 메시지가 라우터 중계로 통신하는 경우 발생 가능한 보안 위협을 하위 네트워크, 종단 간 네트워크, 세션 중심 응용, 저장 및 전달 중심 응용 등 통신 계층에 따른 위협으로 분류하였다. 또한 이들 각각에 대하여 인증, 권한 관리와 접근 제어, 무결성 및 기밀성 보장, 부인 방지 등 보안 서비스 요구사항을 정리하였다. 현재 HL7 보안 기술위원회에서 보안 서비스 프레임워크(HL7 Security Service Framework)와 HL7 EDI 통신보안에 관한 가이드(Standard Guide for Implementing HL7 EDI Communication Security) 작성의 필요성을 인식하고 있어 이에 대한 표준화 작업도 활발히 이루어질 것이다.

3.2.3 국내 의료정보 보호 현황

의료정보 보호에 대해 국내에서는 개인 의료정보 보호, 원격 의료시설, 전자의무기록 등과 관련한 처방 및 의료정보 등의 환자 비밀 준수 조항, 전자의무기록 관리 및 보관 의무화 등과 같은 현행 의료법 조항을 규정하고 있다. 2006년 보건복지부는

보건 의료정보화 사업 추진과 관련하여 건강정보 보호 체계를 구축하기 위해 환자의 개인 의료정보 보호 및 프라이버시 보호권리, 개인 의료정보 취급자의 보호조치 의무와 책임, 의료정보 관리 절차 등을 포함한 건강정보 보호 및 관리 운영에 관한 법률을 제정하였다. 2010년 3월에는 보건복지가족부에서 500병상 이상의 의료기관을 대상으로 의료기관 개인정보 보호 가이드라인을 보급하였다. 이 가이드라인은 문서 · 컴퓨터 · 정보의 처리 또는 송수신 기능을 가진 이동식 기기 장치에 의하여 의료기관에서 처리되는 진료와 관련된 개인정보의 보호 및 보안에 관한 사항을 정함으로써, 의료기관이 개인정보를 처리할 때 필요한 기준을 제공하는 동시에 국민의 권리를 보호하는 것이 목적이다.

3.3 한의정보 표준

한의학과 관련된 정보 표준은 아직까지 체계적으로 수립된 것이 없다. 아직 앞에서 살펴본 의료정보 표준과 보호 규정에 의거하여 한의학의 특수성을 고려한 커스터마이징을 수행하고 있는 단계이다. 정보 표준의 기반을 이루는 용어 표준화 작업도 현재 진행 중인 상황이라 정보 표준까지를 검토하기는 사실상 어려운 일이기도 하다. 하지만 2000년대에 들어서면서 많은 양의 한의지식 자료가 정보화되고 서비스되는 현황을 고려해볼 때 정보 표준화 역시 시급한 문제임에 틀림없다. 따라서 앞서 한의학 정보화를 기초 인프라 DB, 임상 정보로 크게 나누어 살펴본 것과 같이 정보기술도 문헌 자료를 정보화하기 위해 필요한 요소기술과 지식정보를 서비스하는 데 필요한 정보기술로 나누어 살펴보려 한다. 더불어 임상과 관련된 부분은 향후 의료정보의 표준을 도입하여 구현해야 하는 EMR · EHR을 제외한 응용 시스템(한의 차트)을 중심으로 살펴보도록 한다.

3.3.1 한의 기초 인프라 정보기술

3.3.1.1 문자정보 처리 기술

한의학 고문헌 정보 처리를 위한 코드 체계, 이체자 등 비표준 문자 및 특수 문자 처리 방안 등이 검토되어야 하며, 한자 중심의 한의학 정보 처리를 위해 한자를 포괄적으로 처리할 수 있는 코드 체계를 적용할 필요가 있다. 유니코드(ISO/IEC 10646)의 사용 환경을 구축하는 것이 필수적이다. 유니코드 입력을 위한 시스템(입력기), 출력을 위한 시스템(폰트)은 Windows 운영체제 내 표준규격의 범위에서 한자 처리를 지원하고 있으며, 기존 코드에 없는 신출한자가 검출될 때는 ISO/SC2/WG2 산하의 IRG(Ideographic Rapporteur Group, 표의문자코드 전문가회의)에 국제 문자 규격으로 정리 · 제출하여 표준 코드로 등록해야 한다. 현재 ISO 국제표준한자는 기본 2만 902자와 한 · 중 · 일 통합 확장 한자를 포함하여 7만 195자를 제공하고 있다. 이 목록에 들어있지 않은 한자를 신출자로 정의하며, 검출된 신출자는 국내 문자

코드 연구 센터를 통해 검정과정(원전과 대조를 통한 오류 검정)을 거친 후 신출한 자로 판별한다. 이후 국제 표준 처리규정에 의해 처리된다.

3.3.1.2 원문 구축 기술

한의학 분야에서는 고문헌이 지식 출처의 대부분을 차지하는데, 이들은 개별적으로 입력된 텍스트뿐 아니라 원문과의 비교 등을 위해 원문 그대로 정보를 제공해야 하는 경우가 빈번하다. 따라서 원문정보를 제공하기 위해 필요한 이미지 처리기술의 도입이 필수적이다. 또한 정부에서 전자문서 이용 활성화를 위해 마련한 전자거래기본법(개정안)을 의결함으로써 전자문서의 활용이 본격화될 것으로 기대되므로 이에 대한 본격적인 검토가 필요한 시점이기도 하다. 현재 국내시장에는 미국 Adobe사의 PDF, 한글과컴퓨터의 CSD, 미국 리자드텍의 데자뷰(DjVu)의 3개 제품이 국가기록물 보존 사업과 대학, 국공립 도서관의 전자도서관 구축에서 초기 시장을 선점하여 시장 표준으로 자리 잡기 위해 치열한 경쟁을 펼치고 있다.

■ PDF

- 어도비시스템즈(www.adobe.com) 제품
- 국제 표준이며, 글로벌 공개 포맷
  PDF/X(인쇄, 출력물 포맷 표준 스펙)
  PDF/a(전자문서의 장기 보관 및 보존 표준, ISO/DIS 19005-1)
- 애크로뱃 7.0 솔루션으로 전자문서 관리 시장에 중점
- 출력 장치에 이미지 및 텍스트 정보를 독립적인 파일로 만들 수 있어 가장 많이 사용
- MS 워드나 파워포인트 등의 프로그램에서 PDF를 만드는 것 외에도 XML을 이용해 자동으로 데이터를 입력받아 여러 형태의 데이터를 PDF 문서로 만들 수 있음
- 이미지 PDF의 경우에는 TIFF와 JPG형식을 기본으로 하여 압축을 적용, 텍스트 PDF의 경우 원문의 검색 및 복사, 붙여 쓰기가 가능하며, 기본적인 문서의

저작권 관리 기능을 포함
–국내의 PDF 솔루션 업체로는 유니닥스, 이파피루스 등이 있음

■ CSD
–한글과컴퓨터, 드림투리얼리티(www.CSDcenter.com) 공동 개발
–통합 문서 포맷으로, 뷰어가 문서에 내장돼 있어 문서를 손쉽게 검색・열람할 수 있음
–아래아한글로의 변환이 가장 우수
–PDF 포맷에 비해 상대적으로 초기 구동 시간이 짧으며, 별도의 CSD Reader와 CSD Moblie Viewer 프로그램이 필요
–CSD 변환을 위해서도 별도의 변환 시스템 구축이 필요

■ DjVu(데자뷰)
–미국 AT&T연구소 개발, 미국 리자드텍이 상용화
–다층 압축 기술을 통해 PDF에 비해 최대 70%까지 용량 감소 효과를 보여 동일문서 대비 전송시간의 절감과 인터넷 트래픽 감소 효과가 있음
–다만 사용층이 넓지 않아 PDF에 비해 기반 시스템이 제한적으로 보급되어 있어 솔루션 확보가 용이하지 못하며, 기존의 PDF를 서비스하기 위해서는 DjVU로의 변환 작업이 이루어져야 하므로 변환 비용과 사용자의 편의성을 고려하여 도입을 검토
–서울대학교 중앙도서관에서 고문서 자료를 전자문서화할 때 데자뷰를 채택 및 구축한 사례가 있음

■ TIFF
–이미지 원문정보 유통에서 가장 널리 쓰이는 형태
–원래 특정 그래픽 카드사에서 개발된 기술로 FAX 등에서 사용하며, 현재 흑백 이미지 형식의 실질적 표준(컬러 이미지 형식의 실질적 표준은 JPG)

3.3.1.3 메타 정보 구축 기술

데이터에 관해 구조화된 데이터로, 다른 데이터를 설명해 주는 데이터를 메타데이터라 하며, 데이터 유형 표현과 데이터를 빨리 찾기 위한 목적으로 사용하고 있다. 이러한 메타 정보를 구축·활용하는 대표적인 기술은 XML, MARC, DC, OpenAccess 등이 있다.

■ XML

- 기존에 사용하던 HTML의 한계를 극복하고, SGML의 복잡함을 해결하는 방안으로 사용할 수 있는 메타 마크업 언어
- 다양한 종류의 마크업 표현이 가능하도록 확장성을 부여
- 구문과 구조에 대한 규칙이 있으며, 이 규칙을 읽고 검사하기 위한 각종 제약사항을 제시
- 구조적인 문서 혹은 자료를 저장하고 처리할 수 있는 메커니즘 제공
- XML 프로세서로 불리는 XML 처리 모듈에 대한 행동 양식을 정의
- 어떤 플랫폼에서나 읽을 수 있는 포맷을 제공하기 때문에 특정 회사의 제품과 관련된 특정 환경에 얽매이지 않아도 됨
- 메타데이터의 형식을 기술하기 위한 메타 언어로서 DTD로 정의된 메타데이터의 형식을 지정하여 사용. 관련 표준들은 모두 XML 형태로 표현이 가능하므로 메타데이터 변환을 위한 기반 기술 요소

■ MARC(Machine-Readable Cataloging)

- MARC 개요

  도서관의 기본적 검색 도구인 목록을 컴퓨터가 처리할 수 있는 형태로 기록한 것으로, 도서관 간의 레코드 상호 교환을 목표로 개발

  - Catalogue record 각 부분에 label을 할당하여 컴퓨터가 처리할 수 있도록 만든 기계 가독형 목록
  - MARC 레코드 구성요소: 리더, 디렉터리, 제어 필드, 데이터 필드

- ISO 2709, ANSI Z39.2 표준 규격 수용
- 미국 의회도서관, 캐나다 국립도서관, 미국 도서관협회, 호주 국립도서관, CLC, 음악 도서관협회, 전문 도서관협회에 의해 개발되었으며, 포맷은 표준 목록 레코드 형식으로 나라마다 국가 표준을 제정

– USMARC

- 서지정보 및 관련 정보를 기계 가독 형태로 표시하고 전달하기 위한 기준
- 레코드는 레코드 구조, 내용 지시법, 그리고 레코드 데이터 내용의 세 가지 요소로 구성
- 레코드 안의 모든 정보는 문자 형태로 저장
- 가변길이 필드의 길이는 디렉터리 부의 필드 길이 요소나 필드 종단기호(16진수 1E, 8bit)를 통해 알 수 있으며, 레코드의 길이는 리더부 00-04 자리의 레코드 길이 요소나 레코드 종단기호(16진수 1D, 8 bit)를 통해 알 수 있음

–KORMARC(Korean Machine Readable Cataloging)

- KORMARC는 MARC 21의 시초인 USMARC을 기반으로 만들어 국내에서 널리 사용되며, 우리말로는 '한국문헌자동화목록법'
- KORMARC 형식의 설계 원칙은 모든 유형의 자료에 대한 서지정보를 교환할 수 있도록 하는 것이며, 통신을 목적으로 도서관 시스템 간 레코드 교환에 필요한 명세(specification)를 제공하는 것
- KORMARC 형식은 USMARC를 기본으로 작성되었으며, 가능한 한 한 번 입력한 사항은 부출을 위하여 다시 입력하는 것을 배제하게끔 하여 목록자의 데이터 입력 부담이 감소

■ DC(Dublin Core)

네트워크 환경에서 상거래를 수반하는 모든 전자정보 자원을 기술하기 위한 메타

데이터로 MARC의 복잡한 구조에 대한 대안으로 제안되었다. 1995년 미국 오하이오 더블린에서 열린 OCLC(Online Computer Library Center)와 NCSA(National Center for Supercomputing Applications)의 공동 워크숍을 계기로 더블린 코어 메타데이터 프로젝트가 시작되어, 2001년 9월, 미국 국가표준으로 확정되었다(ANSI/NISO Z39.84). 더블린 코어의 목적은 데이터의 형식과 구조를 단순화하여 원문의 저자나 발행자가 메타데이터를 직접 작성할 수 있도록 하고, 네트워크 출판을 위한 저작도구의 개발자가 정보에 대한 템플릿을 직접 해당 소프트웨어에 포함할 수 있게 하며, 작성된 기초 데이터를 특정 분야에 요구되는 상세한 수준으로 확장하여 사용할 수 있도록 하는 것이다. 더블린 코어는 총 15개의 메타데이터 요소로 구성된 단순성이 특징이며, 한정어(언어, 스킴, 하위 요소)에 의해 확장성을 가진다.

더블린 코어는 동일한 정보자원을 기술할 때 다른 메타데이터 표준과 공존하는 것을 목표로 한다. 메타데이터 표준 설정 시 정보자원을 표현하기에 적절한 모형을 구축하여 향후 수용해야 할 멀티미디어 자료에 대한 부분까지도 포괄할 수 있으며, 텍스트, 음향, 비디오 정보 등의 다양한 정보 형태를 지원한다.

■ Open Access

오픈액세스는 학술정보의 자유로운 이용을 촉진하기 위하여 대두된 학술정보 유통의 새로운 패러다임으로, 법적 · 경제적 · 기술적 장벽 없이 전 세계 이용자 누구라도 자유롭게 정보에 접근할 수 있도록 저작물의 생산자와 이용자가 정보를 공유하는 것이다. 특히 연구자들은 자신의 저작권 일부를 허용하는 방식으로 무료 또는 저가로 양질의 학술정보를 유통시키고자 한다. 오픈액세스의 특징은 정보 생산자가 곧 이용자가 되고 이용자가 다시 생산자가 되며, 학술논문의 저자는 출판을 통해 이윤을 추구하지 않고, 연구결과를 널리 배포하여 정보를 교환하고 연구업적을 인정받는 것을 목적으로 한다는 점이다.

■ ONIX(Online Information Exchange)

ONIX는 도서산업의 상품정보를 전자적인 형태로 표현하고 전달하기 위한 메타

데이터이다. 전자상거래 환경에서 도서 유통을 지원할 수 있는 카탈로그 데이터에 대한 요구와 중요성이 증대함에 따라 온・오프라인 통합 유통 표준으로 제안되어, 1999년 7월 미국출판협회(AAP: Association of American Publishers) 주관으로 개발되었다.

앞서 설명했듯 ONIX는 출판업계의 도서정보를 전자적인 형식으로 교환, 표현하기 위한 표준으로, 2000년 1월에 ONIX Version 1.0, 2001년 8월에 ONIX Release 2.0이 발표되었다. INDECS를 기반으로 한 EPICS의 하위집합으로서 XML로 개발되었고, 출판사가 모든 고객에게 단일화되고 안정된 데이터 집합을 제공할 수 있도록 지원하고 있다. 온라인 거래가 가능한 모든 콘텐츠에 적용 가능하며, 목록정보, 저자정보(저자사진, 음성 등), 도서정보(책표지, 목차, 크기 등), 출판사정보, 유통정보(재고, 구매 요청, 가격 등) 등을 처리할 수 있는 현대화된 개념의 정보를 모두 포함하고 있다. 이로써 도서뿐만 아니라, 도서산업을 통해서 출판・ 배포되는 다른 미디어도 포함하는 것을 목적으로 하며, 국가와 세계의 권리, 배포, 가격과 유효성을 실제로 반영할 수 있는 구조를 제공한다.

－ONIX Release 2.0은 다음과 같이 6부분으로 구성된다.

① Guidelines: Record

② Guidelines: Record

③ Guidelines: Record

④ XML Message Specification

⑤ XML DTD

⑥ Guidelines for Publishers, Level 1

이 외에도 e-publications(or 'e-books') 데이터 요소, 국가 그룹(national groups)에 의해 요구되었던 새로운 데이터 요소들(Product numbers에서 추가된 Identifiertype name, Identifier value, Barcode indicator 등), 콘텐츠 관련 아이템에 관한 정보를 제공하는 content item 구조 등이 추가되었다.

3.3.1.4 정보 검색 기술

현재 대표적인 정보 검색 기술은 인터넷을 통한 검색이며, 분산되어 존재하는 정보량의 규모적인 측면과 정보 이용자의 요구에 따라 발전을 거듭하고 있다. 대규모의 정보를 정확하게 검색하기 위해 메타데이터를 이용하는 기술은 앞에서 언급하였으므로, 이제 정보 검색의 품질을 높이기 위하여 사용되고 있는 시맨틱 웹에 대하여 살펴보고자 한다. 시맨틱 웹 기술은 사용자의 질의를 분석하여 관련 정보의 검색 결과를 되돌려주는 기본적인 정보 검색 기능에, 분산되어 있는 정보를 인터넷을 활용하여 효율적으로 검색할 수 있도록 지원하는 방법까지 포함한다. 향후 인터넷에 산재한 방대한 양의 온톨로지를 자동으로 해석하여 처리할 수 있는 에이전트 소프트웨어에, 사람 또는 에이전트가 질의를 하면 컴퓨터가 자동으로 분산된 온톨로지를 탐색하고 추론하여 원하는 결과를 돌려주게 되는 유비쿼터스 웹으로 진화하게 될 것이다.

■ 시맨틱 웹(Semantic Web)

시맨틱 웹은 현재의 인터넷과 같은 분산 환경에서 리소스(웹 문서, 각종 파일, 서비스 등)에 대한 정보와 자원 사이의 관계-의미 정보(Semantics)를 기계(컴퓨터)가 처리할 수 있는 온톨로지 형태로 표현하고, 이를 자동화된 기계(컴퓨터)가 처리하도록 하는 프레임워크이자 기술이다. 웹의 창시자인 팀 버너스-리가 1998년 제안했고, 현재 W3C(World Wide Web Consortium)에 의해 표준화가 진행 중이다. W3C는 웹 표준화 단체로서 관련된 언어나 프로토콜, 소프트웨어, 툴과 같은 상호 운용적인 기술(interoperable technologies)을 개발하는 기관이며 주로 표준화 작업에 중점을 둔다. 시맨틱 웹에 대한 W3C의 작업은 주로 RDF와 온톨로지에 대한 표준을 정의하는 방향으로 이루어지며, RDF Interest Group, RDF Core Working Group, Web Ontology Working Group 등 소위원회를 통해 세부적인 사항을 결정한다.

시맨틱 웹에서 Subject, Predicate, Object는 XML의 URI 형태로 표현되며, 이는 웹 환경에 산재한 자원에 대한 온톨로지를 기술하는 데 목적이 있다. 현재 시맨틱 웹 온톨로지를 기술하는 표준 언어로 W3C에서 제안한 RDF, OWL 그리고 ISO에서 제안한 TopicMaps 등이 있으나 국지적으로는 N3, N-Triple, 또는 인공지능 분야에서 예전부터 쓰이던 KIF 형태로도 온톨로지가 작성된다.

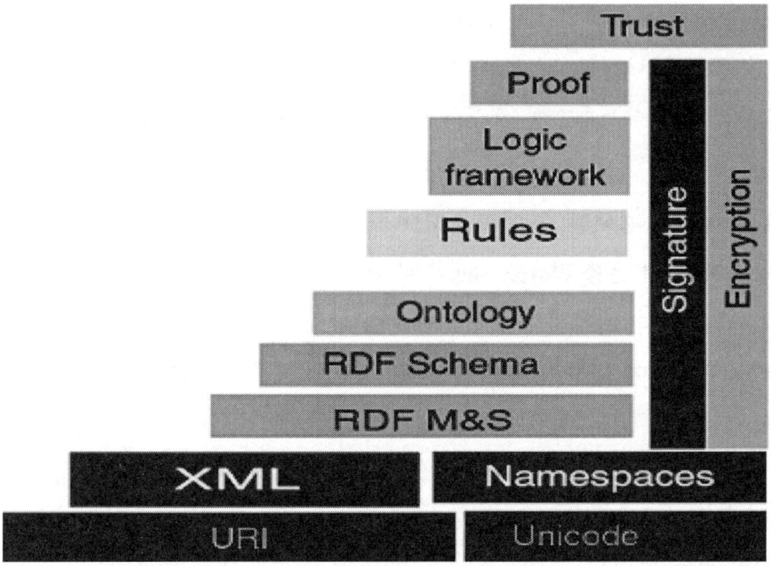

그림: 시맨틱 웹의 기술 계층 구조
(Tim Berners-Lee, Academic discussion, Japan Prize, 2002)

■ RSS(Really Simple Syndication)

RSS는 유명 신문사의 기사를 손쉽게 제공하기 위한 기술에서 출발했으며, 뉴스나 블로그 사이트에서 주로 사용하는 콘텐츠 표현 방식이다. 웹 사이트 관리자는 RSS 형식으로 웹 사이트 내용을 보여 준다. 이 정보를 받는 사람은 다른 형식으로 이를 이용할 수도 있다. RSS 리더에는 웹 기반형과 설치형이 있다. 웹 기반형 리더는 간단한 계정 등록으로 어디서든 이용할 수 있다는 장점이 있다. RSS가 등장하기 전에는 원하는 정보를 얻기 위해 해당 사이트를 직접 방문해야 했으나, RSS 관련 프로그램(혹은 서비스)을 이용하여 자동 수집이 가능해졌기 때문에 사용자는 각각의 사이트 방문 없이 최신정보들만 골라 한 자리에서 볼 수 있다. 또한 RSS는 팟캐스팅과 같은 미디어 배포의 용도로도 사용된다. RSS 2.0의 'enclosure' 태그 내에 MP3나 MOV 등의 미디어 파일을 첨부하여 배포하면, 팟캐스팅 클라이언트를 이용해 파일을 내려받아 감상할 수 있다.

■ 모바일 웹(Mobile Web)

스마트폰에서 인터넷 브라우징을 하는 것으로 아이폰, 안드로이드에서 모두 사용이 가능하다. 디바이스 제약 없이 공통으로 사용할 수 있는 높은 호환성과 함께 사용자가 업데이트할 필요 없이 유지보수가 용이하다는 장점을 갖고 있다. 그러나 인터넷의 느린 반응속도와 모든 브라우저에서 HTML5를 완벽히 지원하지 않는 문제, 안드로이드의 경우 오디오와 3D 기능의 지원이 부족한 것은 향후 기술개발로 보완해야 할 부분이다.

사용되는 언어는 HTML5, 자바스크립트, CSS3이며, 2012년쯤 W3C 표준이 채택될 예정이다. 또한 애플, 구글의 적극적인 지원에 힘입어 모바일 앱에서 모바일 웹으로 전환하려는 시도가 늘어나고 있다. 국내에서는 행정안전부 고시(제2010-40호)에서 모바일 웹 방식을 권고하고 있다. 대표적인 사이트로 멜론, 국민은행, 우리은행 등이 있으며, 국외는 다수의 사이트가 운영 중이다.

3.3.2 한의학 정보화 기술지도(TRM: Technology Road Map)

3.3.2.1 한의학 정보화 기술지도

한의 기초 인프라 정보기술을 기반으로 하여 2005년 한의학 정보화 정책 과제 개발 연구보고서에서 제시된 한의학 정보화 기술지도의 내용을 토대로 한의학 정보화의 방향과 추진 현황을 살펴보도록 한다. 이 연구보고서는 한의학 정보화 단계를 단기 · 중기 · 장기로 구분하고 2012년까지의 정보화 추진 계획을 기반기술, 응용기술, 미래기술로 구분하여 제시하였으며, 현재까지 작성된 유일한 한의학정보 TRM이다. TRM을 구성하고 있는 세부 기술 내용에 대한 설명은 각 기술 분야별로 추가하여 이해를 돕도록 한다.

■ 한의학 정보화 기술지도

		단기(2006, 2007)	중기(2008~2010)	장기(2011~2020)
기반기술	콘텐츠 구축	멀티미디어 콘텐츠 기술	가상현실 기반 콘텐츠	오감형 콘텐츠
		콘텐츠 표준화	상호 작용형 콘텐츠	지능형 콘텐츠
	메타 정보 구축	지식 분류 체계 표준화	지식 맵 표준화	지식 맵 기반 검색, 개인화
	검색 기술	시소러스 검색	지식 맵 검색	시맨틱 웹
	정보 서비스	검색형 정보 서비스	대화형 정보 서비스	실감형 정보 서비스
응용기술	웹 서비스	웹 사이트 중심의 서비스	계열형, 개인화 서비스	수요 중심형 진화형 개발
	콘텐츠 관리	콘텐츠 식별자 표준화	한의학 콘텐츠 관리 시스템	한의학 지식정보 유통 시스템
	커뮤니티	블로그	사용자 요구형 데이터 전송	유비쿼터스 웹 서비스
미래기술	차세대 웹 서비스 기술	웹 기반 의료정보 서비스	무선 의료정보 서비스	유비쿼터스 진료기술
	콘텐츠 유통 보안	CMS	DRM	지능형 CMS
	멀티미디어 기술	멀티미디어 색인 기술	동영상 다중사용 프레임워크	실감형 인터페이스
	한방 의료정보 표준화	한의학 지식정보 표준화	한방 진료정보 표준화	진료정보 교환 체계

3.3.2.2 한의학 정보화 기술지도 내용

(1) 한의학 정보화 기술지도 기반 기술

		단기(2006, 2007)	중기(2008-2010)	장기(2011-2020)
기반기술	콘텐츠 구축	멀티미디어 콘텐츠 기술	가상현실 기반 콘텐츠	오감형 콘텐츠
		콘텐츠 표준화	상호 작용형 콘텐츠	지능형 콘텐츠
	메타 정보 구축	지식 분류 체계 표준화	지식 맵 표준화	지식 맵 기반 검색, 개인화
	검색 기술	시소러스 검색	지식 맵 검색	시맨틱 웹
	정보 서비스	검색형 정보 서비스	대화형 정보 서비스	실감형 정보 서비스

■ 콘텐츠 구축 기술

–단기: 멀티미디어 콘텐츠 기술, 콘텐츠 표준화

- 멀티미디어 콘텐츠 기술은 텍스트 기반의 콘텐츠 제작 기술, 정지 영상·동영상 기반의 콘텐츠 제작 기술을 통합하는 개념
- 텍스트와 영상 기술의 발전에 따른 표준화 요소를 감안하여 표준화 작업을 선행해야 하며, 이러한 표준화 작업은 향후 콘텐츠 기술 발전 단계별로 기술의 전이가 용이하게 이루어질 수 있도록 함
- 텍스트 기반 기술은 한의학 지식 정보화 과제를 통해 축적된 노하우를 바탕으로 하여 표준화를 수립하도록 함, 영상정보는 기술 동향에 따른 수요를 먼저 파악할 필요가 있으며, 업계의 실질적인 표준을 따르도록 하는 것이 바람직
- 전자책, 웹 콘텐츠 형식으로 제공되는 지식 콘텐츠의 경우, 동영상이 포함되지 않는 경우에는 PDF가 실제적인 표준. 동영상을 포함하는 경우에는 디지털 비디오 형태와 이를 가공한 플래시 파일의 형태가 있으며, 이들 형식에 대해서는 동영상 색인 기술에 대한 고려가 같이 이루어져야 다양한 서비스 형태가 가능

- 콘텐츠 표준화는 이들의 형식 표준화와 작성된 콘텐츠에 대한 메타데이터의 표준화가 함께 이루어져야 함
- 콘텐츠 표준화는 인터넷상에서 사용하는 보편적인 형식을 기준으로 이의 수용 여부를 결정하는 수준에서 이루어질 수 있으며, 메타 콘텐츠에 대한 표준화는 한의학 정보화 사업의 범위 안에서 독자적으로 구체적인 표준화 작업이 필요
- 메타데이터 표준안에 대한 모델은 서지정보의 경우 KORMARC와 Open Access의 표준을 참고할 수 있으며, 인터넷상의 웹 콘텐츠에 대해서는 구체적인 참고사례가 없으므로 콘텐츠 식별자 표준화 사업의 추이에 따른 대응 전략이 필요
- 한의학 정보화의 기반 표준은 표준 자체의 효율성이나 기술적 우월성보다는 표준의 용이성과 보급의 수월성에 기반을 두어야 함

–중기: 가상현실 기반 콘텐츠, 상호 작용형 콘텐츠

- 단순 텍스트 기반 콘텐츠에 가상현실감(VR: Virtual Reality)을 제공하여 콘텐츠의 사용자가 최대한 현실감을 느끼도록 하는 기술
- 텍스트 기반, 정지 · 동영상 기반 콘텐츠 등 콘텐츠 제작자가 일방적으로 제공하는 콘텐츠보다 사용자가 참여하는 콘텐츠 기술 추구
- 디지털 영상기술, 디지털 음향, 디자인 기술과 가상현실감(VR) 인터페이스, 증강현실(AR: Augmented Reality) 인터페이스 기술
- 미디어 인터페이스 기술: 디지털 디자인의 요소기술로 상호 작용형 콘텐츠의 미디어 인터페이스를 디자인하여 시청각적이나 물리적인 인터페이스를 제공
- 가상환경에서는 일상적인 물리 현상, 사용자 인터랙션 등의 제공 및 제어가 가능. 현재 기술수준에서는 게임 환경 위주로 개발이 진행 중
- 원격 진단, 가상실험 등의 활용이 가능
- 실감형, 오감형 콘텐츠로 발전하는 중간 단계

- Human-Contents Interaction: 사용자의 반응에 따라 콘텐츠의 내용과 구성을 동적으로 구성하는 기술

–장기: 오감형 콘텐츠, 지능형 콘텐츠
- 사람의 오감을 충족시키는 요소를 가진 콘텐츠 형식, 가상현실감 기술에 시각적인 요소를 가미하여 현실감을 느끼도록 하며, 오감형 콘텐츠는 오감의 요소 모두 혹은 일부분을 포함하는 넓은 의미
- 원격지의 진단, 실험, 회의 등의 솔루션이 가능하며, 지식 콘텐츠와 접목해 진료 기술의 실습, 처방 등에 활용 가능
- 지능형 콘텐츠란 사용자 요구에 맞추어 지능화된 에이전트에 의해 콘텐츠를 제공하는 기술. 기존의 콘텐츠 검색 및 활용방법이 수요자의 요구에 의한 것이었다면 지능형 콘텐츠는 콘텐츠 제공자가 인공지능 기술을 활용하여 사용자가 필요로 하는 콘텐츠를 미리 제공하는 기술
- 아마존에서 제공하는 추천 목록 서비스 등이 지능형 콘텐츠의 초기 단계라 할 수 있음
- 제공자가 제공한 형태의 콘텐츠에서 사용자의 수요에 따라 재구성되는 콘텐츠 열람과 활용으로의 전환

■ 메타 정보기술

–단기: 지식 분류 체계 표준화
- 서지정보, 콘텐츠의 내용별 분류 체계 수립
- 통합 검색을 위한 메타 정보 교환 시 표준화를 위한 선도 작업
- 콘텐츠 통합에 의한 통합 검색을 가능하게 하려면 기반 콘텐츠의 통일된 표준안이 반드시 필요
- 한의학 정보 분류 체계를 구축하기 위하여 한의학에서 이용되고 있는 분류 체계를 중심으로 한 연구가 선행되어야 함
- 웹 서비스의 경우 지식자원 사업의 결과를 중심으로 고문헌의 주제 분류와

치료기술의 주제 분류로 구분 · 관리 · 운영됨. 도서관의 경우와는 다른 분류 기준이므로 이들에 대한 통합된 표준화가 이루어져야 완전한 콘텐츠 분류 체계 수립이 가능

- 콘텐츠의 구성을 위해서는 시소러스의 구축, 토픽 맵의 구축, 시맨틱 웹의 구성이 단계적으로 이루어져야 하며, 이를 위한 선행 작업의 성격이 강함
- 국가과학기술표준분류표에서 제시된 분류도 같이 고려하여야 함

–중기: 지식 맵 표준화

- 지식 분류 체계 수립 이후 단계의 표준화 사업
- 시소러스 구축에 의한 표제어를 중심으로 표제어 간의 연관관계를 세분화하여 정의
- 각 표제어는 관계(relation)와 출현(occurrence) 관계를 기준으로 토픽 맵을 구성하며, 색인 단계에서 표제어를 중심으로 색인어를 부여하여 토픽 맵에 적용
- 검색 기술에서 적용되는 통합 검색이 완전히 이루어지기 위해서는 필수적으로 지식 맵 표준화가 선행되어야 함
- 데이터베이스의 표준화는 각 데이터베이스에 수록된 내용의 상이성에 따라 한계가 있음. 따라서 데이터베이스의 목록을 관리하는 상위 개념의 메타 DB를 구축하는 것이 바람직하며, 메타 DB의 표현 형태로 지식 맵을 채택하는 것이 바람직
- 기술표준원에서 추진하고 있는 지식 맵의 표준화 작업에 한의학 분야의 지식 맵을 포함하기 위해서는 조속한 표준화 워킹 그룹의 결성과 연구가 필요

–장기: 지식 맵 기반 검색, 개인화

- 지식 맵으로 구성된 콘텐츠와 DB는 지식 맵의 연계를 통해 통합 검색 가능
- 기관 대 기관의 통합 검색 기능 역시 지식 맵을 공유하거나 제공함으로써

가능. 이를 위해서는 지식 맵 자체의 표준화가 가장 바람직. 지식 맵의 구성 특성상 완전히 일치하지 않는 지식의 맵에 대해서도 통합된 검색이 가능하나, 중복된 콘텐츠 구분에 대해서는 기술적인 검토가 필요

- 토픽 맵을 개인화하여 개인의 관심 분야에 따라 재구성이 가능. 따라서 기존의 즐겨찾기에서 나아가 관심 분야에 대해 개인화된 지식 맵의 구성이 가능하며, 커뮤니티 기능에서 지원할 경우 개인화된 토픽 맵의 교환 및 공유도 가능. 연구자 커뮤니티에서도 연구자원의 공유 및 원활한 의사소통과 정보 교환의 효과가 클 것으로 기대

■ 검색 기술

–단기: 시소러스 검색

- 정보의 구성 측면에서 기존의 단순 표제어 검색에 비해 관련어 검색 기능이 강화
- 잘 구성된 시소러스는 콘텐츠의 구성을 효율화하여 관리와 검색에 효율성도 증대할 수 있음
- 시소러스의 표제어 선정과 분류 기준이 명확해야 검색의 효율을 높일 수 있으며 사용자가 원하는 정보에 쉽게 접근할 수 있음
- 한의학 지식정보의 경우 한자 자료에 대한 표제어 선정, 동음이의어의 처리 등에 따른 시소러스의 구축이 시스템 효율성의 관건

–중기: 지식 맵 검색

- 지식 맵의 구성에 따라 다양한 분류와 경로로 데이터와 콘텐츠에 접근 가능
- 분류 체계를 다양화할 수 있어 조건에 따른 여러 가지 분류 체계가 공존 가능
- 사용자의 수준에 따라 분류 체계를 다르게 하거나 개인화된 지식 맵을 통해 검색을 개인화하는 것이 용이
- 사용자의 검색어로부터 다양한 검색어 추천 제공이 가능하여 정보에 접근

하는 경로를 직관적으로 제공할 수 있음
- 지식 맵의 분류 체계를 시각적으로 제공하면 콘텐츠 간의 연관관계 파악이 용이하여 거시적 관점의 검색이 가능하고, 개념적인 접근도 가능

–장기: 시맨틱 웹(Semantic Web)
- 각 기관별, 정보제공자별로 지식 맵이 제공되고, 지식 맵 검색이 적용되면 각각의 웹 정보는 통합된 검색 서비스가 가능. 이를 기반으로 자동화된 도구를 이용하여 정보를 처리하는 시스템이 구성
- 시스템이 구성될 경우, 각 서비스의 주체는 사용자에게 화면을 직접 제공하는 것이 아니라, 콘텐츠 단위의 정보 구성과 제공만 하며, 개인 사용자는 필요에 따라 정보를 필터링하고 수집하는 체계에서 콘텐츠를 활용
- 따라서 기존의 웹사이트 중심에서 나아가 웹 서비스를 지원하는 정보 시스템이 제공되어야 함

■ 정보 서비스 기술

–단기: 검색형 정보 서비스
- 현재 제공되는 정보 서비스의 가장 일반적이고 보편화된 형태
- 제공되는 콘텐츠에 대해서 색인을 구성하여 사용자가 원하는 정보를 찾을 수 있도록 도움
- 포털의 경우, 디렉터리 중심의 검색 서비스에서 시작하여 지식 검색 서비스, 음악정보 검색 서비스 등의 전문 검색 서비스가 활성화되고 있으며, 최근에는 개인 PC에 저장된 자료를 색인화하여 정보를 검색해주는 개인용 검색 서비스까지 등장
- 검색을 위해서는 색인의 구성이 필수적이며, 통합 검색도 실제적으로는 색인을 통합하여 검색하는 형태. 따라서 데이터의 최신성과 색인 데이터의 최신성에는 시차가 존재하여 불일치가 생길 수 있음
- 이후 단계인 대화형 서비스와 오감형 서비스, 사용자 적응형 서비스를 지원

하기 위해서는 기본적으로 구축해야 하며, 콘텐츠의 활용도 제고를 위해 가장 집중해야 할 서비스 분야

–중기: 대화형 정보 서비스

- 사용자의 요구를 반영하여 실시간으로 제공되는 데이터를 중심으로 검색 결과를 제공하는 서비스
- 대화형 교통정보 서비스의 경우, 정보 수집 센서를 도로변에 설치해 차량 정체와 같이 도로 상황에 관련된 각종 정보를 수집하고 교통정보 센터를 통해 수집된 정보를 차량에 설치된 단말기로 제공
- 대화형 정보 서비스는 사용자의 이용 형태, 이력과 관심 분야를 적극적으로 반영하여 최소한의 정보 입력으로도 사용자가 원하는 최적의 결과를 도출할 수 있도록 함
- 관련 기술로는 CRM(고객 관계 관리), KMS(지식경영 시스템) 등이 있으며, 이들을 모두 활용하여 정보를 실시간으로 선택하고 반영할 수 있도록 함

–장기: 오감형 정보 서비스

- 인간의 오감 메커니즘을 통하여 누구와도 자연스럽고 현실감 있게 정보를 교환할 수 있는 사용자 중심의 유비쿼터스 컴퓨팅 서비스 환경과 오감정보 처리·통신을 지원하는 지능형 오감정보 단말을 기반으로 하는 정보 서비스
- 차세대 컴퓨팅 환경은 인간의 오감 메커니즘을 모방하여 자연스럽고 편리하게, 때와 장소의 제한 없이 기기와 인간 사이의 상호작용을 개선하는 인간 중심의 휴먼 인터페이스 기술로 발전할 것으로 전망
- 일상생활에서 매일 사용하는 기기에도 임베디드 프로세서와 무선통신 인터페이스, 소프트웨어 등이 탑재되어 지능화된 기기로 새롭게 변모. 이로써 정보의 교환 대상이 사람과 사람, 사람과 기기 중심에서 일상생활 속 사물과 기기들 자체가 되어 사용자가 원하는 것을 사람의 해석이나 간섭 없이

처리하고, 이를 사용자에게 제공하게 되는 유비쿼터스 컴퓨팅 환경으로 변모될 것으로 전망

- 오감형 정보 서비스는 사용자가 특정한 정보를 의식적으로 검색하려는 노력 없이도 필요한 상황과 시기에 적절한 매체를 통하여 인간의 오감에 직접적으로 정보를 전달할 수 있는 서비스를 의미

(2) 한의학 정보화 기술지도 응용 기술

한의학 정보 응용 기술은 기반 기술을 바탕으로 한 서비스 중심의 기술로서, 지식 정보 콘텐츠 활용 형태에 대한 기술을 바탕으로 도출한다.

		단기(2006, 2007)	**중기**(2008~2010)	**장기**(2011~2020)
응용기술	**웹 서비스**	웹 사이트 중심의 서비스	계열형, 개인화 서비스	수요 중심형 진화형 개발
	콘텐츠 관리	콘텐츠 식별자 표준화	한의학 콘텐츠 관리 시스템	한의학 지식정보 유통 시스템
	커뮤니티	지식정보 블로그	개방형 커뮤니티	유비쿼터스 웹 서비스

■ 웹 서비스

–단기: 웹사이트 중심의 서비스

- 웹사이트는 콘텐츠를 포함하고 단일 인터페이스를 제공하는 웹상의 홈페이지로, 현재 가장 보편적인 온라인 콘텐츠 제공 형태
- 정보 구조(IA: Information Architecture)적인 접근과 웹사이트 설계가 필요
- 정보 구조는 이용자가 원하는 정보에 불편함 없이 편안하게 접근할 수 있도록 구조적으로 고려하는 것으로, 이를 실현하는 것이 사용자 인터페이스(UI: User Interface)
- 내비게이션과 콘텐츠의 구성, 페이지 단위의 조직화 등을 고려하여 콘텐츠에 직관적으로 접근하고, 손쉽게 업무 처리를 할 수 있도록 정보 공간을 설계

- 궁극적인 설계의 목표는 사용자가 정보를 쉽게 찾고 관리할 수 있도록 웹사이트를 분류하고 구조화하는 것

▌웹 서비스의 개념

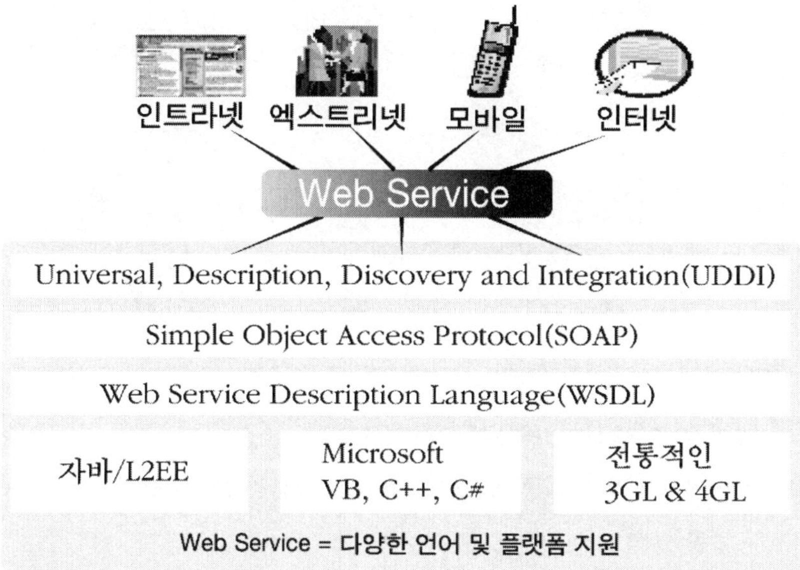

–중기: 계열형, 개인화 서비스

- 웹사이트 단계에서 진화된 다음 형태는 웹 서비스(web service) 단계
- 사용자가 직접 정보를 찾아다니는 것이 아니라 웹 서비스들 간에 자동화된 절차에 의해 정보 교환이 이루어지면, 사용자는 최종적인 결과 정보를 단일 웹 서비스 사이트를 통해서 열람
- 웹 서비스를 구성하기 위해서는 먼저 웹 서비스의 동작을 정의하는 SOAP, WSDL, UDDI 등의 기술이 적용된 콘텐츠 웹 서비스가 구성되어야 하며, 효율적인 콘텐츠 구성을 위해서는 콘텐츠에 XML 기반 구성이 필수
- 콘텐츠 제공 기관에서 제공하는 사용자 인터페이스는 물론 사용자 개인적 필요에 의해 정의한 UI를 통해 개인에 맞추어 최적화된 자료만을 검색하는 개인화 서비스가 가능

▌웹 서비스 아키텍처

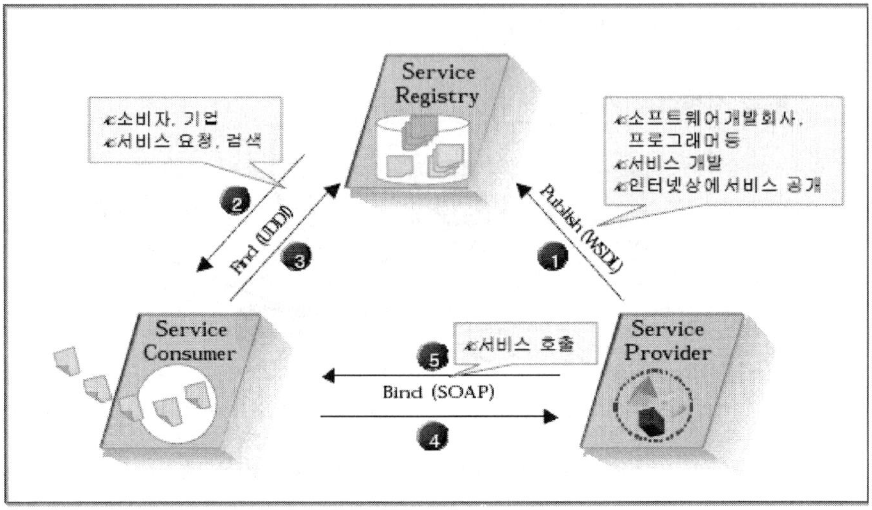

–장기: 수요 중심형, 진화형 서비스

- 콘텐츠 검색의 최종 목표는 사용자가 원하는 콘텐츠를 최소의 노력으로 제공하는 것
- 사용자의 이용 형태나 관심 분야에 대한 분석이 이루어지면, 이를 바탕으로 맞춤형 콘텐츠 제공이 가능. 이를 위해서는 콘텐츠 사용 형태에 대한 분석 기술과 맞춤형 콘텐츠 제공 기술이 필요
- 맞춤형 콘텐츠 사용자의 콘텐츠 이용 동작을 지속적으로 반영하여 최신화하는 과정이 필요. 이를 위해서는 새로운 콘텐츠를 검색 대상으로 지속적으로 최신화하는 과정과 이를 바탕으로 사용자 요구에 부응하는 검색 대상을 제공하는 진화형 서비스가 필요

■ 콘텐츠 관리 기술

–단기: 콘텐츠 식별자 표준화

- 콘텐츠의 제작 · 관리 · 유통을 위해서는 저작권의 관리와 위임, 활용에 대한 통제 장치가 필수

- 이를 위해서는 콘텐츠별로 고유한 식별자를 부여하여야 하며, 원칙적으로 (원소스의 생성 단계가 아니라) 콘텐츠 생성 단계에서 고유한 식별자를 부여해야 함
- 콘텐츠 식별자는 모든 콘텐츠별로 고유한 것이어야 하며, 콘텐츠의 저작권·배포권 등 권리자에 대한 정보와 함께 콘텐츠의 제작·배포 형태에 관한 정보가 포함되어야 함
- 특정 도메인에 대한 모든 콘텐츠는 해당 분야를 대표할 수 있는 기관에서 식별자를 부여해야 국가적인 차원에서 관리 부담을 최소화할 수 있음
- 2005년 12월 현재 국내 표준으로는 UCI(한국전산원 안)와 COI(문화관광부 안) 체계가 제안되어 있으며, 국가 지식 표준에 대한 적용은 검토 단계이나 2006년 중에 결정될 것으로 예상
- 학술지식정보를 유통하는 KISTI에서는 자체적으로 KOI 식별 체계를 이미 도입하였으며, 이를 국가 표준과 연계할 것으로 예상
- 향후 기관별 콘텐츠 연계 검색이나 유통 시에는 콘텐츠 식별자를 중심으로 메타 정보가 유통될 것으로 전망

–중기: 한의학 지식정보 콘텐츠 관리 시스템

- 한의학 지식정보의 체계적이고 효율적인 관리 시스템이 필요
- 기관별 상이한 분류 체계의 통합이 선행되어야 효율적인 통합 검색이 가능
- 특히 한의학 분야에서 상당부분을 차지하는 고전에 대한 디지털화 사업은 사업 주체에 따라 동일한 문헌을 중복하여 디지털화하는 사례가 있으므로 이에 대한 통합 관리가 필요
- 따라서 제작된 디지털 콘텐츠의 경우, 최소 기관 단위에서 메타 정보가 공유되는 시스템이 필요

–장기: 한의학 지식정보 유통 시스템

- 콘텐츠 식별자를 부여하는 인증기관의 역할에 대한 고려가 필요함

- 공공 학술 목적의 콘텐츠에 대해서는 저작권을 유보하거나 제한적으로 행사하거나 공유하는 Open Access 개념의 콘텐츠 유통 시스템 도입을 검토해야 함
- 특히 국가 지식 사업으로 구축된 콘텐츠의 경우, 공공재의 성격을 가지고 있으므로 이에 따른 적절한 저작권 관리 방안이 수립되어야 함
- 상용 데이터베이스의 경우 DRM기술을 활용한 저작권의 관리가 보편화되고 있으므로 콘텐츠의 성격에 따라서 이를 적용하는 것도 고려해야 함
- 한의학 고전, 학술논문, 학위논문 등 성격에 따라 관리 주체가 다른 경우라도, 한의학이라는 공통 주제에 따른 별도의 관리 정책을 수립하여 메타 정보를 생성 · 가공 · 관리하여야 함

■ 커뮤니티 기술

–단기: 지식정보 블로그

- 웹사이트의 콘텐츠를 공유하기 위한 기반 기술로, 개인의 기록을 웹상에 기록하는 시스템에서 시작하여 커뮤니티 단위 혹은 웹 전체에 공개되는 개인화된 미디어
- RSS 기술에 의해 한 사이트에서 자신의 블로그로 콘텐츠를 옮기는 것이 자유로우며, 이를 다시 다른 사용자가 복제할 수 있음. 따라서 블로그 자체로써 미디어의 역할을 수행
- 블로그는 개방형이면서도 커뮤니티에는 제한적으로 공개될 수 있으므로 특정 주제에 대한 관심 그룹 간의 의사 교환에 효과적
- 한의학 지식정보 사업의 결과물을 블로그에서도 활용하기 위해서는 XML 기반의 메타 정보를 생성하는 RSS 서비스가 도입되어야 함
- 관심 분야에 대한 지식정보를 사용자의 필요에 의해 자율적으로 획득 가능하기 때문에 웹사이트의 부담 증가 없이 사용자 편의성을 제고할 수 있음

–중기: 개방형 커뮤니티

- 블로그로 대표되는 1인 미디어는 지식과 정보를 생산·유통하는 새로운 형태의 커뮤니티 서비스로 진화하는 것이 보편적인 모델
- 인터넷 커뮤니티 서비스는 카페 중심의 그룹 위주에서 개인 홈페이지, 블로그 등 개인 중심으로 변화
- 최근에는 개인화된 블로그 서비스를 그룹 단위로 확장하여 개인의 특성을 살리면서 그룹화된 형태도 가능한 공유 개념의 미디어가 등장
- 공통 관심사별 지식·정보 네트워크, 개방형 커뮤니티로 발전
- 1인 미디어 서비스가 커뮤니티 서비스와 연계되면서 소그룹 중심으로 변화
- 공통의 관심사를 가진 콘텐츠 사용자들이 네트워크를 통해 연결되면서, 자체적으로 정보와 콘텐츠를 생산·소비·유통하는 형태의 미디어로 진화
- 학술정보 분야에서는 연구 관심 분야별로 공유할 수 있는 모델로 발전 가능

–장기: 유비쿼터스 웹 서비스

- 단말기와 시스템, 네트워크에 구애받지 않고 사용자가 원하는 솔루션과 서비스를 이용할 수 있는 유비쿼터스 웹 서비스
- 사람의 음성 명령만으로도 홈 네트워크의 다양한 서비스를 제어해 집안의 실내 환경을 쾌적하게 만들거나, 차량 내 텔레매틱스에서 광대역통신망(BCN)을 거쳐 여행 스케줄에 따른 숙박, 식당 등을 자동으로 추천·예약하는 것은 물론, 부품이나 리콜 상황 등을 점검하고 상담원과 연결하는 것, 집안 냉장고에 들어 있는 전파식별(RFID) 태그가 부착된 우유 및 생선 등의 유통기한을 냉장고가 사용자의 PDA에 전송해 알려주거나 자동으로 쇼핑하는 것 등이 가능해짐
- 모바일 웹 서비스 기술 개발에서는 위피(WIPI) 등의 모바일 플랫폼에 대해 XML 지원을 포함해 웹서비스를 위한 핵심 서비스를 표준화. 이로써 와이브로, WCDMA, GSM 등 다양한 통신 방식을 수용한 모바일 환경에서 웹서비스 응용이 가능

• 지식정보가 웹 서비스로 개발되면 다양한 단말기에서 다양한 용도로 활용되는 것이 가능. 이에 따른 다양한 모델의 개발과 선도연구가 필요

(3) 한의학 정보화 기술지도 미래 기술

한의학 정보 미래 기술은 현 단계에서 구체적인 형태를 갖지 않으나 가까운 미래에 등장할 것으로 예견되는 기술이나 서비스로서 한의학 정보화의 발전을 위해 선도과제로 지향해야 할 요소이다.

		단기(2006, 2007)	중기(2008~2010)	장기(2011~2020)
미래기술	**차세대 웹 서비스 기술**	웹 기반 의료정보 서비스	무선 한의학 정보 서비스	유비쿼터스 진료기술
	콘텐츠 유통 보안	CMS	DRM	지능형 CMS
	멀티미디어 기술	멀티미디어 색인 기술	동영상 다중사용 프레임워크	실감형 인터페이스
	한방 의료정보 표준화	한의학 지식정보 표준화	한방 진료정보 표준화	진료정보 교환 체계

■ 차세대 웹 서비스 기술

– 단기: 웹 기반 한의학 정보 서비스

• 한의학 정보 서비스: 지식정보 서비스, 문헌정보 서비스, 건강정보 서비스 등이 운영

• 웹 기반으로 만들어져 인터넷을 통해 쉽게 접근이 가능하도록 하고, 콘텐츠의 상호 운용성을 확보

• 관련 검색이 가능하도록 통합 디렉터리 서비스(한의학 포털), 통합 검색 등을 고려

• 기본적인 커뮤니티 기능과 개인화 기능 및 블로그, RSS 지원 등으로 차세대 웹 환경에 대응하는 서비스 구성

–중기: 무선 한의학 정보 서비스

- WIPI 플랫폼의 개발 등으로 세계 최고의 무선 인터넷 인프라 구축
- 휴대용 단말기를 통한 정보 검색이 활성화되고 있으며, 특히 휴대폰을 통한 정보의 검색과 활용이 증가세
- 휴대폰 인터넷 표준을 지원하는 정보 게이트웨이 서비스를 통해 웹 서비스의 지원 범위를 무선화 · 개인화된 단말기로 확대 가능
- 특히 웹 서비스를 XML이나 XHTML 등으로 구성할 경우, XSL 등의 기술로 서비스 대응이 가능
- 서비스의 형태에 따라 웹 서비스를 재구성하는 것이 아니라 기본 웹 서비스를 자동화된 변환 장치에 의해 대응하는 개념
- 수요의 추이에 따라 대응 가능하도록 기반 플랫폼을 검토할 필요가 있음
- 위성 방송, DMB 등 공중 매체의 다양화로 콘텐츠에 대한 수요가 계속 증대하고 있으므로 공중파에 적합한 콘텐츠 혹은 이를 위한 원단 콘텐츠에 대한 대응도 고려할 수 있음

–장기: 유비쿼터스 한의학 정보 서비스

- 유비쿼터스란 다양한 기기와 장비가 네트워크로 연결되어 언제 어디서든 이용할 수 있는 환경을 의미
- 가정의 경우 가전제품(냉장고, 텔레비전, 에어컨, 난방기구 등) 등이 네트워크로 전송되는 콘텐츠를 수용할 수 있고, 통합된 제어도 가능
- 식품 판매점에서 전자 태그를 통해 식품의 생산 · 유통 이력의 실시간 조회가 가능해지는 환경이 조성됨. 따라서 이를 바탕으로 각 식품의 효능이나 식품 간의 조화 등 한의학 정보를 조회하는 생활 밀착형 서비스가 가능
- 이를 위해서는 콘텐츠를 제공하는 웹 서비스를 다양한 환경의 단말에 적용할 수 있는 표준 기술을 개발하는 것이 선행조건
- 유비쿼터스 표준에 대한 연구는 현재 진행 중이며, 이에 따라 웹 서비스가 구성될 수 있는 플랫폼 역시 구성 가능

■ 콘텐츠 보안, 유통 기술

–단기: 콘텐츠 관리 시스템

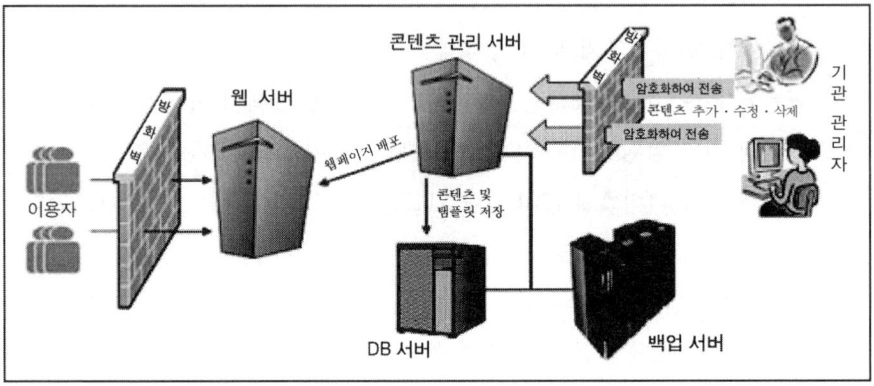

- 콘텐츠 관리 시스템(CMS: Contents Management System)이란, 콘텐츠라는 지식 객체가 생성에서 변경, 그리고 소멸에 이르는 동안 영향을 주는 내외부적 요소를 총괄적으로 관리하는 시스템
- CMS는 기본적인 문서 관리에서 웹 콘텐츠 관리, 그리고 더 진보적인 정보 전달 매체 방식에 대한 전반적인 콘텐츠를 관리하는 시스템으로 확장되고 있음
- 전형적인 CMS의 구성 요소는 저장장치 관리부, 콘텐츠의 인증 관리 승인부, 검색부, 콘텐츠 라이프사이클 등 콘텐츠 상태 처리부, 그리고 워크플로우 또는 라우터 등의 콘텐츠 내외부 전달부 등임
- 웹 CMS에서는 좀 더 포괄적으로 콘텐츠 관리부(CMA: Contents Management Application)와 콘텐츠 전달부(CDA: Contents Delivery Application)로 구성. CMA는 웹에 대한 HTML, XML 등의 기술적 요소와 무관하게 웹 기술 비전문가가 콘텐츠에 대한 생성 · 승인 · 변경 · 소멸을 가능하게 해주며, CDA는 그 CMA를 통해 제공된 정보에 대한 웹 형식 변환 및 특정 요구 메타 형식으로의 기술적 변경 및 색인 검색, 전문 검색(full text indexing) 등을 제공
- 다량의 콘텐츠를 제공하는 서비스를 효율적으로 관리하기 위해서는 관리

에 필요한 최소한의 요건을 템플릿으로 정의하여 콘텐츠를 생성하고 웹 서비스상에 적용할 수 있도록 하는 시스템이 필수

- 특히 지식정보의 경우 최신화된 정보가 지속적으로 추가되어 서비스를 구성하므로 지속적인 관리를 자동화하는 것이 필수

–중기: 디지털 저작권 관리 시스템

- 디지털 저작권 관리(DRM)는 디지털 콘텐츠의 무차별적 사용을 방지해 저작권 보유자들의 권익을 보호하는 기술로, 콘텐츠의 생성에서 유통・관리까지를 일괄적으로 지원
- DRM에는 일정한 권리를 허가받은 사용자만 콘텐츠를 이용하도록 하는 디지털 저작권 관리 기술, 저작권 승인과 집행을 위한 소프트웨어 및 보안 기술, 지불・결제 기술이 포함
- DRM은 디지털 콘텐츠에 부여하는 콘텐츠 식별자를 기반으로 관리되며, 전자상거래에 필요한 데이터를 기록하는 인덱스(INDECS), 불법복제와 변조방지를 위한 워터마킹 기술 등도 기반 기술로 적용됨

▌콘텐츠 유통의 기반 구조

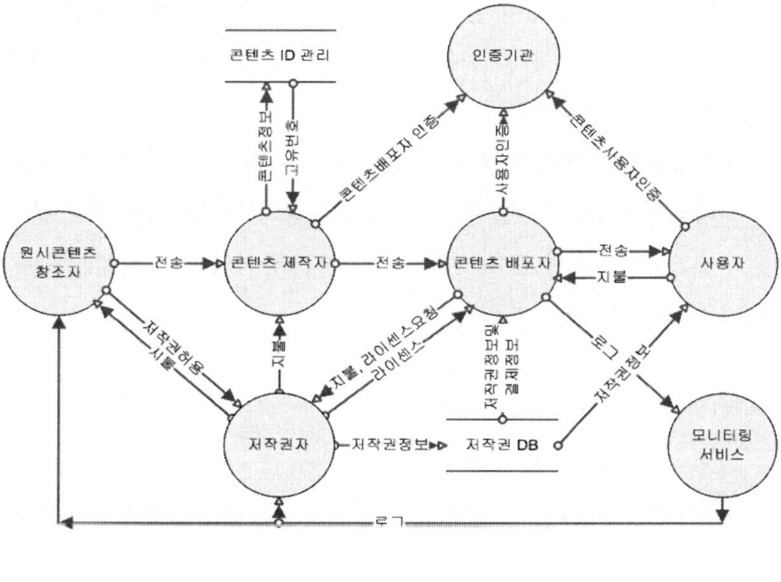

- 지식정보 콘텐츠 저작권 관리의 경우에는 과금의 목적보다는 콘텐츠 유통과 이용 경로 및 이용 현황을 파악하기 위한 도구로서의 성격을 함께 고려해야 함

–장기: 지능형 콘텐츠 관리 시스템
- 콘텐츠의 종류가 많아지고 대용량화될수록 한정된 템플릿 중심의 관리는 한계에 봉착
- 콘텐츠의 내용을 자동으로 분류하고 수요에 따라 적절하게 제공할 수 있는 지능화된 관리 시스템이 필요
- 검색 기술이나 분류 기술을 활용하여 콘텐츠를 자동적으로 디렉터리상에 분류하는 기술과 사용자의 요구에 따라 디렉터리 구분을 동적으로 재구성하는 기술 구현이 가능
- 관리자가 정의한 rule과 자동 분류 방식을 결합하여 요구에 가장 적합한 분류를 제공
- 정의된 rule은 새로운 콘텐츠 개발이나 기관 제휴 등의 환경 변화에 맞추어 수정 · 생성 · 삭제될 수 있으며, 사용자에 친숙한 GUI(Graphical User Interface)를 통해 특별한 교육이나 프로그래밍 언어 사용의 필요를 없앰으로써 관리 비용을 절감하고, 정보를 카테고리로 구조화시켜 콘텐츠의 사용성을 제고할 수 있음
- 지능화된 콘텐츠 분류 시스템은 인간의 지적 능력과 컴퓨터의 효율성을 결합하여 사용자와 관리자 모두에게 최상의 상태로 분류된 콘텐츠를 제공할 수 있음. 이러한 분류는 사전에 정해진 규칙의 범위 안에서 분류 엔진이 자동적으로 수행하게 함

■ 멀티미디어 기술

–단기: 멀티미디어 색인 기술
- 디지털로 처리된 멀티미디어 정보가 날로 증가함에도 불구하고 이를 활용

할 수 있는 검색 방법은 문자정보 검색 방법에 비해 제한적

- MPEG-7은 그림에 대한 색(color), 질감(texture), 그리고 그 형태의 특성 정보를 이용하여 멀티미디어 데이터를 검색하기 위한 기술(description) 표준으로, MPEG-7 기술을 이용한 오디오 · 비디오 데이터들은 색인과 검색이 가능
- MPEG-7은 특별한 검색 요구에 만족하는 오디오 · 비디오 정보를 표현하는 표준
- MPEG-7을 이용한 응용과 응용 분야는 다음과 같다.

‣ 응용 예

디지털 도서관(영상 목록, 음악 사전)
멀티미디어 사전(전화번호)
방송 매체 선택(라디오 채널, TV 채널)
멀티미디어 편집(개인 전자 우편 서비스, 미디어 제작)

‣ 응용 분야

교육 · 신문 · 잡지(정치가의 이름, 말, 또는 얼굴로 그의 연설문 검색)
여행 정보 · 여가(게임 검색, 노래방에서의 선곡)
조사 업무(얼굴 특징 인식(몽타주 작성), 법정 조사)
지리 정보 시스템(GIS)
의료 분야(의료 통계, MRA, X-ray 검색)
쇼핑(자기가 원하는 물건 검색)
건축, 부동산, 인테리어 디자인, 생활(중매 서비스)
필름이나 비디오 · 오디오의 편집 및 재생

–중기: 동영상 다중 사용 프레임워크 구축

- MPEG-21은 네트워크상에서 디지털 멀티미디어 콘텐츠의 생성 · 변형 · 전달 · 소비를 위한 통합적 멀티미디어 프레임워크 국제 표준
- 디지털 아이템의 선언, 식별, 권리 표현 언어, 권리 서술 사전 및 적응 방법 등에 대한 표준화, 2006년까지는 안전하고 투명한 디지털 아이템의 전달

및 거래를 가능하게 하기 위한 표준으로서 디지털 아이템 처리(DIP), 리소스에 대한 영속 관계 기술(PAT), 지적 자산 관리 및 보호(IPMP), MPEG-21 아키텍처 기반 참조 소프트웨어, 그리고 MPEG-21 요소 표준에 대한 확장 표준화가 진행될 예정

- 표준화가 진행 중인 MPEG 21이 멀티미디어 표준으로 진행될 것이 확정적이므로 다중 사용 프레임워크를 기반으로 활용하는 것이 바람직

–장기: 실감형 인터페이스

- 실감형 인터페이스는 가상공간과 실사공간을 융합하여 실감공간을 생성하거나 실감 객체의 동작 및 이동을 실사동영상에 전시하는 등, 사용자가 실제 환경에 포함되어 가상공간에서 완전한 공간을 체험할 수 있는 환경을 지칭
- 깊이(depth)정보의 실시간 획득, 가상공간과 실사공간의 위치 동기화 및 오버랩, 충돌 탐지, 이동 경로 산출 등 실감 객체의 동작 계획, 실감 객체를 다시점 실사영상에 투시하는 등의 세부 기술이 요구
- 콘텐츠의 종류와 내용에 따라 적응할 수 있는 형태가 다양해지므로 이를 위한 기반 기술이 연구되는 단계
- 사용자가 콘텐츠를 가장 실감나게 몰입하여 즐길 수 있는 환경을 구축
- 실용적인 측면에서는 진료 시뮬레이션, 실감 인터페이스를 이용한 가상실험 등이 가능

■ 한방 의료정보 표준화

–단기: 한의학 지식정보 표준화

- 고문헌 중심의 한의학 지식정보 및 검색 방안의 표준화
- 한의학 지식정보를 웹 서비스로 제공할 수 있도록 해야 함
- 포털 및 유관기관에서 자유롭게 활용할 수 있도록 하는 기준 마련이 필요

–중기: 한방 진료정보 표준화

- 한의학 연구원 등을 중심으로 '한의 의료정보 표준화 및 공유를 위한 Forum-HL7'을 통해 한의학 의료정보 표준화 작업이 진행(2005. 11, 전통의학 의료정보 표준화 회의, 중국 북경)
- UMLS(DB 구축 및 소프트웨어 개발을 위한 용어 시스템), MSD(의료정보의 색인 · 분류 · 검색을 위한 용어 사전), SNOMED(전자의무기록을 위한 용어 시스템), ICD(국제질병사인분류)의 4개 분과 활동
- HL7을 기준으로 한 한방 의료정보 표준화 필요
- 국가 의료정보 체계와 대응
- 보건복지부, 한의약육성발전 종합 5개년계획 입안 발표(2005. 12)
- ICD-11에 적극적인 참여가 필요

–장기: 한방 진료정보 교환 체계

- 전자건강기록(EHR) 시스템의 단계적 도입
- 진료정보기록의 표준화를 위한 연구 진행
- 장기적으로 국가 표준에 부합하는 체계의 마련과 HL7 Korea 표준화 과정에의 참여가 필요
- 지속적인 국제 표준(ISO/TC 215 및 TC 249) 활동 참여

4. 한의정보 검색 시스템

국내의 한의학 정보화는 관련 기관, 단체, 연구자, 개인 등의 노력과 필요에 의하여 초기적인 단계를 거치면서 발전해 왔다. 그러나 의료정보의 제공이라는 한계와 용어 및 정보교류의 표준화가 미비한 점, 그리고 다양하게 존재하는 분류 체계 등, 여러 가지 어려움이 존재하기 때문에 주로 민간 부문인 한방 관련 연구기관, 협회, 학회, 한의원 정보 사이트, 연구자나 개인의 정보 사이트 등의 다양한 채널을 통하여 부분적인 정보 서비스가 이루어질 수밖에 없었다. 현재 한방 관련 정보 사이트의 이용률 랭킹 조사에 의하면, 한의원 사이트를 중심으로 한 수용자 중심의 한의학 정보 이용이 주류를 이루고 있다. 대한한의학회, 한국한의사협회 등 전문 단체의 경우, 회원 중심으로 사이트를 운용하고 있어서 제한적으로만 정보 접근이 가능하도록 설계되어 있다. 이는 건강과 질병 치료에 관련된 예민한 정보를 무제한적으로 공개하기가 조심스러운 측면과, 전문직종의 정보 공개에 대한 다양한 의견 때문에 이용자 확대가 어렵다는 점에서 기인한 것으로 판단된다. 한편 공공 부문에서는 2000년대 초반 정보화촉진법에 의하여 정보통신부 지식정보화 사업이 본격적으로 시작되고, 여기에 2003년에 한국한의학연구원이 '한의학 지식정보 디지털화 사업 과제'를 수행하게 되면서, 비로소 한의학 지식정보가 확충되고 웹 중심의 한의학 정보 서비스가 이루어질 수 있었다. 특히 우리나라의 경우, 공공 부분의 지식정보 축적 및 서비스가 대단히 활발하게 진행되어 상당한 실적을 나타내고 있다. 이러한 지식정보 사업 등의 공공 정보 서비스가 확대되는 과정에 힘입어 한의학 지식정보자원의 원천 데이터가 지속적으로 확대되고, 웹 기반의 정보 서비스 기술이 발전해 가는 추세이다. 이에 맞추어 한의학 지식정보 서비스의 고도화 내지는 이용 활성화를 위한 전략 계획이 수립됨에 따라 다양한 한의학 지식정보에 대한 이용자 접근도 증가하는 추세이다. 따라서 이번 장에서는 사용자 입장에서 손쉽게 접근할 수 있는 국내외 인터넷을 통한 전통의학 정보 서비스를 살펴보기로 한다. 국내의 경우 건강상식, 자가진단, 검사, 질병, 응급, 약품, 인력, 기관, 문헌, 교육, 용어, 통계, 행정 · 법령정보별로 다양한 정보 서비스에 접근이 가능하며, 국외의 경우 중의학 또는 보완 대체의학 중심으로 정보가 제공되고 있다. 이러한 사이트 각각의 정보 제공 내용을 간단히 살펴본다.

4.1 국외 지식정보 서비스

전 세계적으로 서양의학적 치료를 보완하는 의미에서 보완 대체의학, 또는 보완 통합의학으로서 형성된 시장규모가 날로 성장·확대되고 있는 추세이다. 주요 국가의 전통의학 또는 대체의학 정보 서비스 사례를 보면 다음과 같다.

4.1.1 중국

■ 중국 중의과학원(中國 中醫科學院)

▸ www.cintcm.ac.cn

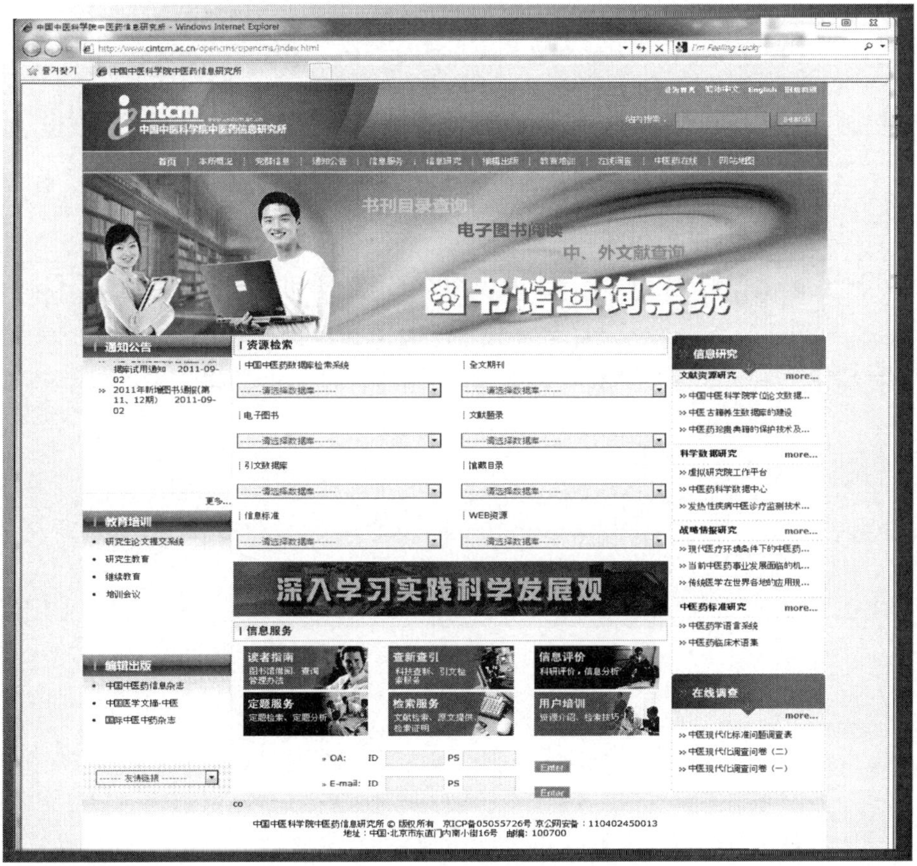

The Traditional Chinese Medicine Database System 등, 1980년대부터 전통지식 관련 DB 구축을 시작해 현재 50여 개의 DB를 보유하고 있다.

중국어 버전으로 1만 5,000건의 전통지식 관련 특허 및 4만 건의 전통처방을, 영어 버전으로는 1,761건의 특허 및 4,177건의 전통처방을 보유하고 있다.

▌중국 중의과학원이 수행한 주요 프로젝트(중의약정보화 및 의사문헌 관련)

프로젝트명	주요 내용	비 고
중의약과학 정보 DB 구축 및 공유	전국 각지의 13개 중의학대학과 과학원이 인터넷을 통해 동시에 DB를 구축함(29개 기관, 3백여 명의 연구자 참여) 중의약 공동 언어 시스템, 중약과학기술 기초 정보 DB, 중의약 연합형 멀티 기반 통합 플랫폼, 고대 본초 문헌 DB 등 6가지 DB 구축	과기부 기초 업무 자금 프로젝트
중의학 고서의 반환 및 발굴 연구	중국에서 유실된 중의학 고서를 발굴하는 연구 11개 국가의 137개 도서관이 소장한 고서와 필사본을 조사하여 중의학 고서를 복제 반환 및 출판	과기부 기초 업무 자금 프로젝트 의사문헌연구소
중의약 기본 명사 · 술어 규범화 연구	중의약에 쓰이는 명사·술어(용어)의 표준화 중의약 용어에 대한 규범화 기준 설정 기준을 통하여 중의약학 용어 5,287개에 대한 중문 · 영문 명칭을 정의	과기부 기초 업무 자금 프로젝트
1,100여 종 중의약 고서 · 비전(秘傳) 정리	현대 정보기술을 이용하여 전국 각지에 흩어진 진기한 중의약 고서를 정리 및 보호 전국 중의약 고서 관리 시스템 및 중의약 고서 멀티미디어 DB를 구축	과기부 기초 업무 자금 프로젝트 신식연구소

4.1.2 대만

■ 국립중국의약연구소(國立中國醫藥硏究所)

▸ www.nricm.edu.tw

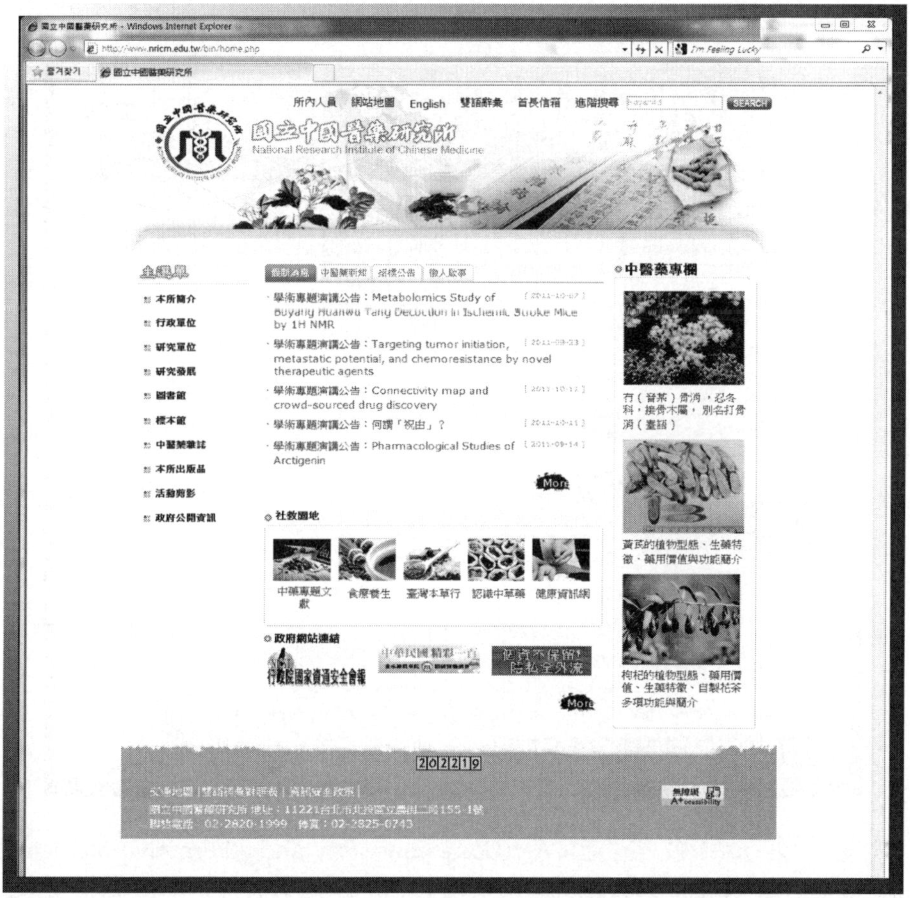

중의학 고문헌, 치료 및 처방 자료, 약재 및 건강정보 네트워크를 포함하고 있으며, 도서관정보를 통해 전자 자원에 대한 검색을 지원하는 서비스를 제공한다.

4.1.3 미국

■ 미국 국립보완대체의학센터(NCCAM: National Center for Complementary and Alternative Medicine)

▸nccam.nih.gov

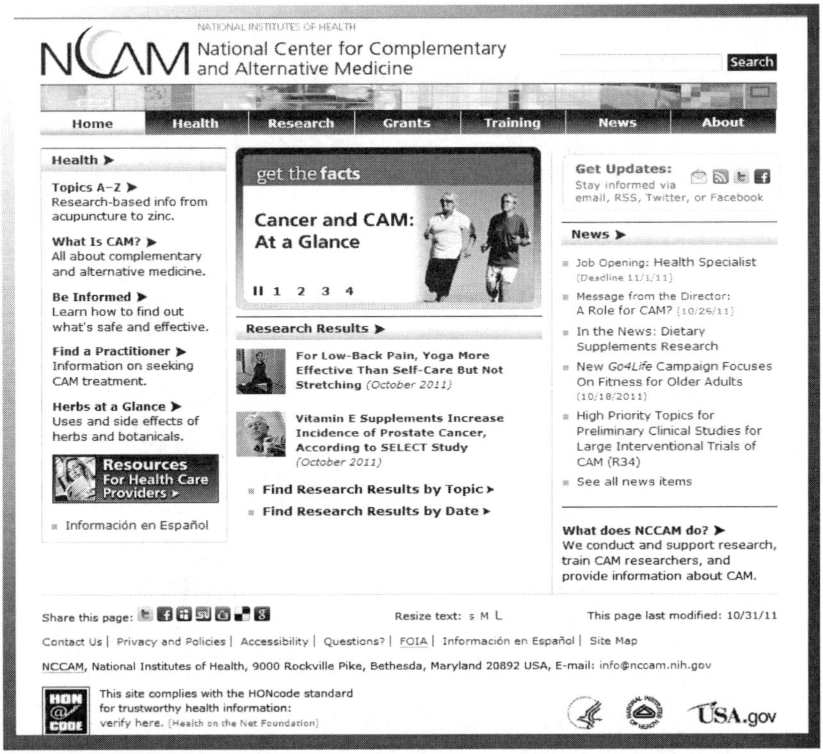
NATIONAL INSTITUTES OF HEALTH
NCCAM National Center for Complementary and Alternative Medicine
Search
Home Health Research Grants Training News About
Health
Topics A–Z
Research-based info from acupuncture to zinc.
What Is CAM?
All about complementary and alternative medicine.
Be Informed
Learn how to find out what's safe and effective.
Find a Practitioner
Information on seeking CAM treatment.
Herbs at a Glance
Uses and side effects of herbs and botanicals.
Resources For Health Care Providers
Información en Español
get the facts
Cancer and CAM: At a Glance
1 2 3 4
Research Results
For Low-Back Pain, Yoga More Effective Than Self-Care But Not Stretching (October 2011)
Vitamin E Supplements Increase Incidence of Prostate Cancer, According to SELECT Study (October 2011)
Find Research Results by Topic
Find Research Results by Date
Get Updates:
Stay informed via email, RSS, Twitter, or Facebook
News
Job Opening: Health Specialist (Deadline 11/1/11)
Message from the Director: A Role for CAM? (10/26/11)
In the News: Dietary Supplements Research
New Go4Life Campaign Focuses On Fitness for Older Adults (10/18/2011)
High Priority Topics for Preliminary Clinical Studies for Large Interventional Trials of CAM (R34)
See all news items
What does NCCAM do?
We conduct and support research, train CAM researchers, and provide information about CAM.
Share this page:
Resize text: S M L
This page last modified: 10/31/11
Contact Us | Privacy and Policies | Accessibility | Questions? | FOIA | Información en Español | Site Map
NCCAM, National Institutes of Health, 9000 Rockville Pike, Bethesda, Maryland 20892 USA, E-mail: info@nccam.nih.gov
HON CODE
This site complies with the HONcode standard for trustworthy health information: verify here. (Health on the Net Foundation)
USA.gov

안전성 및 유효성이 검증된 CAM(Complementary and Alternative Medicine) 치료법에 대한 일반 및 보건의료 전문가들의 이해를 증진시키기 위하여 검증된 CAM 치료법을 통합 지원하고, 논문 데이터베이스, 의학교육 프로그램 등을 제공한다.

NCCAM은 아직 정통의학으로 인정되지 않은 치료법에 대한 연구를 수행하고, 관련 정보를 대중에게 확산하는 역할을 하고 있다. 해당 웹사이트에서 치료 효과가 입증된 일부 보완 대체요법의 정보도 제공한다.

4.1.4 영국

■ 국가 보건 의료 서비스(NHS Direct: National Health Service Direct)

▸ www.nhsdirect.nhs.uk

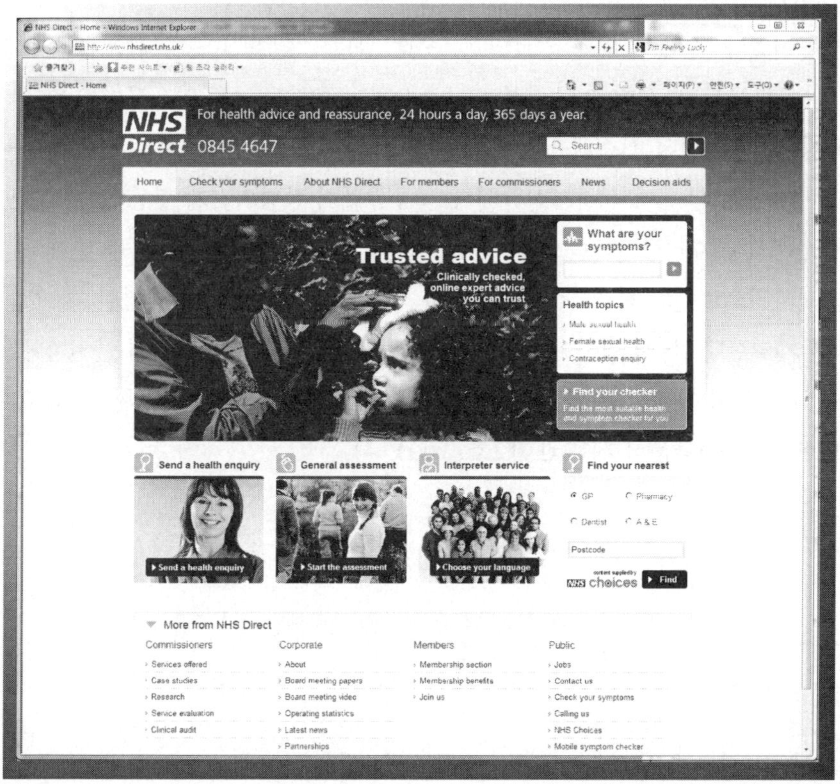

NHS Direct에 의해 공급되는 서비스는 크게 다섯 가지로 분류된다. 일반 가정의 서비스, 약제 서비스, 치과 및 안과 서비스, 병원 및 전문의 서비스, 기타 서비스가 그것이다. 영국은 보건 의료정보화를 추진하고 있으며 이를 통해 국민과 환자들이 전자 진료기록 및 건강정보를 제공받고, NHS Direct에 종사하는 의사 및 관리자들이 정보를 획득하여 활용하게 하는 것이 목표다. 첫 번째 단계(1999. 10~2000. 3)에는 모든 GP(General Practitioner)를 NHS Direct에 연결했다. 지역 단위로 정보기술 전문가의 추가 고용을 지원하고, 일차 진료 집단에 정보 서비스 개발도 촉구하

였다. NHS Direct에 모든 일반 의사들을 연결하였으며, 모든 국민들에게 온라인 NHS Direct 서비스를 제공하기 시작하였다. 중기(2000. 4~2002. 3)의 주요 목표는 임상 시스템 확대 적용, 모든 병원과 일반의 사무실 상호 연결을 통한 검사결과의 송수신, 비디오 이미지 통신, 약국에 처방정보 전자적 전달, 모든 국민의 전자건강기록 생성 등이었다. 통합된 일차 진료와 지역 내 환자의 전자기록 문제를 개선하고, 예약, 후송, 방사선 및 실험 요구·결과 서비스에 NHS Direct를 활용하여 일반 의사들의 처방 및 가격결정 시스템을 네트워크로 연결하였다. 장기(2002. 4~2005. 3) 목표는 여러 진료 부문에서 전자건강기록을 공유하여 광범위하게 활용하는 것이었다. 개인 기반의 전자건강기록을 일차 진료에 전면 적용하고, 일반 의사들 간에 환자기록을 전자적으로 전달하며, 웹사이트에서 질병이나 치료·건강에 관한 최신정보와 뉴스를 제공한다. 특히 웹사이트 정보는 의료전문가에게 재검토되어 안전하게 활용할 수 있는 것이 특징이다. 또한 응급 진료 시 항상 환자기록에 접근할 수 있도록 하였다(전자통신동향분석 제19권 제2호, 2004. 4).

4.1.5 호주

■ HealthInsite

▸ www.healthinsite.gov.au

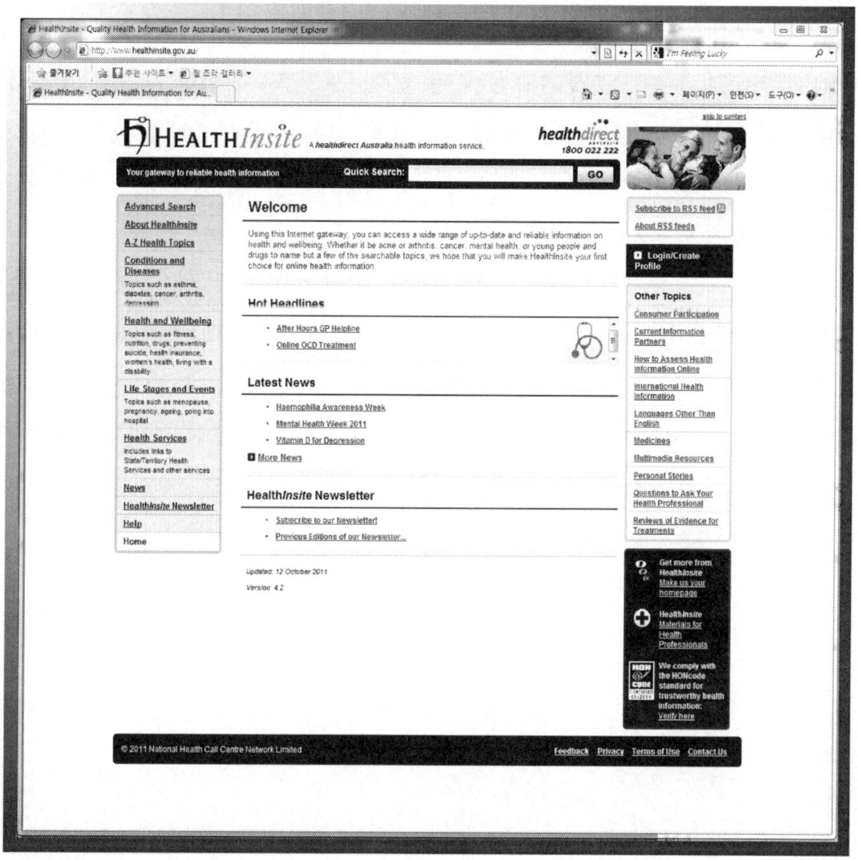

호주 정부가 2001년부터 'HealthInsite'라는 건강정보 포털 사이트를 구축함으로써, 일반 국민 또는 보건 의료전문가 및 서비스 제공자는 HealthInsite를 통하여 양질의 건강정보를 이용할 수 있게 되었다. HealthInsite는 호주에서 양질의 건강정보를 획득할 수 있는 단일창구(single entry point)로서, 국민을 위한 국가의 건강정보 포털 사이드 역할을 하고 있다. 건강정보는 정부기관, 비정부기관을 포함한 주요

보건기관, 교육 및 연구기관 등, 협력 관계를 맺은 선도적인 건강정보 제공자들로부터 제공된다. 즉, HealthInsite는 자체적으로 건강정보를 생성하거나 준비하지 않고 협력 관계를 맺은 기관(2012년 5월 기준 83개)에서 운영하는 웹사이트의 건강정보를 연결하는 게이트웨이(gateway) 역할을 하고 있는 것이다. HealthInsite는 편집 위원회(HealthInsite Editorial Board) 및 편집 실무팀(HealthInsite Editorial Team)에 의하여 책임·운영되고 있으며, 이는 보건 및 고령화부(Department of Health and Ageing)의 단위조직으로 포함되어 있다. 건강정보의 연결 및 안내 서비스뿐만 아니라 양질의 건강정보 제공, 인증, 기술적인 문제, 접근성 등에 대한 표준문서를 작성하여 협력기관들에게 권장하는 역할도 한다.

건강정보의 평가는 협력기관의 자체 평가, 편집 실무팀의 평가, 편집 위원회 심의, 건강정보 제공 협력기관에 통보, 정보제공 협약체결 및 HealthInsite DB에 레코드 생성 등의 과정으로 이루어지고 있다. 평가 기준은 정보의 질, 권위성, 공시성, 현재성, 기술적인 문제, 문서의 형식, 미적인 면 및 디자인, 혁신성 등에 대하여 필수항목 및 요망항목으로 구분하며, 이에 따라 평가가 이루어진다.

4.1.6 일본

■ 후생노동성(MHW: Ministry of Health, Labour and Welfare)

▶ www.mhlw.go.jp

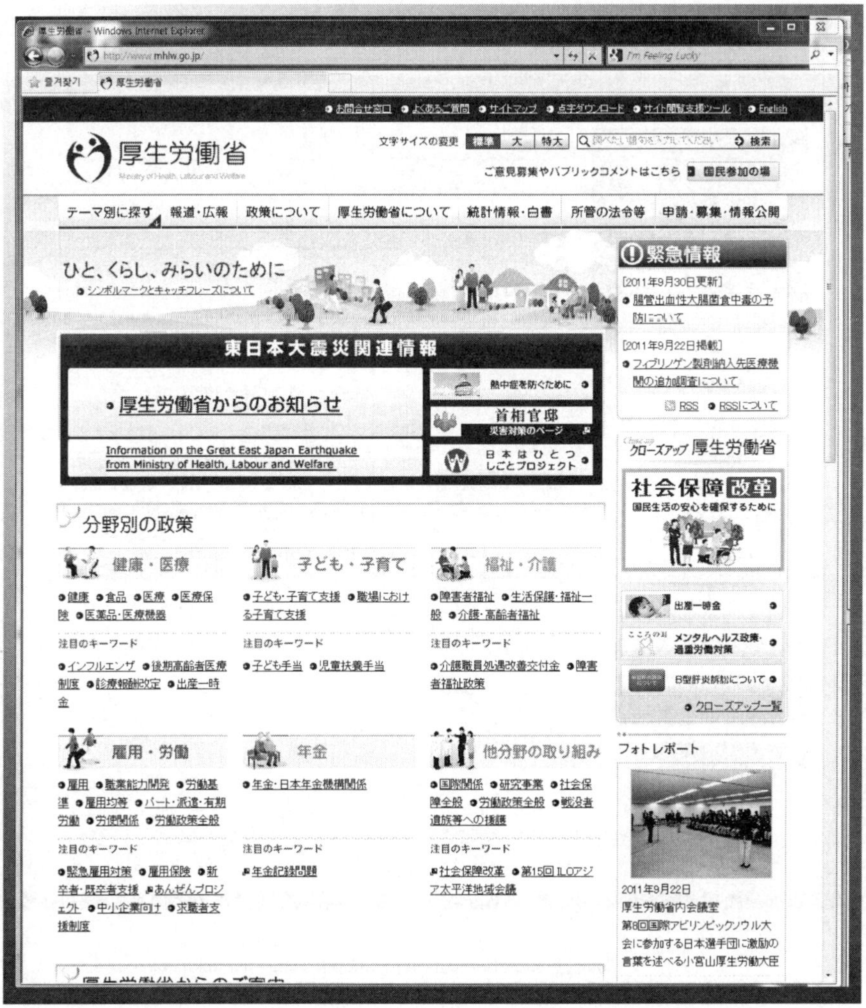

분야별 의료정책과 통계정보, 백서, 법령 등 자료정보를 제공한다.

■ 의료정보 시스템 개발 센터(MEDIS-DC: Medical Information System Development Center)

▸ www.medis.or.jp

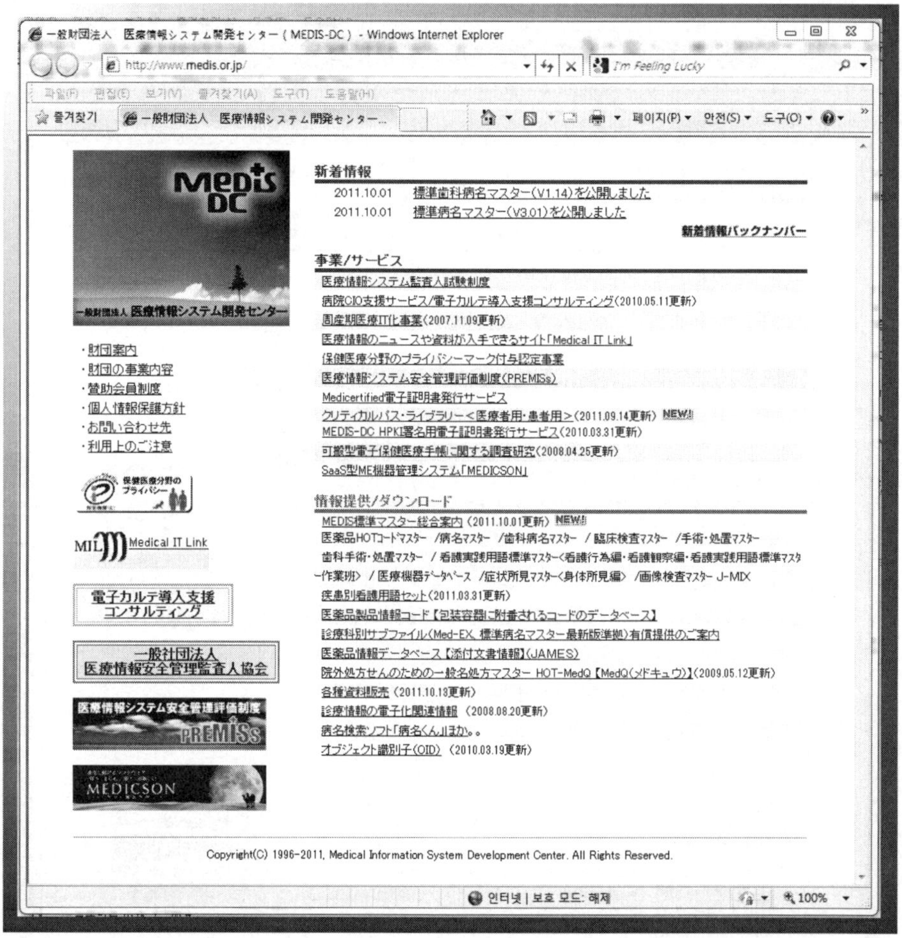

보건 의료복지 분야의 정보 관련 조사, 연구, 개발 및 보급 사업을 주로 한다.

각종 병명과 코드, 정보 교환을 위한 데이터 항목의 표준안 작성과 의료정보 관련 기술을 개발하고 보급한다.

■ 일본 키타사토대학교 동양의학총합연구소(Kitasato University Oriental Medicine Research Center)

▸ www.kitasato-u.ac.jp/toui-ken

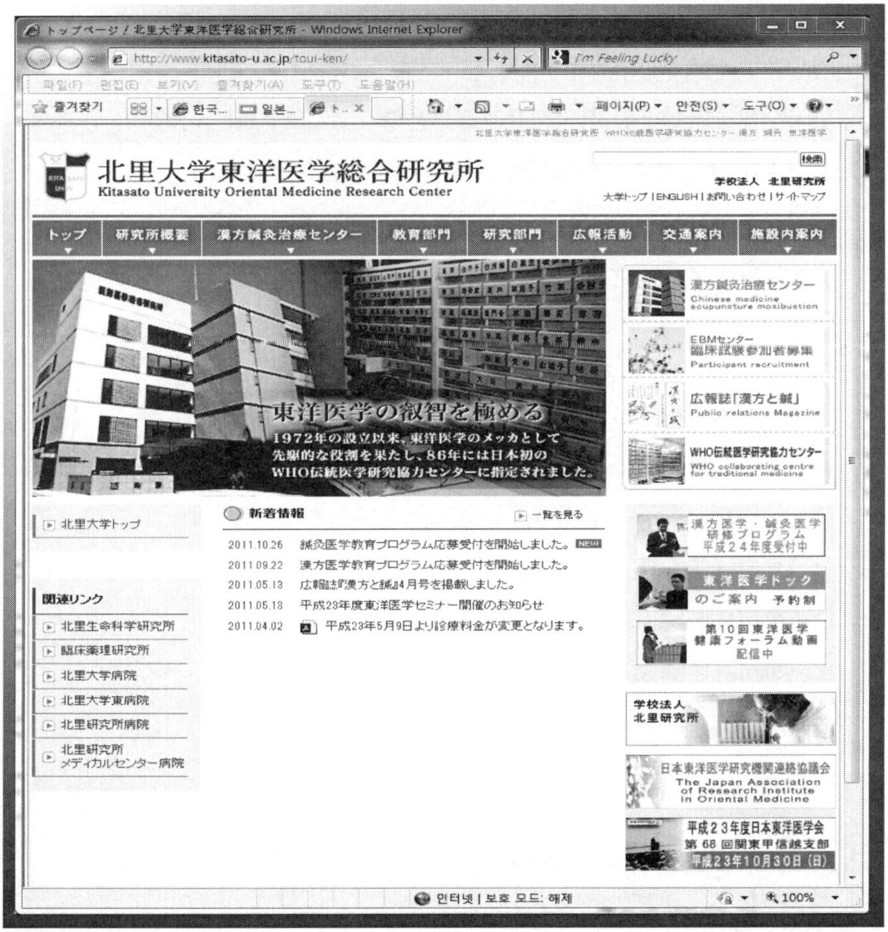

한약 임상 연구수행 및 관찰 연구를 통해 다양한 질병에서의 한약 효능을 평가하고, 동양의사학 연구수행 및 임상 시험 기획 · 수행을 통한 동양의학 EBM(Evidence Based Medicine, 근거 중심 의학)을 구축하고 있다.

4.2 국내 한의학 분야 주요 정보 서비스

4.2.1 국내 주요 한의학 지식정보 제공 웹사이트

-한국한의학연구원 고전명저총서 jisik.kiom.re.kr

-전통 동양약물 데이터베이스 트레디메드 www.tradimed.co.kr

-한국생명공학연구원 한국식물추출물은행 extract.pdrc.re.kr

-포항공대 생물학연구정보센터 bric.postech.ac.kr

-한국자생식물보존회 www.jasaeng.or.kr

-전통의학정보포털 오아시스 oasis.kiom.re.kr

-특허청 한국전통지식포탈 www.koreantk.com

-한약재 이력추적관리시스템 www.htrace.or.kr

-KFDA 생약종합정보시스템 herbmed.kfda.go.kr

-한의학 및 한국고유의 한약재-문화콘텐츠닷컴 herb.culturecontent.com

-한국한의학연구원 www.kiom.re.kr

-보건복지부 www.mw.go.kr

-대한한의학회 www.koms.or.kr

-대한한의사협회 www.akom.org

-한국의 지식콘텐츠 KRpia www.krpia.co.kr

4.2.2 국내 한의과대학 홈페이지

사이트명	URL	연결 방식
가천대학교	www.gachon.ac.kr	단순 링크 인터페이스
경희대학교	omc.khu.ac.kr	단순 링크 인터페이스
대구한의대학교	www.dhu.ac.kr	단순 링크 인터페이스
대전대학교	home.dju.ac.kr/medicine	단순 링크 인터페이스
동국대학교	site.dongguk.ac.kr/wiz/user/orient	단순 링크 인터페이스
동신대학교	hak.dsu.ac.kr/dshani	단순 링크 인터페이스

사이트명	URL	연결 방식
동의대학교	omc.deu.ac.kr	단순 링크 인터페이스
상지대학교	www.sangji.ac.kr/user/medicine	단순 링크 인터페이스
세명대학교	www.smhani.net	단순 링크 인터페이스
우석대학교	www.woosuk.ac.kr	단순 링크 인터페이스
원광대학교	come.wonkwang.ac.kr	단순 링크 인터페이스
부산대학교 한의학전문대학원	kmed.pusan.ac.kr	단순 링크 인터페이스

4.2.3 주요 DB 및 정보 검색 시스템 소개

■ 한의고전명저총서

–사이트 개요(jisik.kiom.re.kr)

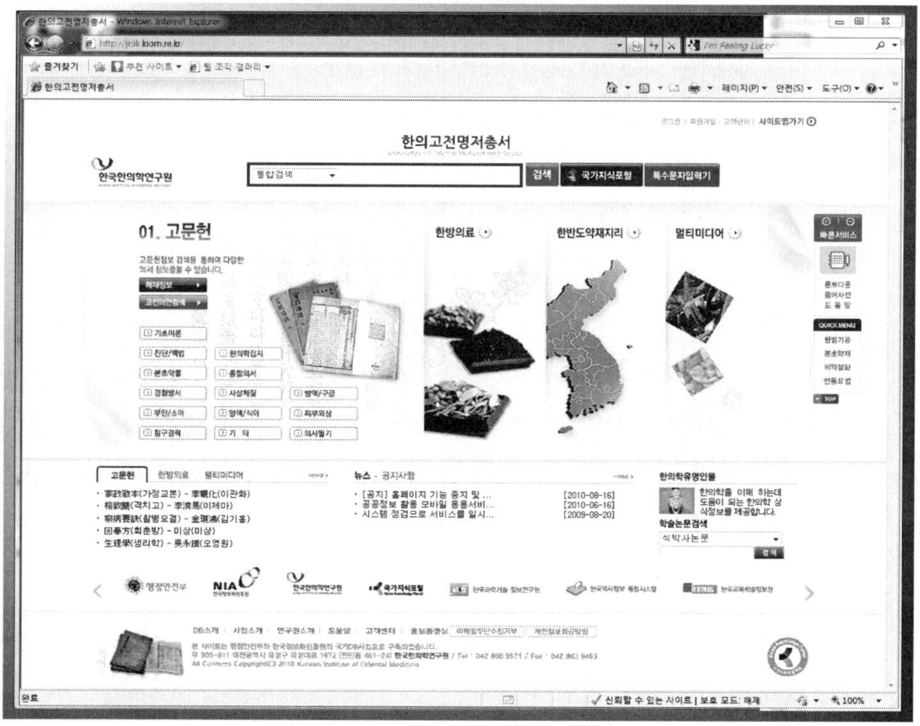

• 한국한의학연구원에서 대표적인 고전의서의 해제와 의안정보, 정책제도, 관계법령, 한의학 건강상식을 비롯한 다양한 정보를 제공. 각 지역의 특산 약재와 과거부터 이어진 생산정보를 고전적 지도와 현대적 지도의 매핑을 통해 제공하고 있으며, 이미지와 영상을 통해 각종 한의학 자료를 제공한다.

–사이트 구조

- 고문헌/ 한방의료/ 한반도 약재 지리/ 멀티미디어

–주요 서비스

- 분류 검색, 서명순 검색, 조건 검색, 고전의안 검색 기능 지원
- 한의정책제도, 건강정보, 전문 의료정보, 연구정보, 본초약재정보, 전통요법정보
- 약재 지리정보(산지정보, 모양새, 약재의 채취와 가공, 약재의 성질, 효능, 옛지역정보), 약재시장정보, 행사정보 제공
- 본초도감, 한의학 역사자료, 고본초도록, 침구경락경혈도보, 한의학 진단도해, 한의학 치료기술자료, 한방진단 치료기기, 포제기술, 본초약재, 건강정보, 전통의약 설화, 한방 기공체조 등 제공

■ (주)트레디메드 - TradiMed

–사이트 개요(www.tradimed.co.kr)

- 서울대학교 천연물과학연구소에서 한국・중국의 대표적인 고전의서를 바탕으로 전통의학과 현대과학을 접목하여 개발한 데이터베이스. 약학・병리학・내과학・생화학・식물학을 두루 다루며, 데이터베이스를 전산화했다. 각 분야 전문가들의 지식과 그 지식 자본을 상호 유기적으로 연결함으로써 전통 동양약물과 치료에 관한 독창적이고 종합적인 정보를 제공한다.

–사이트 구조

- 천연물 성분정보/ 생약정보/ 동서양질환 분류(병증명-東, 질환명-西)/ 처방 고전의약서/ 수치/ 인체도감

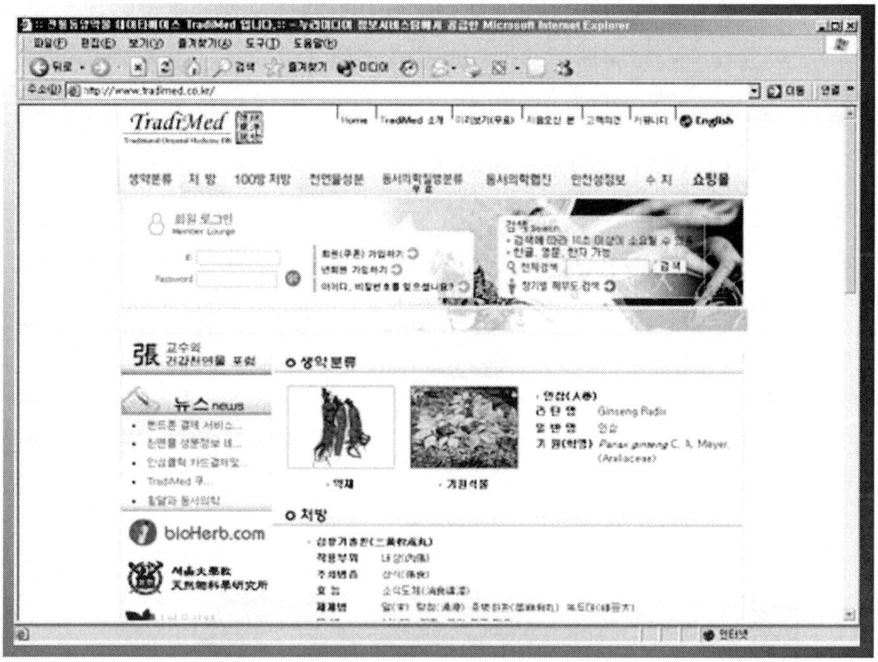

–주요 서비스

- 국문 · 영문 서비스 모두 제공
- 동서양 병증 비교와 같이 각 분야의 전문지식을 유기적으로 연결
- TCM(Traditional Chinese Medicine) 프로그램 사용 가능

■ 한국식물추출물은행 - 한국생명공학연구원

–사이트 개요(extract.pdrc.re.kr)

- 식물분류학 분야의 전문가에 의해 분류학적 확인을 거친 식물재료로부터 제조된 정확한 추출물 시료를 국내의 자생식물자원을 연구대상으로 삼고 있는 다양한 분야의 국내 산 · 학 · 연 연구자들에게 공급한다. 4계절이 뚜렷한 우리나라의 환경을 감안하여 연구시료가 필요할 때 언제라도 분양을 받을 수 있도록 하는 것이다. 이를 통해 연구자들로 하여금 식물이 갖는 계절성을 극복할 수 있게 함으로써, 연구 초기단계에서부터 연구의 효율성

및 정통성을 제고함과 동시에 개별 연구자들의 무분별하고 중복된 식물시료 채취를 미연에 방지함으로써 한정된 국내 자생식물자원을 보호한다.

–사이트 구조

- 자생식물 목록/ 생약식물 목록/ 해외식물 목록

–주요 서비스

- 자생식물 3,825시료, 생약시료 800시료, 해외식물 1만 2,100시료 분양
- 해외 식물추출물은 별도로 해외생물소재허브센터(www.ibmrc0.re.kr)에서 신청 가능

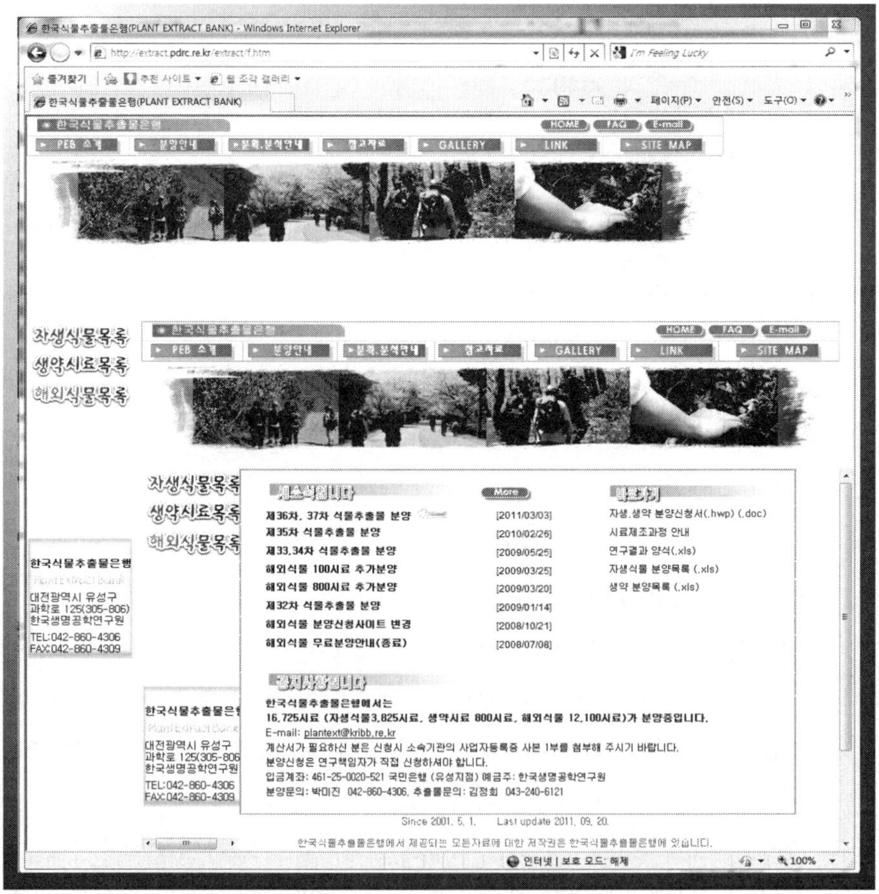
한국식물추출물은행(PLANT EXTRACT BANK) - Windows Internet Explorer
http://extract.pdrc.re.kr/extract/f.htm
HOME
FAQ
E-mail
PEB 소개
분양안내
GALLERY
LINK
SITE MAP
자생식물목록
생약시료목록
해외식물목록
제36차, 37차 식물추출물 분양 [2011/03/03]
제35차 식물추출물 분양 [2010/02/26]
제33,34차 식물추출물 분양 [2009/05/25]
해외식물 100시료 추가분양 [2009/03/25]
해외식물 800시료 추가분양 [2009/03/20]
제32차 식물추출물 분양 [2009/01/14]
해외식물 분양신청사이트 변경 [2008/10/21]
해외식물 무료분양안내(종료) [2008/07/08]
자생,생약 분양신청서(.hwp) (.doc)
시료제조과정 안내
연구결과 양식(.xls)
자생식물 분양목록 (.xls)
생약 분양목록 (.xls)
한국식물추출물은행에서는
16,725시료 (자생식물3,825시료, 생약시료 800시료, 해외식물 12,100시료)가 분양중입니다.
E-mail: plantext@kribb.re.kr
한국식물추출물은행
대전광역시 유성구
과학로 125(305-806)
한국생명공학연구원
TEL:042-860-4306
FAX:042-860-4309
Since 2001. 5. 1. Last update 2011. 09. 20.

■ 생물학연구정보센터－포항공대

－사이트 개요(bric.postech.ac.kr)

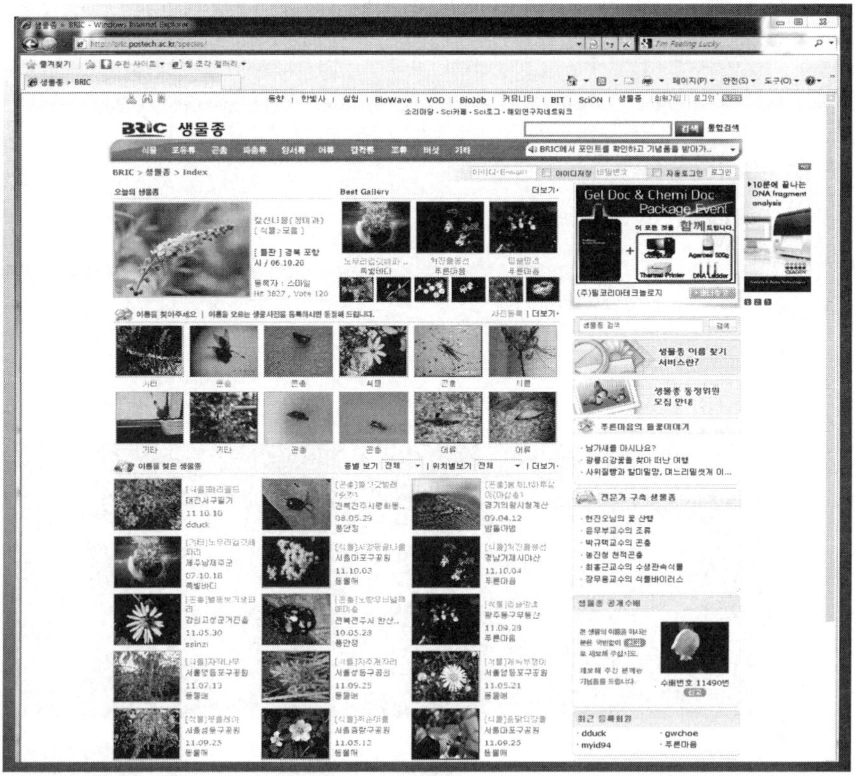

• 국가지정 생물학 연구정보 센터에서 운영하는 BRIC(Biological Research Information Center) 사이트. 생물종 메뉴에서 식물, 포유류, 곤충, 파충류, 양서류, 어류, 갑각류, 조류, 버섯, 기타 생물종으로 구분하고, 이에 따라 전문가가 구축한 생물종 DB를 제공. 이외 생물종에 대해서도 사진과 설명, 등록자와 촬영장소 의 정보를 제공

－사이트 구조

• 이름을 찾아주세요/ 이름을 찾은 생물종/ Best Gallery/ 생물종 자유게시판/ 생물종 뉴스

–주요 서비스

- 국내 자생종에 대한 정보, 자생지 및 이미지 정보 제공
- 필드별 검색, 가나다순 검색 모두 지원
- 분류별 목록 가능

■ 한국자생식물보존회

–사이트 개요(www.jasaeng.or.kr)

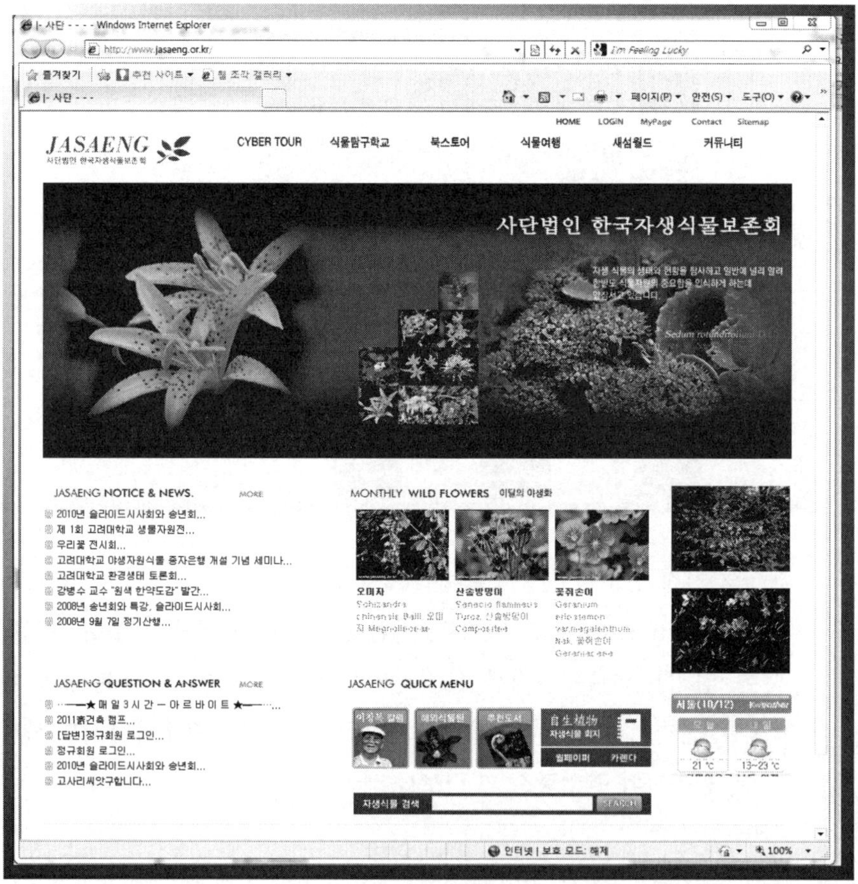

- 사단법인 한국자생식물보존회가 제공하는 한국 자생식물 데이터베이스로

자생식물의 생태와 현황을 탐사하고 한반도 자생식물자원의 중요성을 일반인에게 전달

–사이트 구조

- 사이버투어/ 식물탐구학교/ 북스토어/ 식물여행 등

–주요 서비스

- 자생식물 및 야생화 DB
- 용어 도해 제공
- 식물명 외에 과명, 학명, 분포지역, 형태와 생육 특징 등 식물학적으로 상세하게 구성된 설명과 이미지 제공
- 국내외 식물원 자료 제공

■ 전통의학정보포털 오아시스

–사이트 개요(oasis.kiom.re.kr)

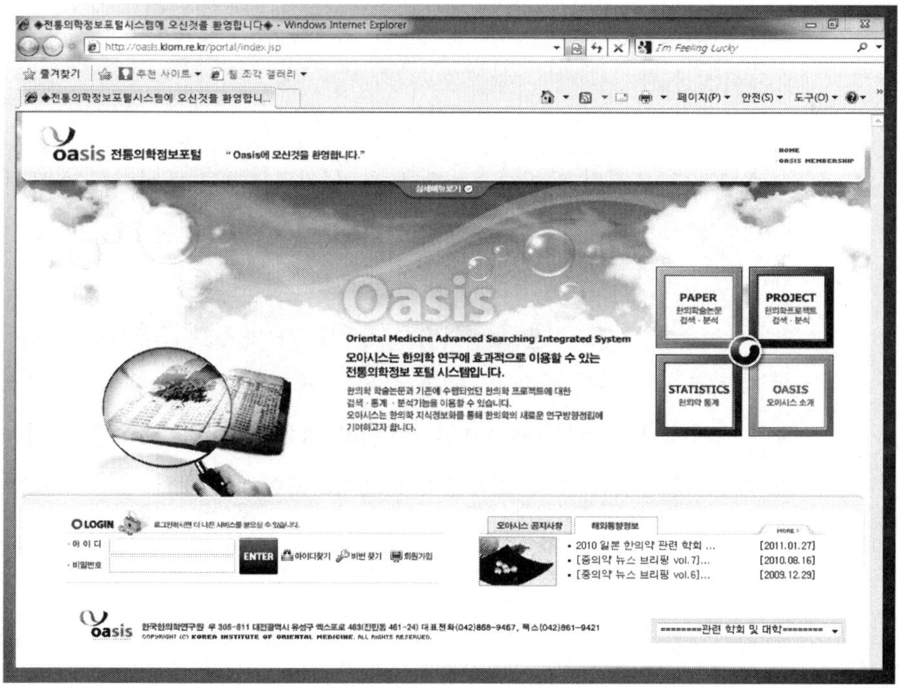
Oasis
Oriental Medicine Advanced Searching Integrated System
오아시스는 한의학 연구에 효과적으로 이용할 수 있는
전통의학정보 포털 시스템입니다.
PAPER
PROJECT
STATISTICS
OASIS

• 국내 유일의 전통 의학정보 포털사이트 오아시스(OASIS)는 Oriental Medicine Advanced Searching Integrated System(한의학 관련 고급 통합 검색 시스템)의 약어. 오아시스에서는 한의 학술논문, 한의 연구보고서, 한의약 통계 데이터베이스를 아래 표와 같이 구축하고 정보 검색 및 원문보기 기능을 제공함. 구축된 논문 데이터베이스 활용도를 높이고 논문의 질적 평가를 위한 객관적인 지표를 개발하기 위해 논문의 참고문헌 데이터베이스도 순차적으로 구축하는 중

구 분	대 상	서비스 건수	서비스 연도
한의학술논문	48종의 한의학술저널	21,542	1963~2010
참고문헌	48종의 한의학술저널 수록 논문	204,908	2006~2010
한의 연구보고서	39개 공공기관 발주 연구과제	2,409	1979~2009
한의약 통계	43개 분류의 한의약 통계	124	1966~2008

–사이트 구조

• 한의학술논문 검색 및 분석 / 한의학 프로젝트 검색 및 분석/ 한의학 통계/ 오아시스 소개

–주요 서비스

• 오아시스에 구축된 한의학술논문과 한의 연구보고서 데이터를 활용하여 다양한 분석 결과를 생성하는 보고서 맵 분석 시스템과 논문 맵 분석 시스템(분석 차트, 위상 맵, 등고선 맵 기능으로 구성)을 제공

• 한의학술논문 및 보고서 검색 서비스는 '기본/상세 검색', '주제별 검색', '통계 자료'로 구성되어 있으며, '기본/상세 검색'은 오아시스 데이터베이스는 물론 세계 최대의 의학 데이터베이스인 MEDLINE을 검색할 수 있는 기능까지 제공. '통계 자료'는 한의학술논문 데이터베이스에 대한 다양한 통계 자료를 제공

■ 한국전통지식포탈—특허청

—사이트 개요(www.koreantk.com)

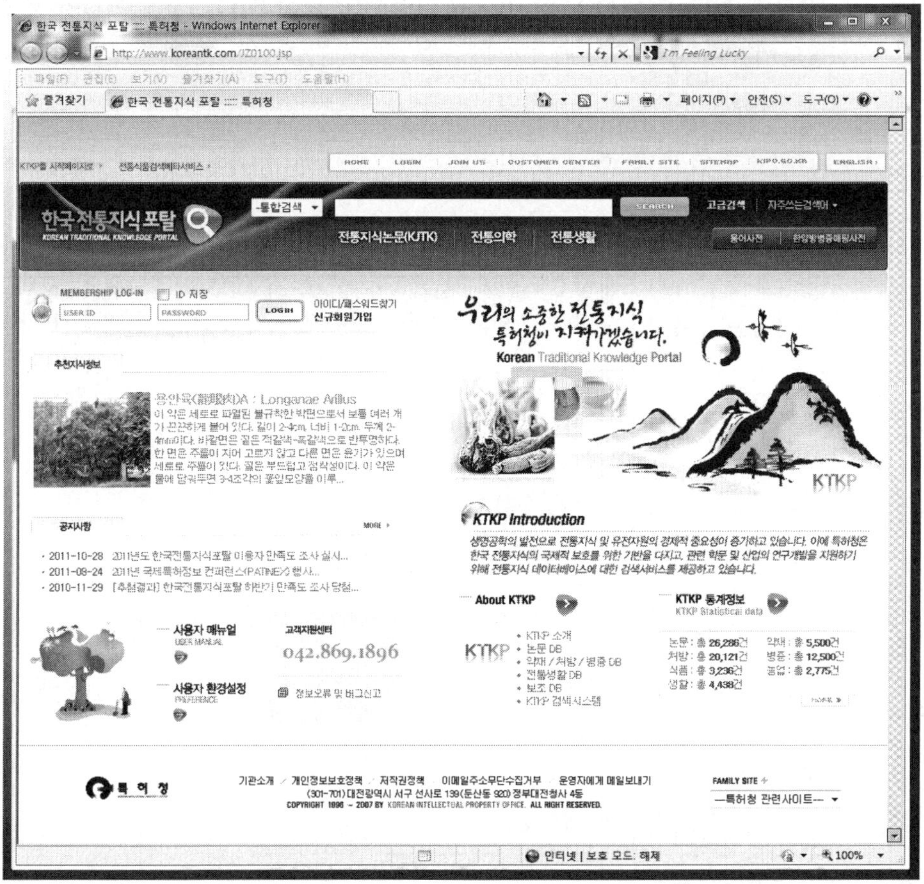

• 전통지식을 보호하자는 국제적 인식에 발맞추어, 특허청은 2004년도에 전통지식 DB 구축을 위한 정보화 전략 계획을 수립. 2005년부터 2007년까지 3년 동안 한의학 분야에 대한 전통지식을 중심으로 전통지식 DB를 구축하였으며, 2007년 12월에 전통지식 DB에 대한 검색 서비스를 제공하게 됨. 특허청이 제공하는 전통지식 DB는 한의학 분야 고전문헌뿐만 아니라, 전통지식과 관련된 한국논문과 한국특허문헌까지 포함하는 것으로, 과거

부터 현대까지 이르는 전통지식을 집대성한 것

–사이트 구조

- KTKP 소개/ 논문 DB/ 약재 DB/ 처방 DB/ 병증 DB/ 전통생활 DB/ 보조 DB/ KTKP 검색 시스템

–주요 서비스

- DB 구축 현황 (2009년 말 기준)

<table>
<tr><th colspan="2">구 분</th><th>내 용</th><th>자료량
(건)</th><th>자료 형태</th></tr>
<tr><td rowspan="4">주
요
D
B</td><td>논문 DB</td><td>한의학, 약학, 식품, 생물 등 전통지식 관련 학술지에 수록된 논문에 대한 서지정보 및 논문 초록, 원문 PDF</td><td>27,010</td><td>한글·영문
(원문의 경우 17%가 영문)</td></tr>
<tr><td>약재 DB</td><td>한의학·중의학 고전문헌에 수록된 약재정보</td><td>5,500</td><td rowspan="8">한글·영문</td></tr>
<tr><td>처방 DB</td><td>한의학·중의학 고전문헌에 수록된 처방정보</td><td>20,121</td></tr>
<tr><td>병증 DB</td><td>한의학·중의학 고전문헌에 수록된 병증 정보 및 관련 양방 병증 정보</td><td>12,500</td></tr>
<tr><td rowspan="5">보
조
D
B</td><td>특허분석 DB</td><td>구축한 주요 DB(논문, 약재, 처방, 병증)에서 추출한 키워드 및 국제 특허 분류정보</td><td>65,131</td></tr>
<tr><td>약재 화합물 DB</td><td>약재로부터 추출되는 성분화합물 정보</td><td>29,944</td></tr>
<tr><td>논문 화합물 색인 DB</td><td>논문에 나타나는 화합물정보에 대한 색인정보</td><td>86,842</td></tr>
<tr><td>용어사전</td><td>약재·병증·처방 DB에 나오는 전문용어에 대한 사전</td><td>54,271</td></tr>
<tr><td>한양방병증 매핑사전</td><td>한방 병명과 양방 병명의 매핑 사전</td><td>2,630</td></tr>
<tr><td colspan="3">합 계</td><td>303,949</td><td></td></tr>
</table>

• DB 구성

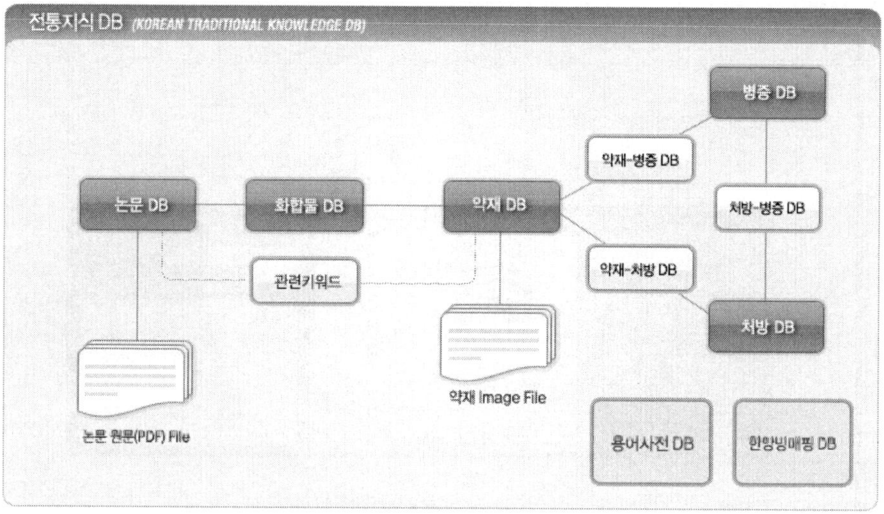

■ 한약재 이력추적관리시스템

–사이트 개요(www.htrace.or.kr)

• 한약재의 유통 질서를 확립하고 안정성을 확보하기 위한 목적으로 대한한의사협회가 운영하는 시스템으로, 이력 추적 번호를 입력하면 구입한 한약재와 관련된 정보들이 제공되기 때문에 안심하고 한약재 사용이 가능

–사이트 구조

• 이력 추적 번호 입력/검색, 관련 법령정보, 이력 추적 라벨 발급신청 업무 등

–주요 서비스

• 이력 추적 라벨이 부착된 제품을 구입한 한방 의료기관 및 소비자가 이력 추적 라벨(이력 추적 번호 입력)을 통해 제품의 원산지 등 제조 유통 이력 정보의 확인이 가능. 2011년 현재 26개의 한약재 제조 업소가 가입되어 있으며, 대상 품목은 녹용과 사향

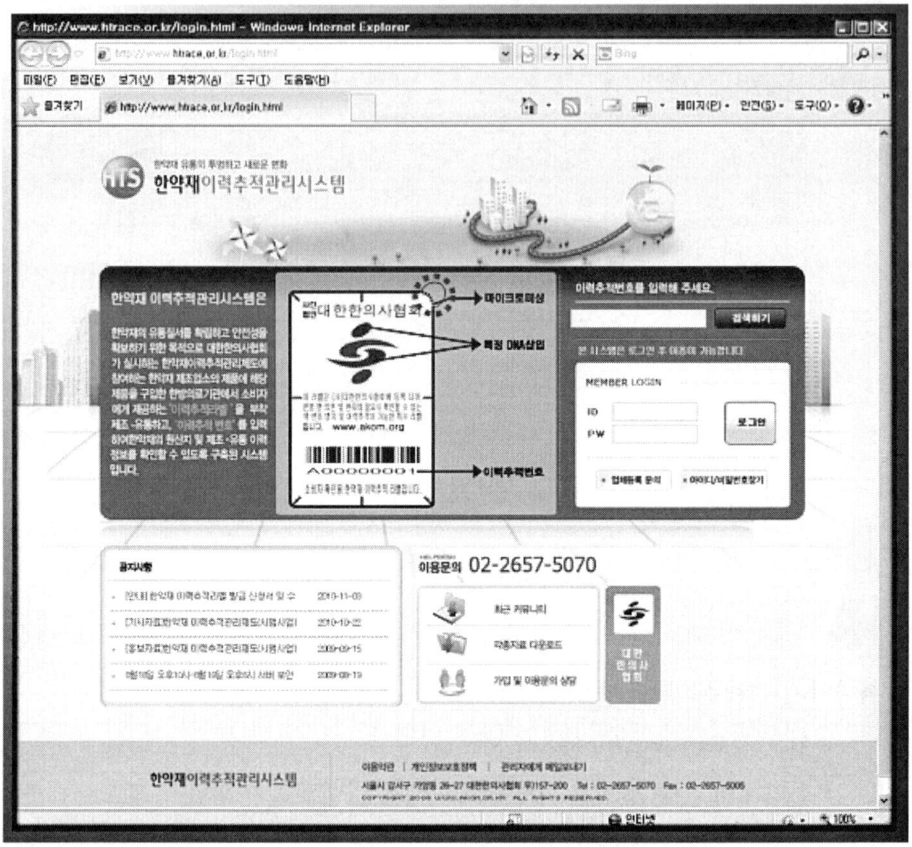

■ 생약종합정보시스템

–사이트 개요(www.kfda.go.kr)

- 식품의약품안전평가원에서 제공하는 생약정보 검색 사이트. 생약(한약)들에 대한 거의 모든 정보를 제공하며, 식물사진, 약재사진, 현미경사진과 생약규격집의 내용도 제공

–사이트 구조

- 생약정보/ 생약품질 평가정보/ 생약 길라잡이/ 생약자원

–주요 서비스

- 대조생약, 지표성분 DB 분양 및 생약정보(일반정보 외 표준 제조공정 지침

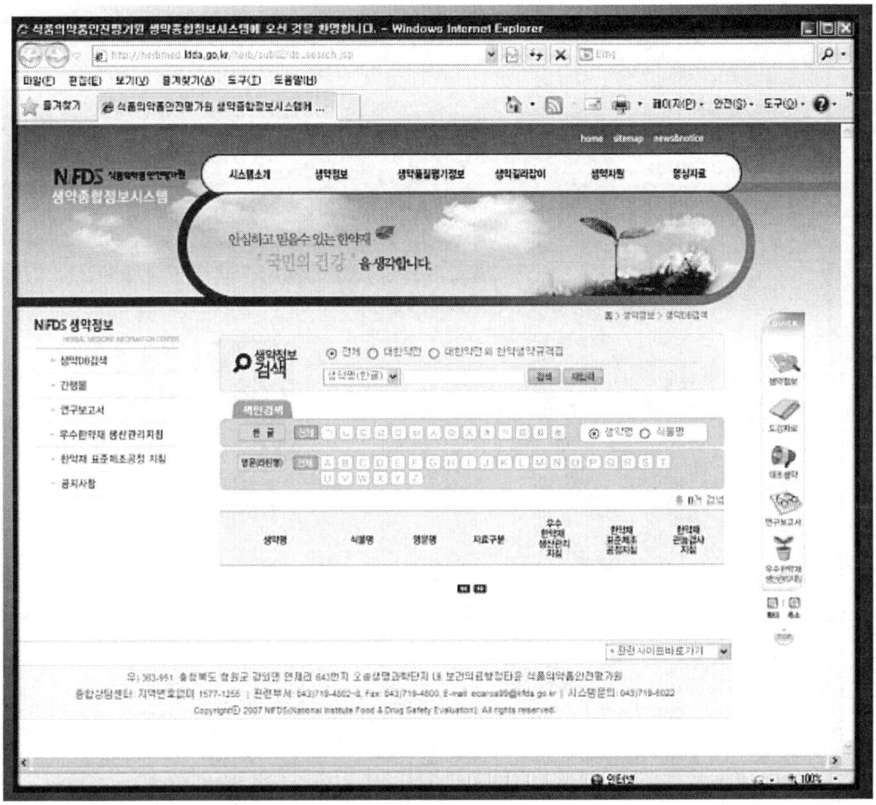

과 한약재 관능검사 지침)를 제공. 연구보고서, 도감 자료와 함께 한약재 감별도감과 감별법도 제공

■ 한의학 및 한국고유의 한약재—문화콘텐츠닷컴

—사이트 개요(herb.culturecontent.com)

- 대구한의대학교와 한국콘텐츠진흥원 등이 함께 만든 한약재 정보 사이트로, 대표적으로 약재 감별법과 체질별 약재, 그리고 증상별(불면증, 다한증, 어지럼증, 더위 먹음, 수험생의 건망증, 잠이 많음) 민간 처방정보를 제공

—사이트 구조

- 한국의 한의학/ 한약재 전시관/ 디지털 자료관/ 디지털 활용관

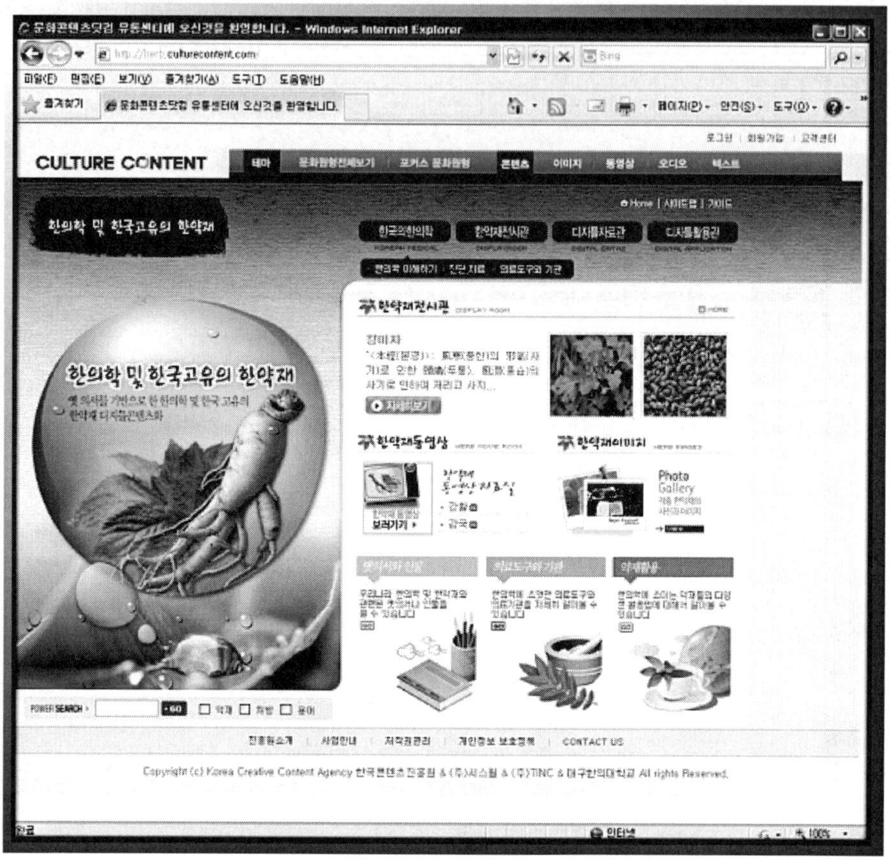

–주요 서비스

- 옛 의서와 인물정보, 의료도구와 기관, 약재 활용에 대한 정보를 제공하며, 한약재와 관련된 동영상(유료)과 포토갤러리도 제공

5. 의사결정 지원 시스템

환자 진료 시 의사는 진단과 치료에 관해 많은 의사결정을 해야 한다. 이 때 컴퓨터가 직접적 혹은 간접적으로 의사의 의사결정을 지원할 수 있는데, 이러한 시스템을 임상 의사결정 지원 시스템(CDSS: Clinical Decision Supporting System)이라고 한다. 병원의 처방전달 시스템(OCS)이 처방전달이라는 업무를 주로 다루는 업무처리 시스템(TPS: Transaction Processing System)인 데 비해 CDSS는 환자진료에 필요한 의사결정 과정을 지원하는 것을 주목적으로 하는 시스템이다. 이를 위해 CDSS는 주어진 환자의 특정 문제에 대한 의학 지식을 적용해 최상의 해결방안을 도출하고 이를 사용자에게 편리한 형태로 제공한다. 특히 주로 인공지능 기술을 이용해 문제의 해를 제공함으로써 의사결정을 보다 직접적으로 지원할 수 있다. 즉, CDSS의 도움으로 오진이나 잘못된 치료행위에 대한 보완이 이루어질 수 있는 것이다. 자연히 사용의 편의성을 기대하기에 앞서 철저한 검증과 피드백을 통해 시스템의 무결성을 이루어내야 하는 어려움이 존재한다. 많은 시스템이 CDSS를 표방하고 있지만 아직까지 실제 구현 여부와 사용 여부 등이 미지수인 것도 이러한 이유 때문일 것이다. 그러나 의료분야에서 EHR이 확산되면서 임상 자료가 대폭 증가함에 따라 CDSS에 대한 요구는 점점 커지고 있다. EHR과 CDSS의 수용과 확산은 환자의 안전, 서비스의 질 관리, 필요한 의료비 절약 등 국가적 · 공익적으로 기여하는 바가 클 것으로 예상된다. 따라서 CDSS 표준화를 비롯한 추론 도구 등의 개발이 지속적으로 이루어져야 할 것이다. 한편, 오랜 전통과 역사를 지닌 한의학의 임상 의사결정 지원 시스템을 개발하기 위해서는 우선적으로 의학 분야의 연구동향을 면밀히 살펴야 한다. 이에 추가하여 산재된 고문헌 및 교과서, 학술 저널 등으로부터 추출된 지식정보와 임상 자료를 널리 공유할 수 있는 한의학 지식 베이스 구축이 절실하다. 한의학 지식 베이스의 구축은 제대로 된 한의학적 임상 의사결정 지원 시스템을 구축하기 위한 필요조건이지만 아직까지 기반 인프라 연구가 진행 중이다. 현재는 한의학 분야 CDSS의 초기 모델로 한의 차트 응용 시스템을 사용하고 있다.

먼저 CDSS의 일반적인 현황과 국내의 적용 사례, 그리고 향후 개발 방향에 대해 살펴보고, 한의 차트에 대해 상세히 살펴보도록 하겠다.

5.1 CDSS 개요

초기의 CDSS는 decision tree 또는 truth tables를 사용하였으나 점차 통계적 방법에 기반을 둔 시스템으로 변모하여 전문적이고 세분화된 임상 진료의 영역으로 발전하게 되었다. 이러한 임상영역의 의사결정 지원 시스템 개발은 의학 지식베이스를 기반으로 하기 때문에 의학 지식 베이스의 질은 곧 의사결정 지원 시스템의 질과 직결된다. 의사결정 지원 시스템의 핵심이 되는 지식 베이스의 질은 환자정보 관리 시스템, Bayesian 통계 및 추론 시스템, 인공 신경회로망 시스템, 지식 베이스의 유지・보수와 연관되기 때문에 실제로 적용 가능한 진단 시스템을 개발하기 위해서는 확고한 이론 체계와 실용성이 있어야 한다. 즉 사용자의 요구에 따른 해결책을 적절한 시간에 제공하는 능력뿐만 아니라, 적합한 의학적 데이터베이스와 지식 베이스를 구축하고 유지・보수하는 능력 또한 보유하여야 한다. 그리고 이론적으로 증상의 중증도, 임상 소견에 대한 불확실성 정도, 질환에 대한 중증도, 질환의 병태생리학적 기전, 질환의 시간적 경과 등 복잡 다양한 조건을 고려할 수 있는 시스템의 개발방법을 정립해야 한다. 그러나 이와 같이 환자 관리를 위한 광범위한 시스템의 구축 및 실용화는 아직 이루어지지 못했으며 세분화된 연구를 수행하며 발전하고 있다.

이러한 임상 의사결정 지원 시스템 연구 유형은 환자를 발견해 낼 수 있는 지식을 이루는 진단 알고리즘 개발, 약품 간 상호 관련성에 대한 분석적 기능을 포함하는 약품 데이터베이스 구축, 약물 주입의 효과를 측정하기 위한 약물 역학적 모형인 병리생리학 분야의 수학적 모형 연구, 질환의 형태에 따른 패턴 인식 시스템 연구, 통계적 결정 알고리즘에 의한 Bayesian 통계 시스템 개발, 외과적 수술 시 발생할 수 있는 위험도를 산출하는 연구 등으로 세분화할 수 있다. 이와 같은 영역의 연구는 의학 분야의 지식 베이스를 기반으로 하기 때문에 지식자료원의 질적 수준을 확보하는 동시에 방대한 지식정보를 처리하고 관리할 수 있는 방법이 필요하다. 의학 분야에서 지식정보를 획득하는 방법은 크게 두 가지로 나눌 수 있다. 첫째, 임상 전문가로 하여금 지식 편집 프로그램을 사용하여 직접적으로 필요한 지식을 도출하여 처리하는 방법과 둘째, 기존 의학문헌 등으로부터 지식을 획득하여 고찰을 통해 재가공하는 방법이다. 그러나 이와 같은 방법으로 실용적인 지식을 도출하고 활용하기 위해서는 임상 전문가의 평가와 지식정보를 처리할 수 있는 지식 공학자의 역할이 필요하다. 또한, 의학 분야의 지식은 최신 의학문헌으로 계속 갱신되기 때문에 지속적인 관리가 필요하며 의료문헌에 대한 구조적인 접근방법도 제시되어야 한다. 의료 지식 베이스는 시스템 내에서 용어 간에 상호 참조되어 유동적이므로 구조가 재배열될 수 있고, 어떠한 질환을 가진 환자에게 나타날 수 있다고 보고된 임상 소견들은 여러 가지 형태로 표현될 수 있기 때문이다. 임상 의사는 그들의 경험을 통해 알고 있는 최신 임상 소견이 지식 베이스에서 제외되거나 또는 부적절하게 표현되어 있는지 규명해 낼 수 있다. 따라서 이러한 의견을 연구자에게 피드백함으로써 지식 베이스를 유지·보수해야 임상 의사결정 지원 시스템의 궁극적 목표대로 환자의 예후를 향상시킬 수 있을 것이다.

5.2 임상 의사결정 지원 시스템(CDSS: Clinical Decision Support System) 현황

CDSS의 고유 의미는 임상 진료와 관련한 진단 지원 시스템과 병원 경영 지원을 위한 EIS(Executive Information System, 관리자정보 시스템), 성과관리까지 포함하나, 적용 영역에서는 약물 부작용 등에만 제한적 · 협의적 의미로 사용하고 있다.

또한 처방전달 시스템(OCS: Order Communication System), 의료영상 저장 전송 시스템(PACS: Picture Archiving and Communicating System)을 기반으로 한 전자의무기록(EMR: Electronic Medical Record) 시스템과 임상 진료지침, 또는 표준 진료지침을 근거로 임상 의사의 의사결정을 지원하기 위한 도구로 인식되는 경향이 있다.

아래는 CDSS에 대한 의료계의 전반적인 수준과 표준화 현황이다.

▒ CDSS 국내외 현황

CDSS	국 내	국 외
표준화 대상 항목	약물 상호 작용 등 제한된 영역에서 활용	다양한 형태의 기술을 제품화
기술개발 현황 및 전망	약물 상호 작용 등 제한된 영역에서 기술 개발 중	다양한 형태의 기술 개발 중
기술개발 수준	시제품 프로토타입	시제품 프로토타입
IPR 보유 현황	원천특허 미비 일부 구현 특허 보유	원천특허 보유
IPR 확보 가능 분야	홈 케어 CDSS	
IPR 확보 가능성	일부 분야 확보 가능	

▌CDSS 국내외 표준화 현황

<table>
<tr><th colspan="2">표준화 현황 및 전망</th><th>CDSS</th></tr>
<tr><td rowspan="4">표준화 기구 · 단체</td><td>국내</td><td>ISO/TC 215 한국위원회
복지부 EHR 핵심공통기술사업단</td></tr>
<tr><td>국외</td><td>HL, CEN/TC 251, ISO/TC 215, IHE</td></tr>
<tr><td>국내 참여업체 및 기관</td><td>ETRI, 고려대, 경북대 등</td></tr>
<tr><td>국내 기여도</td><td>높음</td></tr>
<tr><td rowspan="2">표준화 수준</td><td>국내</td><td>표준안 항목 승인</td></tr>
<tr><td>국외</td><td>표준안 개발 및 검토</td></tr>
<tr><td colspan="2">국내 표준화의 인프라 수준
(시장요구 정도 및 참여도)</td><td>일부 연구소 또는 학계 주도로 산업체의 참여가 확대되고 있으나 아직 전반적 참여 수준 미흡</td></tr>
<tr><td colspan="2">표준화 현황 및 전망</td><td>u-Healthcare 활성화를 위해 CDSS가 필수적이며, 호환성 유지를 위해 표준화가 반드시 필요</td></tr>
</table>

(출처: 한국정보통신기술협회 ICT 표준화 로드맵 2009)

5.3 한 · 양방에서의 CDSS의 이용 및 적용 현황

5.3.1 소형병원(의원급) 현황

보험 청구용 프로그램을 흔히 전자 차트 또는 EMR이라고 부르고 있으나 실제 의원급 한의 차트 프로그램과 EMR은 많은 차이가 있다. 의원급 병원의 경우, 보험 청구를 주목적으로 사용하고 있기 때문에 사실상 CDSS는 전무하다고 볼 수 있다. 진단전용 프로그램의 경우 일부 한의사가 제작한 변증 진단용 또는 처방 분석용 프로그램이 존재하나 CDSS 혹은 임상의사 진료지원을 위한 시스템으로 보기에는 다소 무리가 있다. EMR은 미래의 원격 진료, 건강관리 등 u-Healthcare의 전제조건이라고 해도 과언이 아니다. 그러나 한방의 경우 기초 데이터 표준화 기반이 매우 취약한 상태여서 현재 EMR은 대형병원을 중심으로 한 Paperless를 뜻하는 수준이며, 다양한 병원 내부 발생정보를 디지털화하는 데 기본 의미를 두고 있다. EMR은 궁극적으로 병원과 병원 간 표준화된 데이터 교환을 목표로 하기 때문에 개인정보 교환에 따른 보안문제, 데이터 포맷의 표준화 정도 및 준수 등 많은 기술 기반이 필요하다. 따라서 대형병원을 중심으로 병원 내부적인 EMR, Paperless, CDSS 형태로 신중하게 접근하고 있다.

5.3.2 대형병원 현황

한 · 양방 협진 모델의 구성에 따라 EMR이 활성화되는 추세이다. 주로 한 · 양방 협진 시 양방에 한방의 진료정보를 제공할 때 양방의 EMR 요구에 따라 병원 자체적 표준화를 통한 한방 데이터를 제공하는 형태다. 특히 한 · 양방 협진 자매병원이 존재하는 병원에서 많이 활성화되어 있다. 한방의 경우 전체적으로 아직 적용이 되어 있지 않지만 기초 데이터의 표준화가 완료되고 대형병원에서부터 한의 의료정보화가 활성화될 경우 많은 적용 케이스가 도출될 수 있는 환경이다. 현재 병증 진단을 위한 추론 도구를 이용해 진단 모델을 연구하는 시도는 다양하게 이루어지고 있다.

CDSS는 전체 의료정보 시스템 중 일부 기능에만 적용되는 사례가 다수이다.

상호 작용 약물, 연령 금기 약물, 사용 금지 약물, 용량 제한, 병용 금지 등 부작용에 대해서 구축되는 경우가 대다수를 차지한다. 의원급 전자 차트에 적용된 형태는 없으나(보험 청구가 우선 목적이며 최근 일부 업체에서 원격 진료, 홈 헬스케어 차원의 별도 소프트웨어가 시범적으로 연구되고 있음) 일부 대학병원에서는 자체 시스템으로 개발・사용하고 있다. 실제 병원에서 일괄적인 규칙에 따라 처방 시 알람이 뜨는 것에 대해서 일부 의사들이 거부감을 나타내는 문제가 알려지기도 했다.

현재 정부가 주도하는 EHR 사업단에서 표준화 용어 및 도구, 평가방법 등이 임상 모델화되고 있다. 내용을 살펴보면 약물 유해사례 감시 시스템, 신독성약물 용량조절 시스템 평가, 고혈압관리 상세 진료지침 개발, CDSS 표준 아키텍처 개발 등을 목표로 하고 있으며, 향후에는 구축한 처방 데이터를 이용한 CDSS 개발 및 연구가 활발해질 것이다. 또한 임상 표준 진료지침(CP: Critical Pathway)을 기본으로 한 특정 질환 진단 모듈, 처방 데이터에 의한 임상 지침과 재원환자 사례를 중심으로 한 CDSS 개발, 방사선・임상병리・해부병리・투약을 기초로 하는 CP 분석을 이용한 CDSS 개발, 예측력 판단을 위한 Data Mart 구축과 이를 평가하는 규칙 모델을 만들기 위한 CDSS 개발 등이 향후 활성화되어야 할 모델로 꼽힌다.

2000년대 초, 3차 대형병원을 중심으로 전자의무기록(EMR) 시스템이 본격적으로 도입되고 건강보험심사평가원의 요양급여 적정성 평가가 시작되면서 기존 처방 전달 시스템이나 전자의무기록 시스템에 CDSS 기능이 도입되기 시작했다. 다음 표는 국내 대형 의료기관 두 곳의 CDSS 사용 현황을 자가보고 자료를 통해 정리한 내용이다. 내용을 보면 두 병원의 CDSS 모두 건강보험심사평가원 평가기준을 중심으로 항생제 처방, 수혈 처방, 중복 처방 등의 약물 처방 적정성과 약물 상호 작용 경고, 뇌졸중을 주로 다루고 있다. 또한 시스템 구조는 애플리케이션에 하드 코딩되어 있거나 임상 응용 프로그램 DB 테이블에 프로시저나 트리거로 종속된 단일 룰 기반이다.

▌국내 대형 의료기관 2곳에서의 CDSS 사용 현황

	S 대학병원	A 의료원
전자의무기록 시스템 도입 및 사용기간	2003년 이후 7년	2005년 이후 5년
CDSS 기능 분류 및 내용	약물 과용량 경고 약물 상호 작용 경고 약물 및 임신, 수유 금기 경고 약물 알레르기 경고 약물 중복처방 경고 항생제 처방 관리 수혈 처방 관리 항암제 처방 관리 환자 처치 및 진료일정 관리 약품정보 및 외부 웹 정보 연결	투약 관련 CDSS: 용량, 약품 정보, 약물 상호 작용, 약물 구분 항생제 처방 관리 항암제 처방 관리 경고 관련: 알레르기, 임신, 감염, 약물내성 응급실 환자분류 자동화 응급실 폐렴 진단 및 치료지침 응급실 뇌졸중 실무지침
CDSS 구조	2-tier 구조: 애플리케이션+데이터베이스	2-tier 구조: 애플리케이션+데이터베이스
CDSS 관련 조직	CDSS TFT 운영	임시 위원회 운영
CDSS 지식 관리	없음	없음
CDSS 관련 표준 적용	없음	없음

(출처: 평생전자건강진료기록(Electronic Health Records) 기반 임상 의사결정 지원 시스템 연구 동향, 정보과학회지 제29권 제2호 통권 제261호, 2011. 2)

5.3.3 CDSS 적용 시 문제점

CDSS 적용을 두고 의료진들이 진단 및 처방권에 대한 문제를 제기하거나 병원 내부적 갈등이 일어나는 이유는 객관화된 임상 진료지침(최소한의 진료)을 따를 것인지, 아니면 의사의 주관적 진료를 우선할 것인지를 두고 입장 차이가 있기 때문이다. 약물 부작용을 방지하기 위해 CDSS를 적용하는 경우, 의사는 진료에 집중하기 어렵다는 이유로 Alert 시스템에 대한 부정적 태도를 보일 수 있다. 또한 CDSS가 제대로 효과를 거두려면 해당 질병과 관련한 환자로부터 얻은 객관적이고 체계화된 처방 누적 데이터(EMR)가 필요하다. 하지만 의료기관별로 독립적인 EMR 형태를 취하고 기준도 각기 달라 통합·표준화의 어려움이 존재하는 실정이어서 아직도 많은 연구가 필요하다. 진단결과의 객관화, 진료 평가기준, 진단 검증방법 등 진료에 대한 규칙 표준화 및 정도 관리가 상당히 요구되고 있는 것이다.

5.3.4 CDSS의 미래

앞으로 한방 CDSS의 경우는 증상, 설, 맥 등 환자의 병증과 관련한 종합적인 증상 데이터로부터의 진단용 CDSS, 관련한 부위별 대표 질환, 사회적으로 이슈화된 질병이나 다빈도 출현 질병, 잠재적 요인에 의한 질병 등 특정 질환에 대한 CDSS 개발이 주가 될 예정이다. 또한 이는 한·양방 협진병원을 중심으로 전개될 것으로 보인다. 보다 자세히 살펴보자면, 한방 CDSS를 위한 질병별 대표처방에 대한 CP의 개발, 처방(약재, 침술, 구축, 부항술 등)기준에 따라 다각적 발생요인에 따른 진료용 CDSS 개발, 한방 EMR 구축과 DW(Data Warehouse)를 이용한 표준 질병진단 CDSS 개발, U-healthcare와 관련한 개인 응급, 또는 건강관리를 위한 개인 CDSS 개발, 누적된 전처방과 질병과의 관계용 CDSS 개발, 한·양방 협진 시 교환되는 데이터를 대상으로 한 한방 CDSS 규칙 개발이 이루어질 것으로 전망된다. 최근 한방에서도 전문과별 특화 진료가 늘어나는 추세에 맞춰 질병에 대한 진단 및 사후관리용 CDSS 역시 진료과별로 특화하여 개발되는 경우가 많아질 것으로 보인다.

헬스케어 서비스와 EMR, CDSS 연동 프레임워크의 전제조건으로는 진료기관 간 데이터 연동, 진료정보 발생장치로부터 생성된 데이터의 연동, USN(Ubiquitous Sensor Network)에의 연결, 보안 규격화 및 안정화를 들 수 있다. 또한 이를 연동 서비스하기 위한 진료정보의 유지 및 관리 센터의 중앙 집중적 관리가 필요하다. 물론 필수적으로 서비스 제공자 및 수혜자의 요구도 있어야 한다. 이러한 헬스케어 서비스와 EMR, CDSS 연동 프레임워크를 구성하는 데 접근하기 위해서는 e-Health 환경의 세분화(content/ commerce/ connectivity)가 필요하고, on-line, 정보공유, 정보관리의 유기적인 결합이 전제되어야 한다.

최근 양방에서는 진료의 궁극적 목표인 EHR(Electronic Health Record), PHR(Personal Health Record) 시스템 구축을 추구하지만 병원 내부적으로는 EHR, PHR, 원격 진료, 개인건강기록 관리 등의 기반 시스템을 구축하기 위한 전제조건으로 Paperless를 강조하여, 병원에서 발생하는 각종 진료정보를 모두 디지털화하는 것이 우선적인 목표로 인식되는 단계다. 자연히 각종 진료기록 서식의 표준화와 검색방법, 저장방법 등이 기술적 이슈가 될 수밖에 없다. 따라서 병원마다 차이는 있으나 이를 극복하기 위한 표준화 작업과 CDSS 적용 시도가 연구 활동을 중심으로 활발히 추진 중이다.

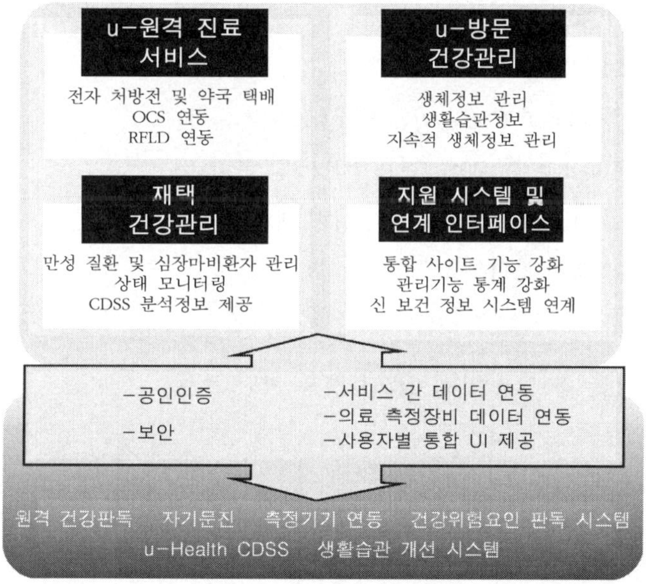

(출처: McKinsy Analysis, (주)비트컴퓨터)

■ 헬스케어와 관련한 CDSS 개발 및 연구 분야

–홈 헬스케어 데이터를 이용한 CDSS 개발 분야: 홈 헬스케어 데이터를 이용한 질환별 알고리즘(혈압, 혈당, 기관지 천식) 분야

–헬스케어 센터를 통한 의료 서비스 분야

• 병원과의 오차 정도 관리 분석 분야
• 증거의학을 근거로 하는 의사결정 엔진 개발 분야
• HL7, XML Protocol 개발 분야

- 취약 환자 관리 목표 분야

–u-Health 응용 서비스 분야

- EMR, EHR과 모바일 환경을 연계할 수 있는 의료정보 표준화 분야
- HL7 표준에 근거한 표준화 분야
- 소비자 중심 건강관리를 위한 의료 서비스 모형 제시 분야

–최근 적용이 시도되는 CDSS 개발 분야(시범 서비스 및 연구, 제품화 부분)

- OCS, PACS 기반의 DW(Data Warehouse)를 이용한 단위 질병 진단을 위한 CDSS 분야
- PDA를 이용한 CDSS 이용 연구(모바일 분야)
- 질병진단 Kit 및 CDSS 전용장비 개발 분야
- 응급 센터에서의 CDSS 지원 서버 개발 분야
- 홈 헬스케어 분야

▌헬스케어 센터를 이용한 서비스 플랫폼 기능 구성

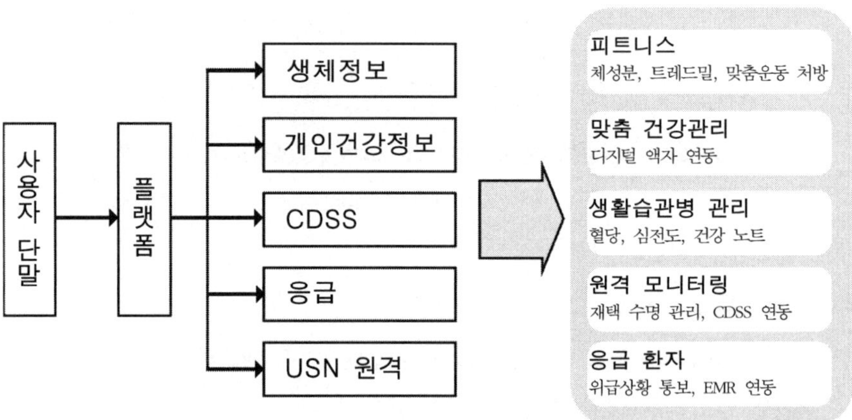

5.4 한의 분야 한의 차트 현황

한의학 용어의 표준화를 기반으로 한 정보화가 실용적으로 활용되는 첫 단계는 진료기록의 정보화이다. 환자의 성명, 주소, 생년월일, 연령, 성, 직업, 현 병력, 과거 병력, 가족력, 주증상(진찰의 결과), 검사 소견, 치료내용, 경과, 예후 등이 일정한 방식에 의하여 체계적으로 기술된 진료기록은 법적으로 중요함과 동시에, 의료정보의 전달 및 자료 보전의 수단으로서도 중요한 의미가 있다. 이러한 진료기록 및 정보화의 일차 대상으로 고려하는 것은 현장에서 활용할 수 있는 가장 기본적인 정보의 인프라이기 때문일 것이다. 현재 이용되는 한의 차트 기본적으로 접수-진료-처방-보험청구 단계로 이루어져 있다. 보험급여 우선의 key entry 시스템 구조로, 진단과 관련한 문진, 질병, 처방 등 각 기본 항목을 사전 등록 또는 진료 시 직접 등록하여 진단에 이용하는 형태이다. 이러한 시스템은 여러 가지 문제점이 보인다. 특히 증상의 경우 항목이 세부적으로 분류・기록되지 못할 뿐 아니라 한의 차트 종류별로 포맷이 각기 달리 제공되고 있다. 내용을 기재할 때도 증상, 약재, 처방 용어 등이 제각기 사용되고 있어 한의 차트의 정보화를 위해 우선적으로 표준화가 필요한 상태이다.

현재 한의 차트는 병증 진단, 처방 등록 시 의사의 주관적 판단에 의하여 처방이 개별적으로 등록되고 이용되는 형태이다. 기본 처방 등록 후 추가 또는 변경할 수 있도록 시스템이 구성되어, 처방을 중심으로 한 항목 간 데이터 연계성이나 관계성은 전혀 반영되지 못한 형태이다. 부가적으로 진료 외적인 고객 관리 또는 영업 차원의 CRM(고객 관계 관리), ERP(자원 관리), DM 발송 등을 지원하는데, 이는 단위 소프트웨어 상품을 판매하기 위한 목적으로 구성되어 있다. 따라서 실질적으로 CDSS(임상 의사결정 지원 시스템), 온톨로지 개념의 적용은 현재까지 전무한 상태이며 이와 관련해 R&D 차원의 연구가 수행 중이다. 상용화된 대부분의 한의 차트는 건강보험 비급여 부분을 한의원별 별도 코드로 나타내기 때문에 표준화가 어렵고, 각각의 업무 및 기능도 개별화되어 있다. 진료 측면에서 보면 처방(첩약, 침, 구, 부항, 검사 등)을 중심으로 한의 차트가 운용되는데, 증상 입력, 문진 입력 기능이 있기는 하지만 병증 진단과 처방에는 전혀 활용할 수 없는 구조이다. 진단 전에 발생하는 증상,

환자의 호소, 과거 병력, 가족력, 생활 습관, 문진 내용 등이 단지 참조용으로 활용되는 정도에 그치는 것이다. 주목적으로 요구되는 보험 청구 EDI(전자 문서 교환)를 위해 건강보험공단 인증 제품이 주로 사용되며, 보험 급여 기준의 변동에 따라 관련 기능도 업그레이드되고 있다. 사용자 대부분도 보험 청구용으로 한의 차트의 기능을 활용하고 있는 실정이다. 이어서 현재까지 나온 한의 차트의 기본적인 업무 흐름과 주요 특징에 대해 살펴본다.

5.4.1 한의 차트 기본 업무 기능 구성

▌현행 한의 차트 기본 업무 플로우 및 프로세스 구성

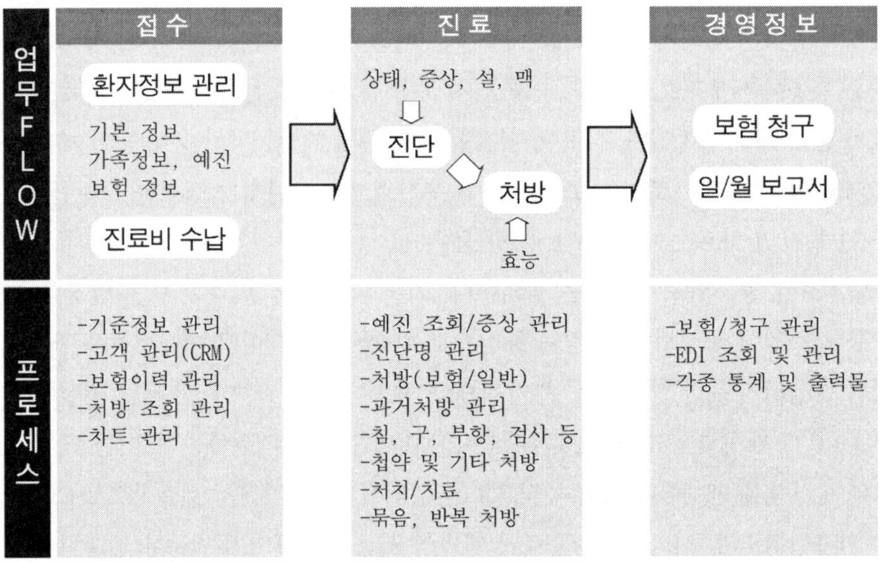

5.4.2 범용 한의 차트 주요 특징

현재 개원가에서 주요 활용되는 한의 차트는 기본적으로 건강보험공단에서 인증을 받은 제품들이며, 보험 청구를 위한 EDI와 차트 보관, 기록 등 병원 관리를 위한 목적으로 활용된다. 기능 측면에서 보면 기본적인 환자 관리, 차트 기록, 보험 청구, 기타 관리 등으로 그 범위가 제한적이며, 특히 정보화의 최종 목표인 한의의 특징적인 병증 진단을 위한 기능과 진단을 결정하기 위한 핵심적인 기능 등이 전혀 도입되지 못했다. 의료진들은 진단이나 의사결정을 지원하는 기능에 관심이 많아 관련된 요구를 하고 있으나 현행 한의 차트 시스템이 이러한 요구를 수용하지 못하는 현실이다. 이에 먼저 현재 개원가에서 주로 활용하는 대표적인 한의 차트별 진단 특징, 증상의 활용 여부, 주요 활용 처방 및 진단 코드에 대하여 간략하게 정리해 보았다.

한의 차트 비교표

<table>
<tr><th>구 분</th><th>진료 특징</th><th>증상 활용도</th><th>처방
코드</th><th>진단명
(병명)</th></tr>
<tr><td>한의맥</td><td>처방 우선이며 1개 처방에
여러 질병 선택 가능</td><td>참고만 함</td><td rowspan="4">보험
코드
수용 및
비급여
코드
포함</td><td rowspan="4">보험
코드
수용</td></tr>
<tr><td>한의사랑</td><td>처방 우선이며 1개 처방에
1개 질병 참고</td><td>참고만 함
기본 증상 활용</td></tr>
<tr><td>하니맨3</td><td>3가지 진단방법
방법 1: 변증시치
방법 2: 진단변증
방법 3: 장부경락변증
변증 진단 시 가중치 계산 기능</td><td>증상 이용 진단
질환별 진단가능</td></tr>
<tr><td>동의보감</td><td>처방 중심</td><td>부위별 세부 증상
입력(참고만 함)</td></tr>
</table>

5.4.3 한의 차트별 주요 용어 관계도

진료기록 정보화는 기본적으로 한의학 용어의 표준화를 기반으로 이루어져야 하는 것임에도 불구하고, 현행 한의 차트에서 쓰이는 용어는 단위 항목 간 통일된 체계와 표준이 없다. 개발사 입장에서 건강보험공단에서 사용하는 질병 코드(진단명)만을 그대로 수용하여 개발하였기 때문에 프로그램 내부의 기능명, 각종 기능 버튼명, 항목명 등의 기준이 없고 동일 한의 차트 내에서조차도 통일성이 없다. 따라서 제품별로도 용어가 다를 수밖에 없는 실정이므로 한의 차트 전반에 대한 용어의 표준화가 시급한 상태이다. 현재 한의 차트에서 사용하는 진단 관련 용어를 중심으로 한 한의 차트별 차이점과, 동일 한의 차트 내에서 각 업무 단계별로 사용하는 용어의 차이점을 살펴보면 다음과 같다.

▌한의 차트별 진단 관련 용어

제품명	질병명	처방 명칭	치료 용어	기타 사용 용어
한의맥	상병(명) 제1(2, 3)상병 상병명	처방 투여약 투여 약재	침 뜸 부항	부진단(명) 차트 처방 명칭
한의사랑	병명 주상병	처방 첩약	침술 구술 부항술	주증상, 차트 맥상 주소증, 목표증 침 처방, 약 처방
하니맨3	병증	처방	침 구	
동의보감	주상병 상병	처방	침 구	

• 접수 단계 용어

접수 단계의 용어는 일반적인 용어가 주로 사용되므로, 시스템에 반영되어 약간의 차이는 있으나 진료와 관련한 이해의 차이는 거의 없는 상태이다(최초 진료일/초진일/최종내원일 등, 예진/문진/증상이 혼용됨).

• 진료 및 처방 단계

진단명, 변증, 상병명, 주진단명 등 진단에 관한 용어가 대부분 큰 차이를 보인다. 약재, 첩약, 처방약 등 처방과 관련한 약 항목에서도 의미는 같으나 서로 다른 명칭을 쓰는 경우가 대다수이다.

• 기타 치료 관련 용어

처방과 관련하여 이해의 차이는 없으나 표현상의 차이가 존재하며 침 - 침술, 약 - 약재 - 처방약, 구술 - 구, 부항 - 부항술 등 처방분야 용어들이 내용은 같으나 서로 다른 표현 형식을 보인다.

이처럼 한의 차트에서는 보험공단을 기준으로 한 처방, 약재, 병명, 환자 관련 기록용어가 사용되고 있으며, 한의 차트별로는 환자 관련 접수정보, 과거 병력, 가족력 등 과거 개인기록 분야의 용어에서 약간의 차이가 존재한다. 용어의 표준화 측면에서 고려해보면, 처방과 진료에 관한 용어 대부분은 한의 차트마다 개별적으로 쓰이고 있다. 기타 진료 차원에서 전반적인 용어 개념들은 한・양방 구분 없이 사용되기 때문에 진료기록에 대한 호환성을 배제한다면 개별 한의 차트를 사용하는 상황이라도 환자 진료 시 용어로 인한 어려움은 크게 없는 것으로 보인다. 이어서 각 한의 차트의 특징을 살펴보고자 한다.

5.4.4 주요 한의 차트 분석

5.4.4.1 한의박사

▸개발사: 메디넷코리아 (www.mnkorea.co.kr)

증상에 따라 변증과 처방을 분석해주는 처방 분석 시스템, 우수경험방 등 1만 5,000여 개의 방제를 정리한 임상 처방 대전 및 800여 개의 질환에 대해 상세하게 설명한 진단 자료, 그리고 ≪동의보감≫, ≪방약합편≫, ≪한의학 용어 사전≫ 등이 수록되어 있으며, 침구 처방, 본초학 DB 등도 제공된다.

이밖에 지원되는 기능을 살펴보면 다음과 같다.

−고객 관리 시스템	−장부 총론
−계통별 병태 생리도	−오장허증 감별법
−실전생약(한방 과립제) 요법	−장부 변증
−문진 처방 시스템	−팔강 변증
−임상 처방 대전	−장부 용약 보사

–약물 선택에 의한 처방 검색
–증상 선택에 의한 처방 검색
–과별 분류에 의한 처방 검색
–처방명에 의한 비교 검색
–한의학 용어사전
–조제 지침
–북한 처방집
–대학병원 처방집
–임상 특효방
–≪운기경험방≫
–≪방약합편≫
–≪동의보감≫
–소아과
–부인과
–증상별 시스템
–병명별 시스템
–동의사상학 시스템
–사상방 시스템
–불문진단 시스템(오운육기)
–체질 분석 시스템
–컬러 인체 해부도
–피부질환 시스템
–설진학(질병과 설)
–진단과 한약
–처방 임상 응용 해설집
–운기학적 병리상태 인체도
–병증별 병리상태 인체도
–본초별 분류
–컬러 본초학
–당뇨 관리 요법
–고혈압 관리 요법
–고지혈증 관리 요법
–비만 요법
–식이 요법
–민간 요법
–민간 요법 2
–증상명 해설집
–수증용약례
–제허용약례
–증상별 진단법
–전자 광고 시스템
–다용도 시스템
–거래처 관리 시스템
–경혈 요법
–화타 침구학
–침구 처방집
–침구 처방학
–침구 특효방
–침구 동영상
–점성학

- 십이진법
- 토정비결
- 한방 진단학
- 인터넷 홈페이지 제작 서비스
- 휴대폰 문자 메시지 전송 서비스

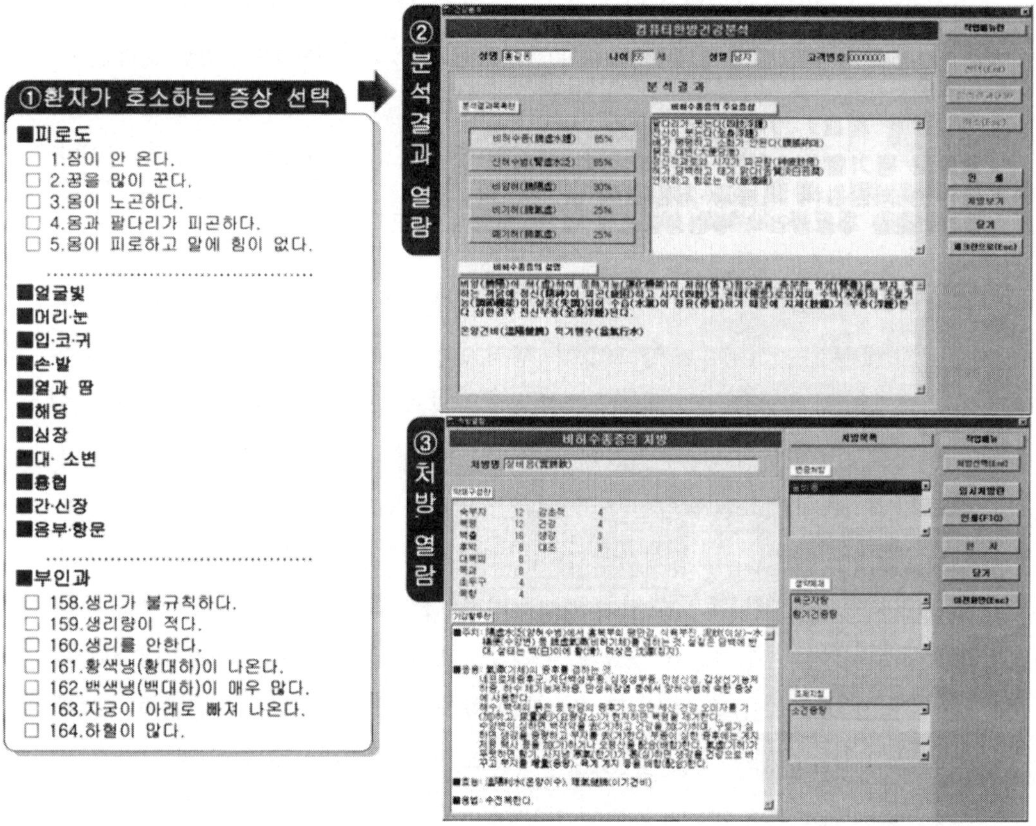

5.4.4.2 OMS-Prime

▶ 개발사: (주)메디캐스트 (www.omstandard.com)

1995년 보건복지부 연구 개발 과제로 출발하여 7년 동안 한의 전문가들과 공동으로 연구해 만든 한의진단 처방 전문가 프로그램이다. 20세기 후반 대대적으로 이루어진 한의학 진단의 규범화 작업을 기반으로 한방진료 시 의사결정을 지원하기 위해 만든 프로그램이다. 전 세계의 한의사가 한의과대학 교과서와 최신 연구 성과를 기초로 표준화된 내용을 공유함으로써 실제 임상에서 일어날 수 있는 객관성 결여의 문제점을 해결하기 위해 만들어졌다. 증상과 증(證), 증과 처방의 관계를 총 정리하여 체계화한 것이 특징이다. 한방병의원에서 직접 진료 및 화상 원격 진료 시 사용할 수 있는 프로그램으로서 의사와 환자가 대화하면서 환자의 증상을 입력하게 되며, 이에 따라 표준화된 증과 처방이 신속하게 도출될 수 있도록 하였다. 주요 활용 기능은 크게 세 부분으로 나누어 볼 수 있다. 먼저 임상 분야에서는 병의원의 본진・예진을 통해 규범화된 변증 결과를 제공함으로써 한방 임상을 상향 표준화시킬 수 있고, 한방 건강보험 항목인 변증기술료의 근거자료로 활용할 수도 있다. 또한 기존 한방 진단기기가 실제 치료의 방향이나 구체적인 근거 제시에 미흡했던 점을 보완하였다. 연구 분야에서는 EBM을 지향하는 한의학 임상 연구를 위해 OMS-Prime으로부터 얻은 병증 분류의 객관적인 근거를 제시할 수 있다. 이를 위해 병의원에서 객관적인 임상 통계자료를 지원하도록 하였다. 마지막으로 교육 분야에서는 한의과대학의 병리, 진단, 방제학 실습 교육에 주로 활용되고 있다. 4,625개 증상, 364개 병증, 725개 처방, 339개의 설진과 맥진으로 구성되어 있으며, DB 기반으로 증상 및 처방 검색도 가능하다.

홈페이지에서는 회원을 상대로 전문가 버전 OMS-Prime의 핵심 내용만을 추출하여 일반인들이 사용하기 편리하도록 만든 예방적 한방 진단처방 프로그램 'Cyber 한의사'를 제공하기도 한다. 다음은 OMS-Prime의 주요 화면을 환자정보 입력 - 신체부위 선택 - 증상 선택 - 증 선택 - 최종 진단 결과의 프로세스 순서로 표시한 것이다.

환자정보 입력

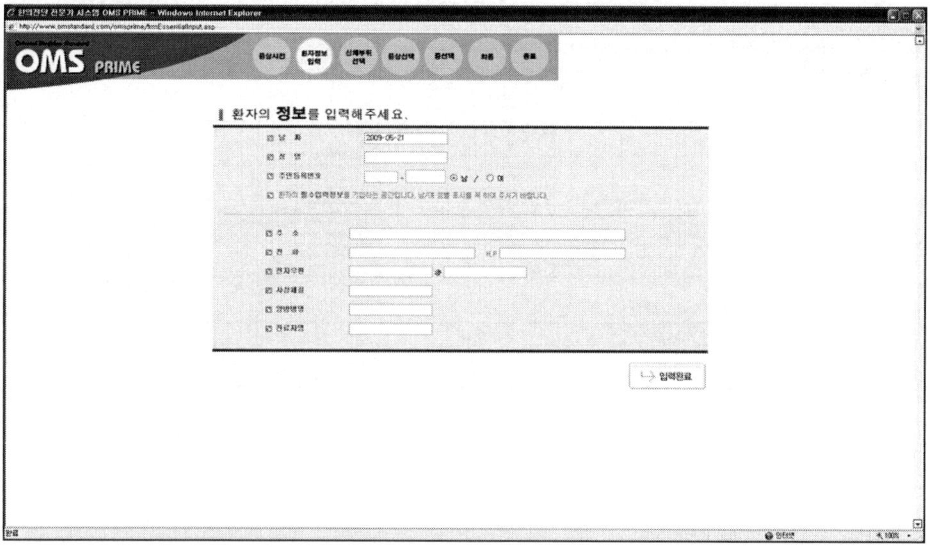

신체부위 선택

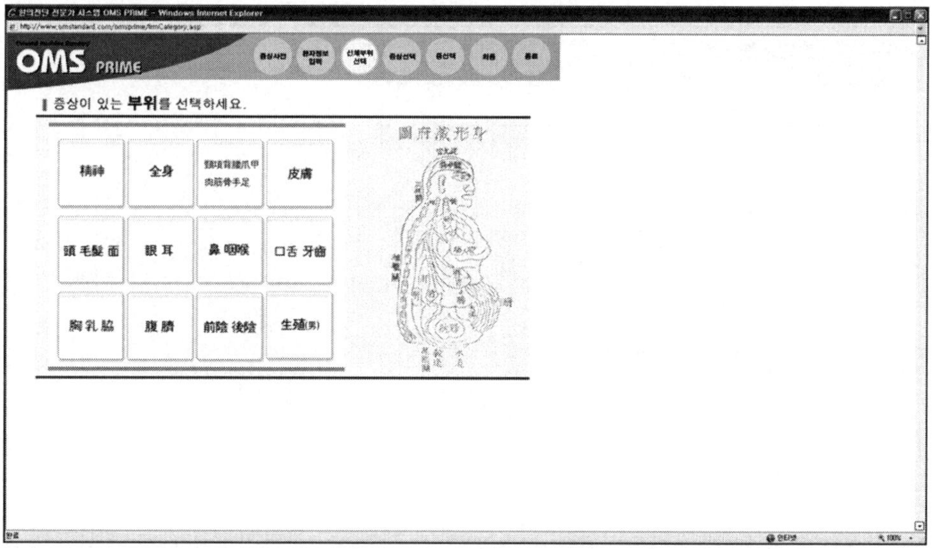

증상 선택

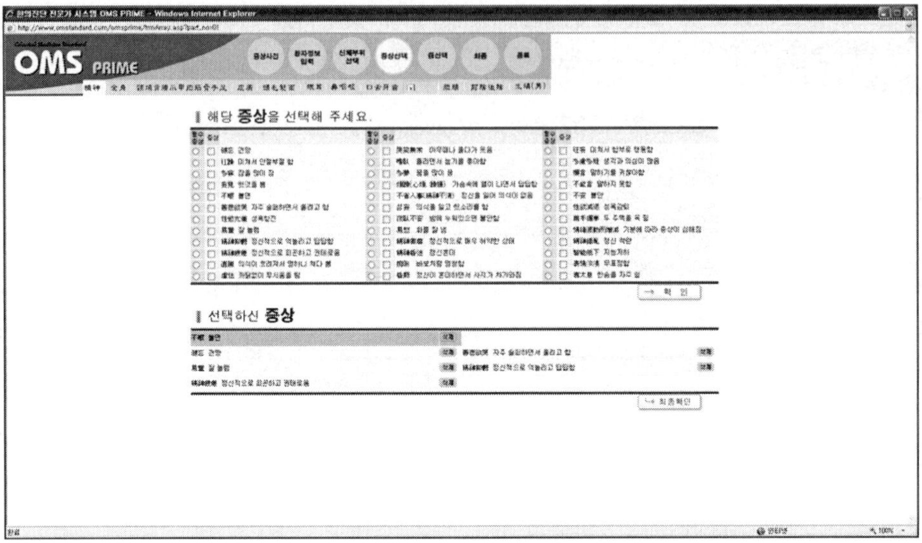
OMS PRIME
해당 증상을 선택해 주세요.
선택하신 증상

증 선택

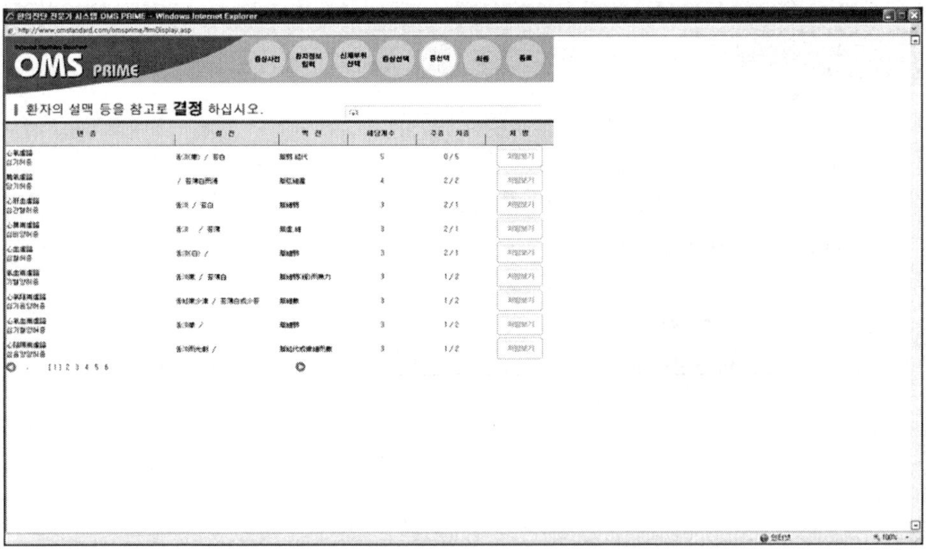
OMS PRIME
환자의 설맥 등을 참고로 결정 하십시오.

■ 최종결과

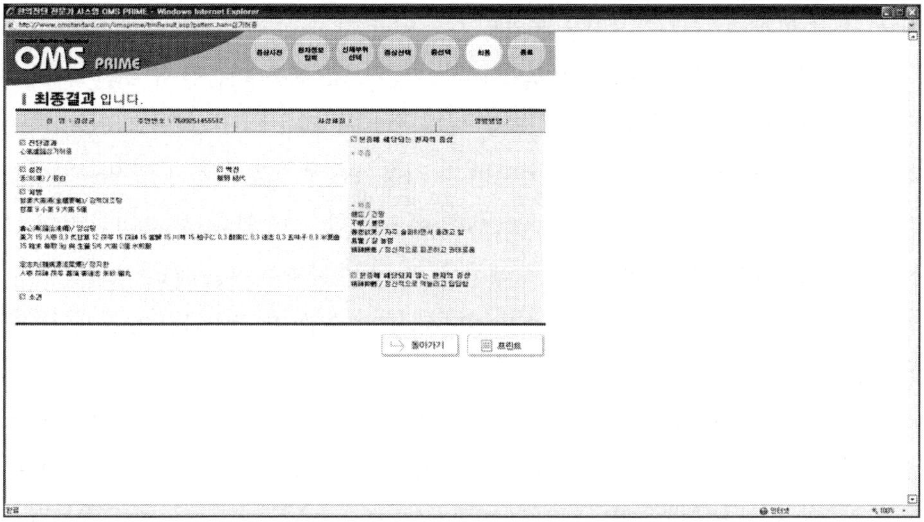

5.4.4.3 한의맥

▸개발처: 대한한의사협회

한의맥의 가장 주요한 특징은 대한한의사협회에서 무료로 배포되는 프로그램이라는 것이다. DB를 이용한 처방 중심의 한의 차트 프로그램으로, 하니맨3 DB와 연동이 가능하다. 한의맥의 프로세스는 다음 그림과 같이 구성되어 있다.

■ 한의맥 프로세스 구성

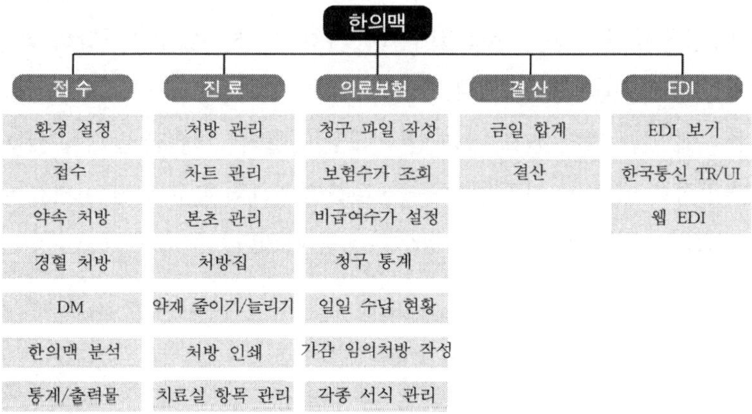

전체적인 화면은 환자정보, 진료 내용, 과거 진료 내용의 3단으로 크게 분할되어 있다. 가장 왼쪽에 있는 환자정보 분할면 상단에는 차트가, 하단에는 대기환자 리스트가 있는데, 모든 대기자 명단 리스트에서는 마우스 오른쪽 버튼을 누르면 그 리스트에서 사용자가 취할 만한 기능이 팝업 메뉴로 뜨게 된다. 차트 하단에 있는 가족 리스트, 사진, 신상 메모가 있는 탭에서는 각 사용자들이 선호하는 탭을 우선적으로 설정할 수가 있어서 자신만의 기본 차트 모양을 구성할 수도 있다. 환자와 관련된 행정 업무는 환자를 검색한 상태에서 수행한다. 환자 관리 아이콘을 눌러 환자정보 수정을, 상단의 서식 관리 아이콘을 눌러 진단서 및 영수증 발급에 관한 모든 문서 작업을 할 수 있다.

중앙 분할 부분은 진료기록, 신상기록, 치료기록, 특이사항 탭(환자에 관련한 특정 사항을 기록)으로 구성되어 있으며, 신상기록, 치료기록, 특이사항 탭은 환경 설정에서 별도의 창으로 분리할 수도 있게 만들어 한 화면에서 진료기록과 함께 신상기록, 치료기록이 함께 열람되도록 하였다. 상병정보와 진료정보 부분에서는 보험 치료 내용뿐만 아니라 비급여 치료 내용과 일반 첩약 내용까지 한 번에 나오게 함으로써 해당 환자에 관한 모든 진료를 한 화면에서 열람할 수 있다. 침 치료와 비급여 진료에 관한 입력은 진료 입력 버튼을 누르면 뜨는 입력창에서 할 수 있으며, 첩약정보는 하단의 첩약 입력 · 수정 버튼을 누르면 첩약 입력창이 나오는데 이 부분에서 본초명으로 직접 입력 · 수정할 수가 있으며 사용자가 미리 저장해 놓은 첩약집을 불러와서 입력할 수도 있다. 또한 첩약 관리에 관한 기본적인 탕전 정보를 별도로 입력할 수 있기 때문에 탕전 용량과 복용법에 관한 주지 사항을 입력 · 저장해 놓음으로써 추후 탕전일지로도 활용할 수 있다.

가장 오른쪽에 있는 과거 진료 내용 탭은 해당 연월의 1개월간 달력을 세로로 배열한 월별 내원정보 탭이다. 이 달력 부분을 더블클릭하면 해당 날짜의 치료 내용을 상세하게 보여줌으로써 입력 · 수정이 용이하도록 하였다.

접 수

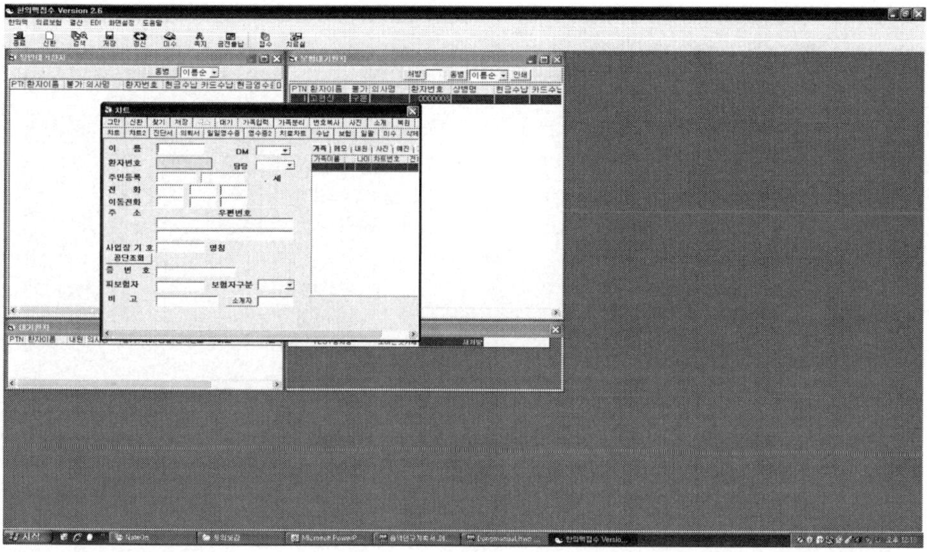

진 료

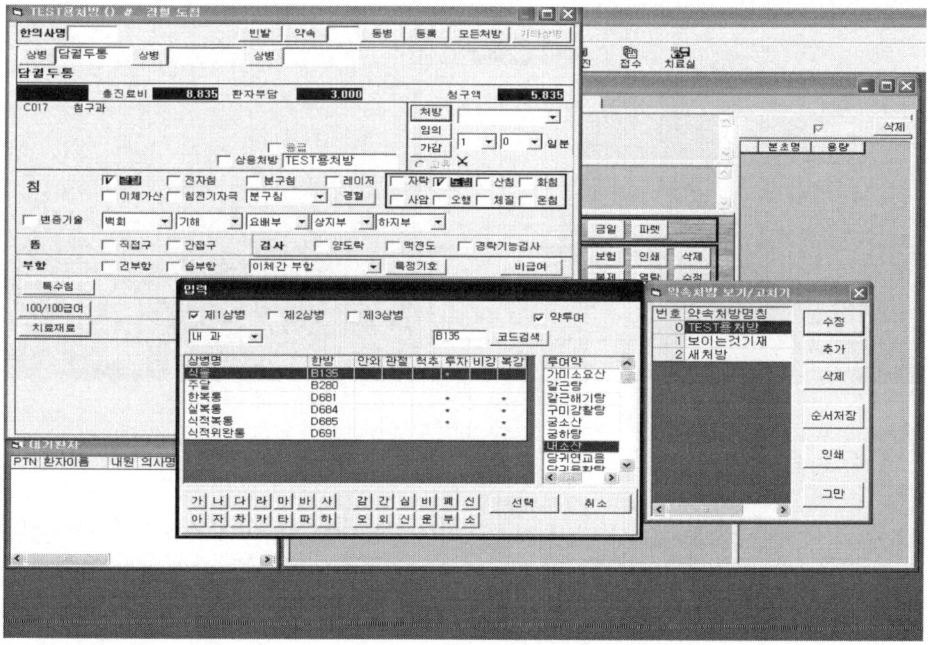
한의사명
빈발
약속
동병
등록
모든처방
상병 담궐두통
담궐두통
총진료비 8,835
환자부담 3,000
청구액 5,835
C017 첨구과
처방
임의
가감
상용처방 TEST용처방
침
전자침
분구침
레이저
이체가산
침전기자극
변증기술
뜸
직접구
간접구
검사
양도락
맥전도
경락기능검사
부항
건부항
습부항
이체간 부항
특정기호
비급여
특수침
100/100급여
치료재료
대기환자
PTN 환자이름 내원 의사명
입력
제1상병
제2상병
제3상병
약투여
내 과
B135
코드검색
상병명
한방
투여약
가미소요산
갈근탕
갈근해기탕
구미강활탕
궁소산
궁하탕
내소산
당귀연교음
주달
B280
한복통
D681
실복통
D684
식적복통
D685
식적위완통
D691
가 나 다 라 마 바 사
아 자 차 카 타 파 하
감 간 심 비 폐 신
오 외 신 윤 부 소
선택
취소
약속처방 보기/고치기
번호 약속처방명칭
0 TEST용처방
1 보이는것기재
2 새처방
수정
추가
삭제
순서저장
인쇄
그만
접수
치료실
본초명
용량
보험
인쇄
삭제
파렛
금일

■ 의료보험

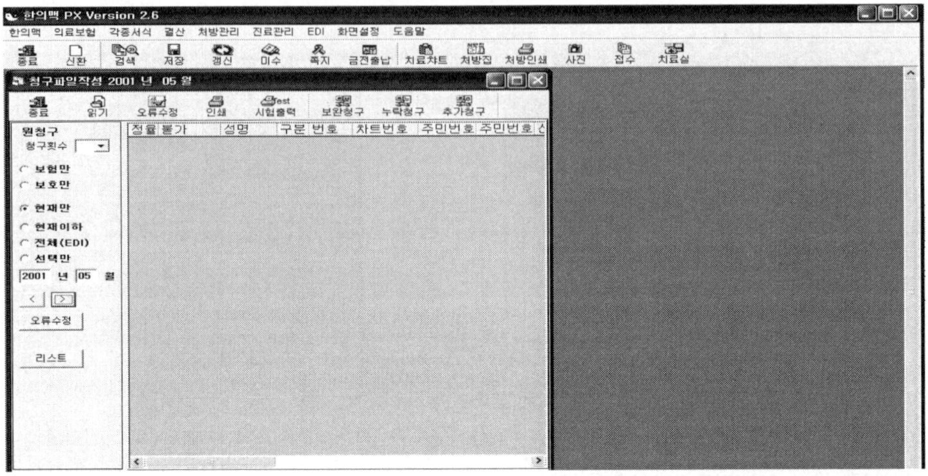

■ 결 산

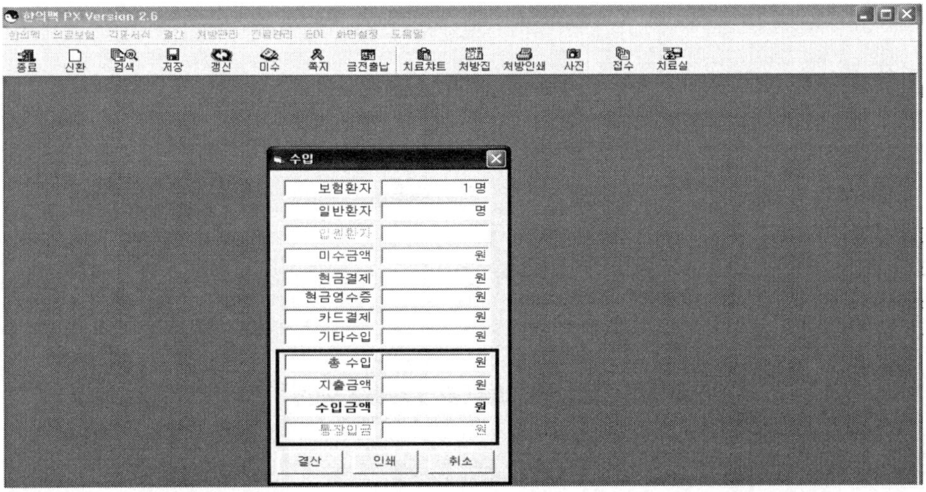

5.4.4.4 한의사랑

▸ 개발사: 한의사랑 (http://hysr.co.kr)

처방 중심의 한의 차트 프로그램으로서 오라클 DB를 이용하며, 유료로 제공되는 프로그램 중 가장 고가라는 것이 특징이다. 프로세스 구성은 다음과 같다.

한의사랑 프로세스 구성

한의사랑

접 수	진 료	의료보험	통계관리	기 타
환자 등록/접수	증상 구축 관리	화면 심사	일, 주, 월 통계	침구실 관리
인터넷 보험 조회	처방 검색	보험수가 조회	의사별 통계	각종 진단, 서식 관리
VIP 관리	효능 검색	비급여수가 설정		백업 관리
예진/문진 등록	묶음처방 관리	보험급여 관리		
수납 관리	처방 관리	보완, 추가, 이의 청구		
첨약 및 택배 관리		EDI 관리		
영수증 관리				
증명서 관리				

프로그램의 구성에 따른 주요 기능을 살펴보면 다음과 같다.

접 수

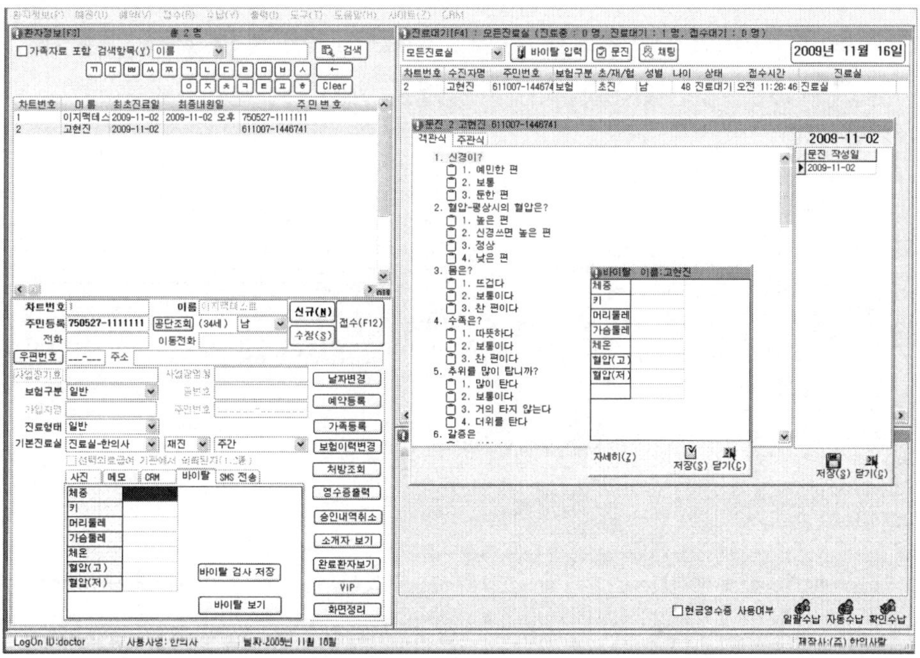

진 료

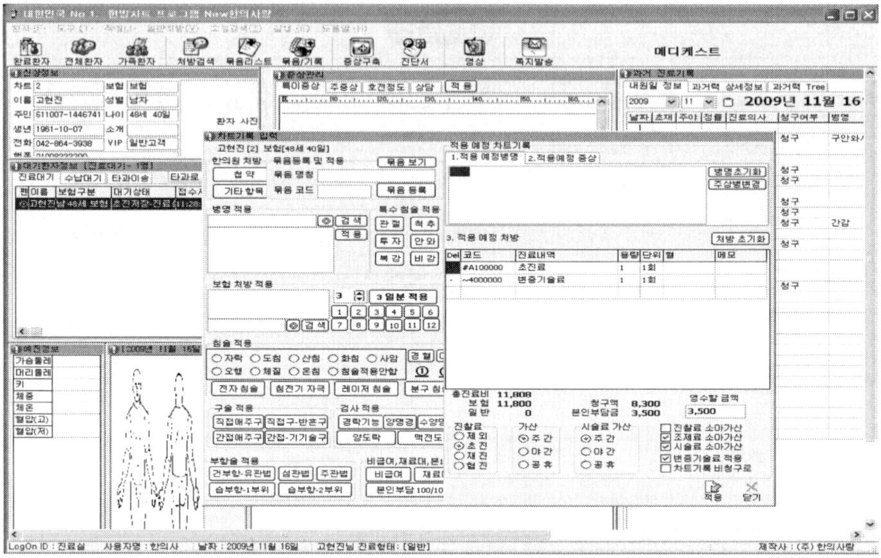

처방 관리

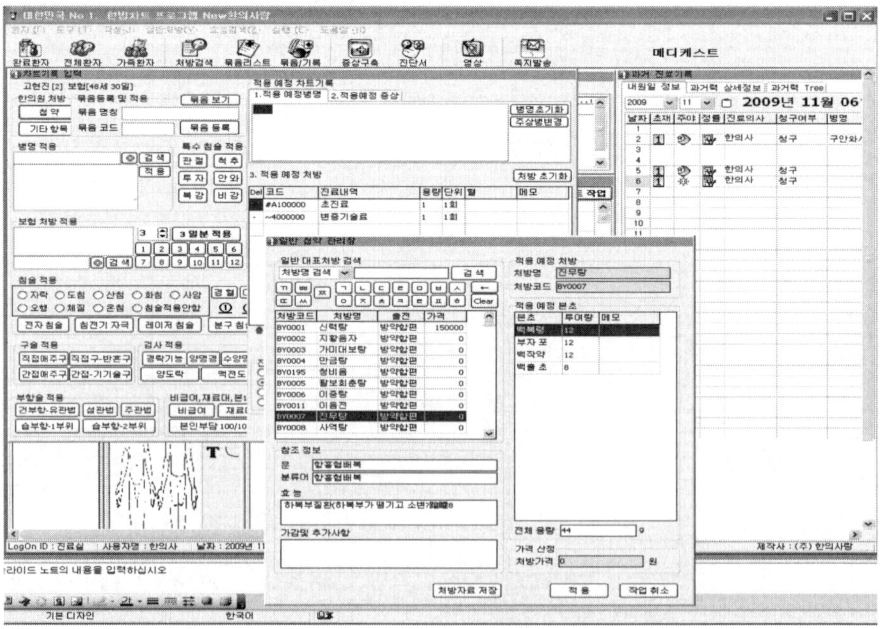

보험 관리

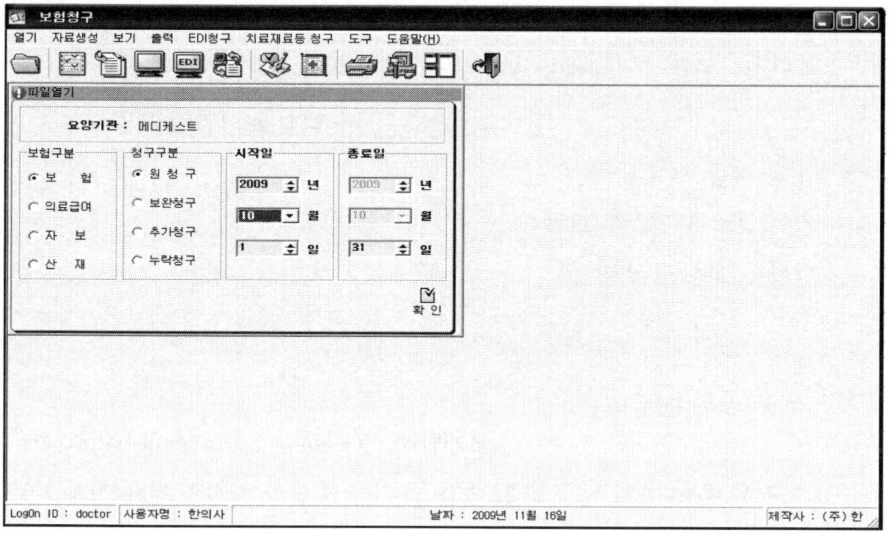

■ 접수실 주요 기능
- 환자정보 입력 · 검색
- 예약환자 등록 및 접수
- 구분 접수(응급 · 전화 · 예약)
- 인터넷 보험 조회 및 급여환자 보험공단 인증 기능
- VIP 관리 및 가족환자 등록 · 관리
- 예진 및 문진정보 입력
- 메모 전달기능(환자 중요정보, 증상, 접수 메모)
- 카드 · 현금 구분 수납기능
- 미수환불 대장 관리
- 접약 및 택배 관리
- 영수증 출력(현금 · 정식 · 연말)
- 각종 증명서 발급

■ 침구실
- 침대 관리 기능
- 자동 타이머 설정
- 수납 및 타과 이송 기능

■ 보험 청구
- 급여, 자동차보험, 산재
- 보완, 추가, 이의 청구
- 화면 심사 기능
- EDI 송수신 및 수신 문서 조회

■ 통계
- 일 · 주 · 월 단위의 기간별 설정
- 수납실 · 진료실 · 의사별 통계

■ 병원용 각종 서식 발급
- 진료 의뢰서/진단서 발급
- 병원용 각종 서식 발급

■ 한 백업
- 자동 백업 기능
- 원격지 PC 백업 기능
- 백업 로그파일 제공

5.4.4.5 동의보감

▸ 개발사: 동의보감 (www.bogamnet.co.kr)

주요 특징은 종이 차트 작성 및 보험 청구 기능 중심의 버전과 전체 전자 차트 버전의 2가지 구성 형태의 제품이 있다는 점이며, 보험 청구 기능이 한층 강화되었다.

동의보감 한의 차트의 프로세스 구성은 다음과 같다.

▌동의보감 프로세스 구성

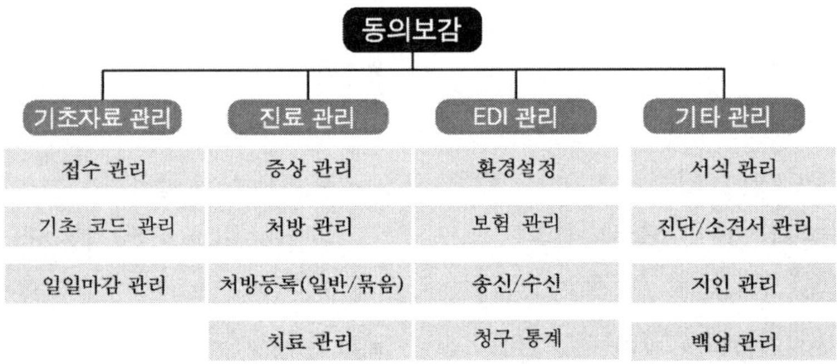

프로세스에 따른 주요 화면의 구성은 다음과 같다.

접 수

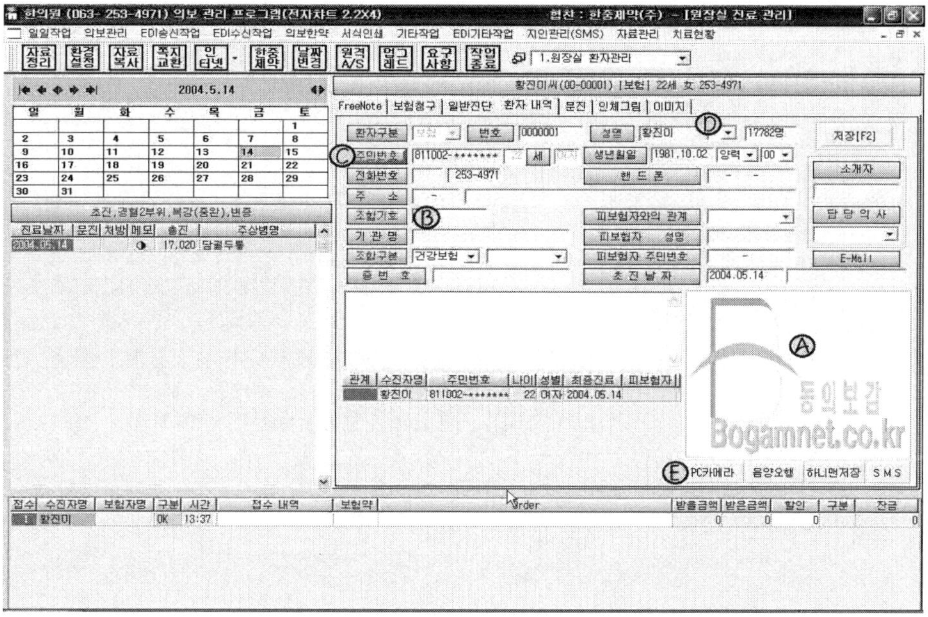
FreeNote
보험청구
일반진단
환자 내역
문진
인체그림
이미지
저장[F2]
소개자
E-Mail
Bogamnet.co.kr
PC카메라
SMS

증상 입력

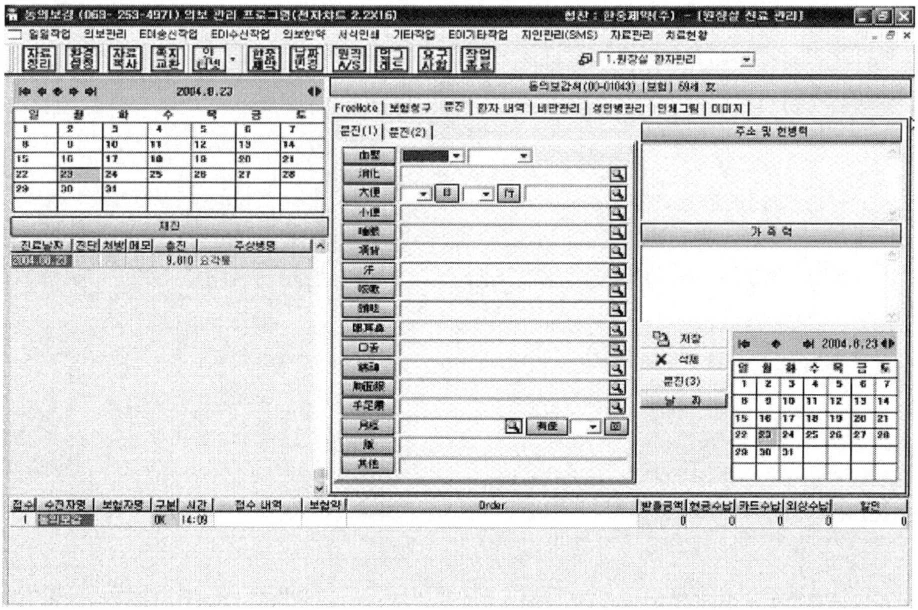
FreeNote
보험청구
문진
환자 내역
주소 및 현병력
가 족 력
저장
삭제
문진(3)
날 자

처방 관리

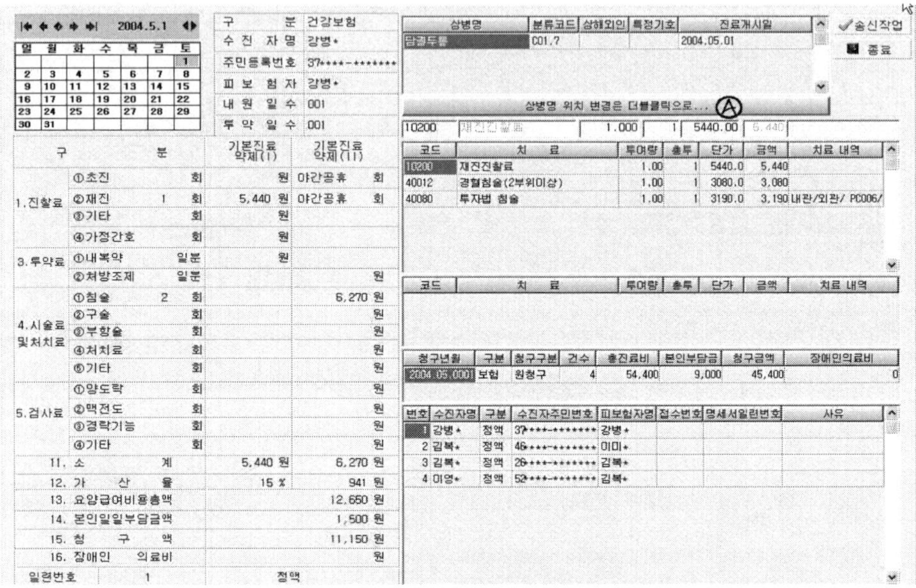

청구 관리

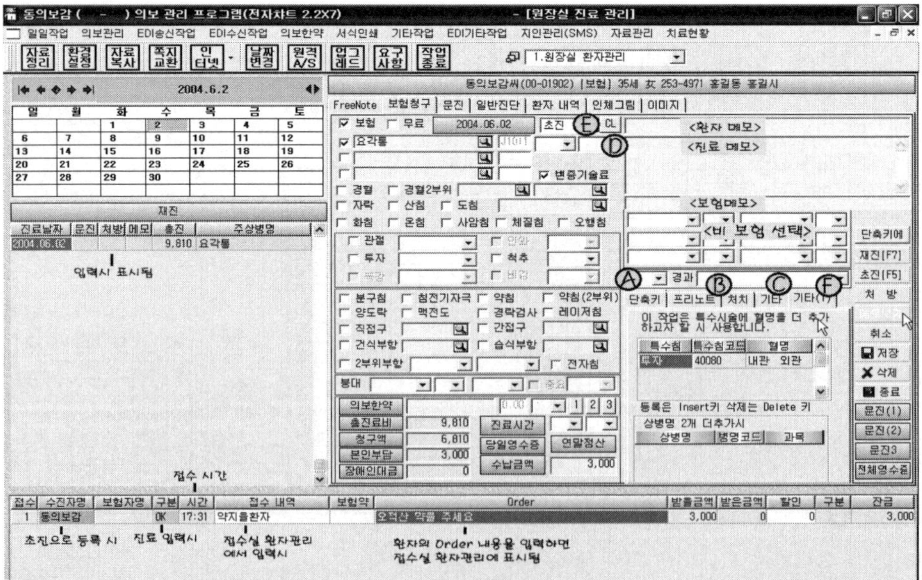
입력시 표시됨
접수 시간
초진으로 등록 시
진료 입력시
접수실 환자관리에서 입력시
환자의 Order 내용을 입력하면 접수실 환자관리에 표시됨 프로그램에서 제공하는 세부적인 기능은 다음과 같다.

■ 일일 작업

1. 전자 차트 원장실 진료 관리
2. 접수실 환자 관리
   - 수납증 출력 방법
   - 연말 정산용 출력 방법
   - 처방 관리
   - 기초 처방 관리
3. 일일 마감
   1) 접수 현황 삭제
   2) 차트 출력(보관용) – 전자 차트
   3) 결산 관리
   - 일일 결산
   - 월말 결산
   - 수납 현황
   - 외상 관리
     - 외상 환자 생성
     - 외상 환자 삭제
     - 외상 수납 관리

E) 환불 관리

F) 장부 관리
   - 일일 장부 생성
   - 장부 관리
   - 장부 인쇄

■ 의료보험 관리

1. 파일 작성 및 자료 체크
2. 보험 집계표
3. 보험 집계표(급여기관별 통계)
4. 보험 체크
5. 시술 내역별 환자 보기
6. 산재보험 집계표
7. 자동차보험 집계표
8. 용지 출력
9. 각종 통계 현황

■ EDI 송신 작업

1. EDI 자료 생성
2. EDI 변환
3. 자료 송신
4. 생성자료 보기
5. EDI 청구 화면 심사
6. 변환 오류1
7. 변환 오류2
   - 보완 청구방법
   - 추가 청구방법
   - 누락 청구방법

■ EDI 수신 작업

1. 자료 수신
2. 수신자료 변환
3. 수신자료 생성
4. 수신자료 보기

■ 의보 한약

1. 사입 관리

2. 재고 현황
3. 월별 사용 현황
4. 연별 사용 현황
5. 날짜별 조제 현황
6. 거래처 관리

■ 서식 인쇄

1. 진단서, 소견서, 확인서, 의뢰서

■ 기타 작업

1. 기초 자료 관리
   1) 수가 관리
      - 일반 수가 관리
      - 의보 한약 수가 관리
      - 단미제 수가 관리
      - 초진 적용 날짜
      - 준용명 관리
      - 탄력 붕대 및 처치 재료 관리
   2) 휴무 관리
   3) 사업장 기호 관리
   4) 한약상병명 관리
   5) 약속상병명 관리
   6) 기타 치료 관리
   7) 치료부위 관리
   8) 주소 단축키 관리
   9) 기타
   10) 문진자료 관리
2. 자료 출력
   1) 본인부담금
      - 본인부담금(일계)
      - 본인부담금(합계)
   2) 접수 날짜별 환자 출력
   3) 기간별 환자 출력
   4) 초진날짜별 환자 출력
   5) 진료년도별 환자 출력
3. DM 관리
4. 보험 차트 출력
5. 접수자료 생성
6. 가족자료 생성
7. 탄력 붕대 및 처치 재료 사입 관리
8. 진료내역 삭제
9. 환자수 구하기
10. 최종 진료일 변경
11. 보건복지부자료 제출

5.4.4.6 한의 차트

▸ 개발사: 네오미플러스 (www.neomiplus.com)

제공되는 한의 차트의 주요기능을 분석해보면 다음과 같다.

- 병원 내 문진 및 비만, 성장, 통증 설문지 운영

－진료 DB(MS-SQL) 안전성 확보
－실시간 다중 데이터 백업 서비스, 분실 훼손 차단(웹상에 DB 백업)
－CRM 홍보 효과(SMS 문자, DM 발송)
－예약자와 홈페이지 연동(예약자 리스트 관리)
－장비 프로그램 개발
－장비 프로그램과 한의 차트 연동(TAS9, 맥진기, 양도락, 영상 장비, 골다공증, 성장판 검사 장비)
－100% Non-Chart System 가능
－처방 약재 관리 프로그램(입고량, 사용량, 재고량 표시로 효율적인 관리 가능)
－인터넷 원격 A/S 100% 연동
－자동차보험, 산재보험 청구 프로그램
－멀티 디스플레이(홍보 마케팅, 대기자 리스트)
－네트워크 구축으로 한의원 내 간호사와 의사 간의 컴퓨터 대화 가능
－실시간 대기자 알림
－가족 차트 적용으로 효율적인 환자 관리 가능
－이미지 뷰어 기능(환자별로 진료 이미지 관리)
－3차원 그래픽 상담 자료
－침구실 환자의 치료 진행 과정을 실시간 파악
－캠 동영상, 화면 캡처 기능
－보험 청구 간소화(청구 오류 자동 검색)
－공단 조회 기능
－간편한 환자 검색 기능(차트 번호, 성명, 전화번호, 주소 등)

5.4.4.7 한의컴XP

▸개발사: (주)더메디컬 (www.themedical.co.kr)

한의컴XP의 주요 기능은 다음과 같다.

■ 사용자의 편리성
- 편리한 화면 구성
- 단시간 교육으로 업무 프로그램 사용 가능
- 의사 개인별 또는 과별 각자의 약속처방 관리 기능
- 본방 응용 처방 및 고유 처방 용이
- 예약환자 관리 수진자 자동 입력 및 미납 관리 등이 용이

■ 한방병원과 같은 관리
- 담당자별 데이터 추적 및 관리 용이
- 담당 의사별 통계 관리
- 외래 내원 현황 발생 관리
- 데이터 입력 시 로그인 관리

한의컴XP 기능 구성

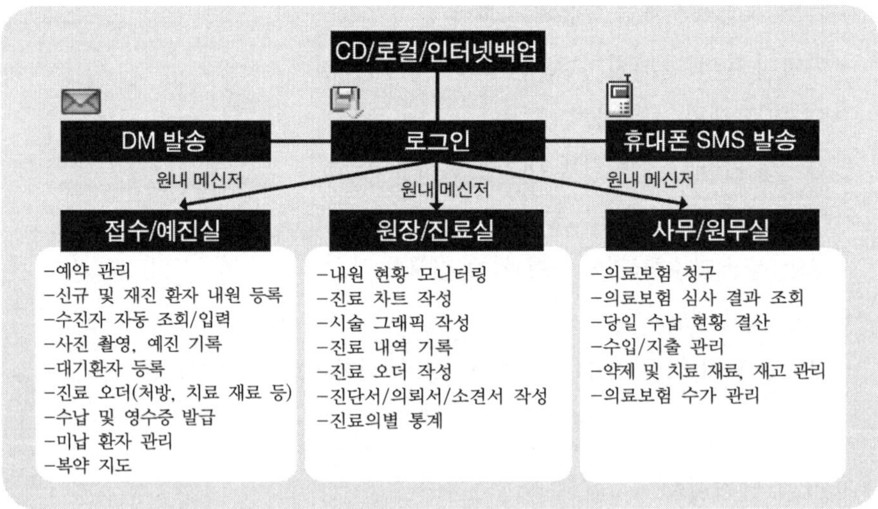

■ 방대한 기본 데이터베이스
- ≪방약합편≫, 사상처방 등 1,500여개의 본방 DB(추후 ≪동의보감≫처방 수록 예정)
- 경혈도 사전 내장
- 3차원 인체도 내장
- 임의 처방을 상용 처방집으로 보관 가능

5.4.4.8 네오차트 h-plus

▸ 개발사: 네오소프트뱅크(www.neochart.co.kr)

주요 기능을 분석해보면 다음과 같다.

- 원클릭으로 재진 환자 처방 및 처방전 발행
- 초/재진, 야간/공휴, 소아/노인 가산 코드 자동 부여
- 과거 병력 및 일일 증상 소견 입력 체계화
- 네오차트 h-plus에서 제공하는 모든 처방과 사용자 처방(원내 처방)을 쉽게 복사해 자유롭게 가감할 수 있으며, 고객의 처방란 또는 사용자 처방집에 저장
- 각 항목별 일별 통계 확인
- 고객 관리에 등록된 고객의 휴대폰으로 필요한 문자메시지 전송 가능
- 고객 관리 (처방 및 진료기록 관리, 가족 관리, 침처방 관리 등)
- 고객 상담 (인체해부도, 피부질환도, 설진학, 질환정보, 오운육기등)
- 백업 기능 제공
- 인터넷 업데이트 및 원격 A/S
- 진료실과 메모 전달 기능으로 업무 극대화
- 미수금 관리 및 환불 체계화
- 한 개의 차트 번호로 여러 개의 카드 변경 관리
- 가족 차트 개념 도입으로 카드가 동일한 환자 등록 간편화
- 원클릭으로 수납 업무 처리 완료

-여러 명의 접수자가 있어도 일목요연하게 업무 처리 가능
-과거 처방내역 조회 및 상담 업무 처리

5.4.4.9 OK차트

▸개발사: (주)한메디(www.okchart.com)

OK차트는 프로그램이 모듈별로 구성되어 있어, 사용자가 원하는 기능을 선택하여 구입해 사용할 수 있다는 점에서 합리적이지만 모듈별로 구입해야 하므로 그만큼의 추가 비용이 소요되는 측면이 있기도 하다. 각 모듈의 이름과 기능은 다음과 같다.

명칭	주요 기능
OKCHART 전자 차트	고객 등록, 수납 관리, DM 발송, 예약관리, 첩약 복용환자 추적 기능
OKOCS 처방 전송 시스템	OCS 서버 운영, 한약재 관리, 처방전 관리, 조제·탕전, DB 구축
OKMCS 고객 카드 시스템	멤버십 카드 관리 서버 운영, 고객정보 및 포인트 정보 관리
OKSAS 통계 분석 시스템	진료기록 및 경영 분석 관리
OKGMS 물품 관리 시스템	의료기관 내 별도 사업자
OKMIR 웹 예약	예약 환자정보를 OK차트 예약 관리 프로그램으로 가져와 저장
OKTJS 진료 공유 시스템	각 지점의 특정 환자 진료기록을 공유 서버에 전송하여 공유

5.4.4.10 하니맨3

▸개발자: 영생한의원 소갑석 원장

하니맨3의 주요 특징은 MDB(Microsoft Database)로 구축되어 학술 연구, 임상 연구, 경영 지원용으로 제작, 무료로 배포되고 있다는 것이다. 보험 청구 시에도 한의맥과 데이터 연동 처리가 가능하며, 추가로 기능성 소프트웨어(명함 관리 등)가 제공된다.

하니맨3의 프로세스 구성과 주요 화면은 다음과 같다.

■ 하니맨3 프로세스 구성

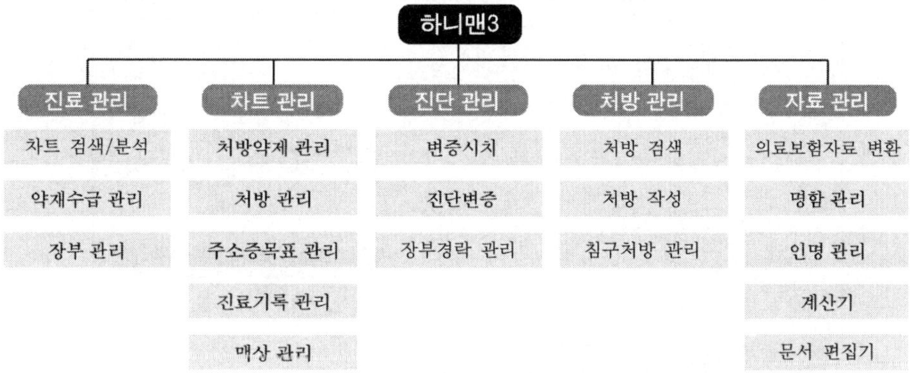
하니맨3
진료 관리
차트 검색/분석
약재수급 관리
장부 관리
차트 관리
처방약제 관리
처방 관리
주소증목표 관리
진료기록 관리
맥상 관리
진단 관리
변증시치
진단변증
장부경락 관리
처방 관리
처방 검색
처방 작성
침구처방 관리
자료 관리
의료보험자료 변환
명함 관리
인명 관리
계산기
문서 편집기

■ 접수 및 환자정보 관리

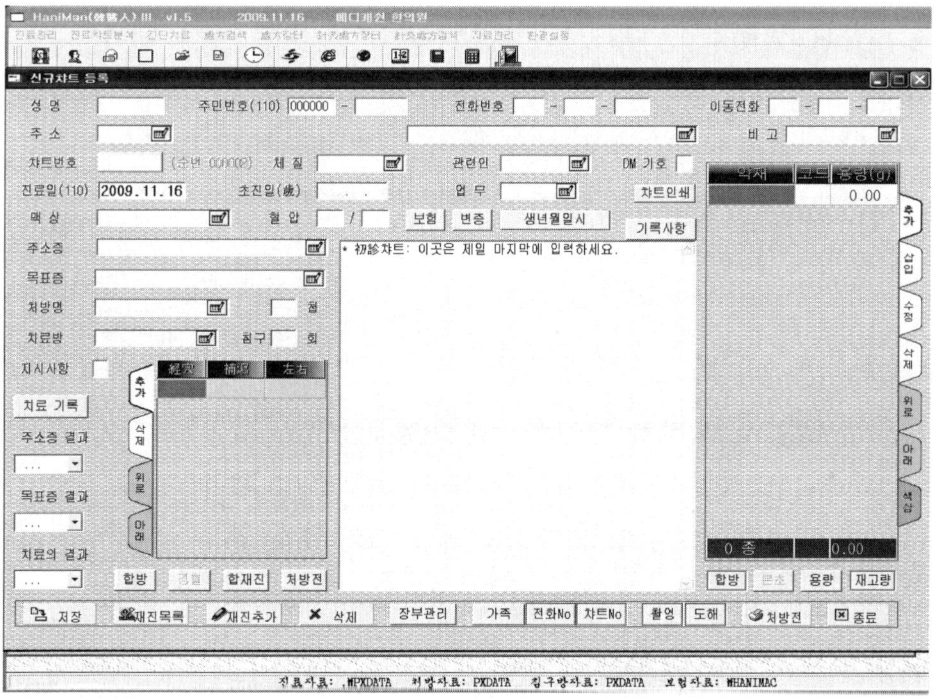

기본 처방 관리

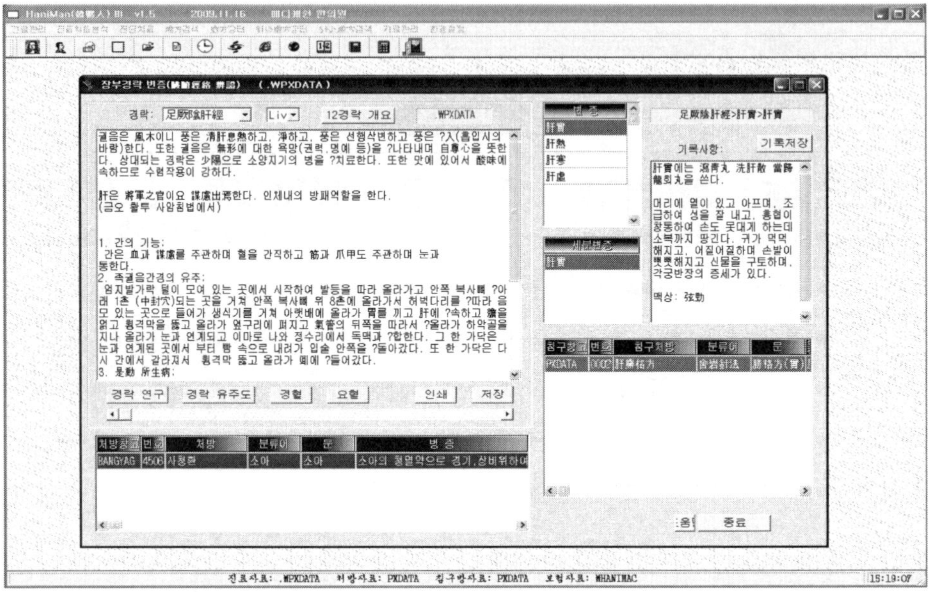

진단: 변증시치

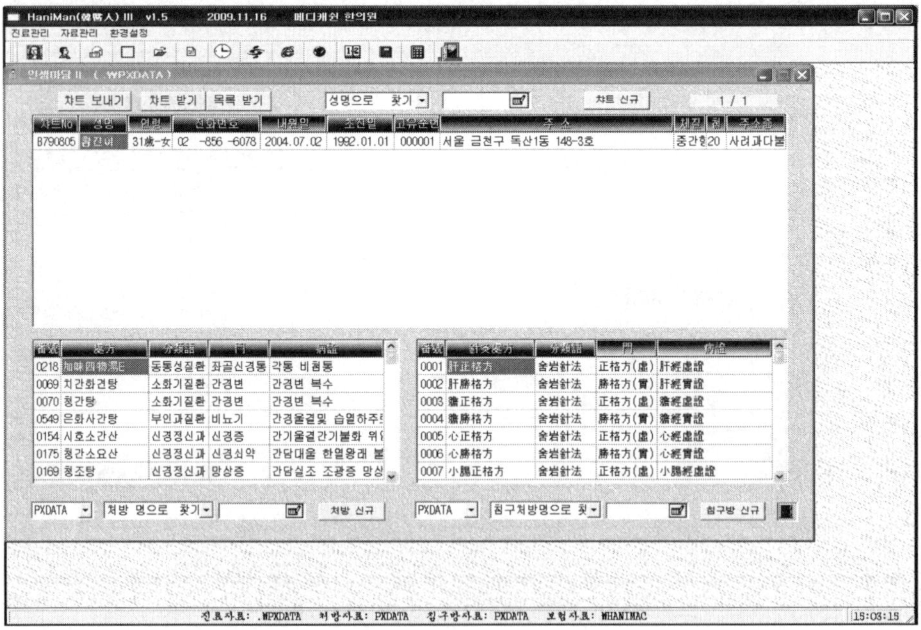

진단: 증상

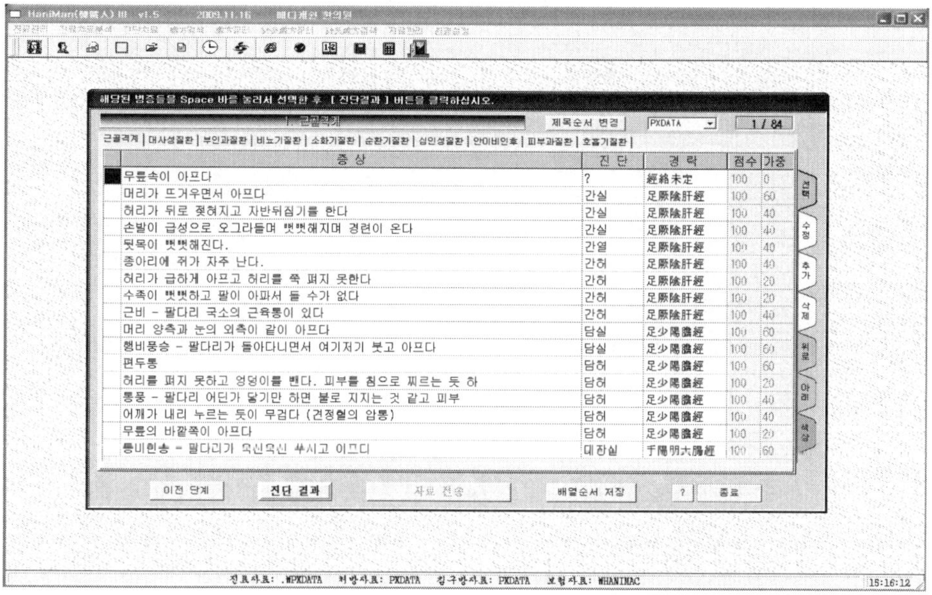

진단: 장부경락 변증

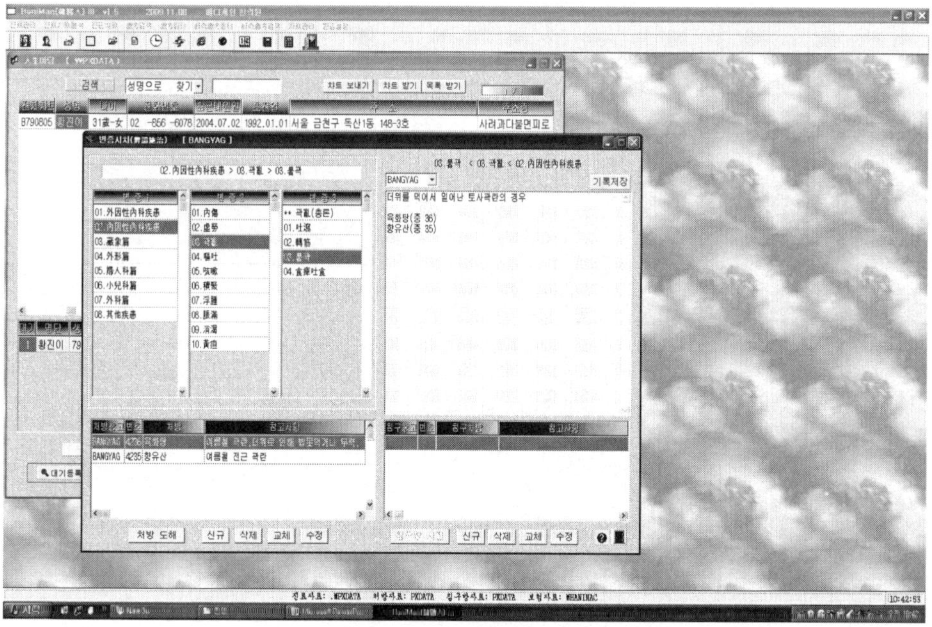

참고자료

1. 건강보험심사평가원(2005), "요양기관 정보화 실태조사 보고서".
2. 국가법령정보센터, www.law.go.kr/법령/한의약육성법
3. 김명남(2009). "u-헬스케어 서비스 동향", 한국멀티미디어학회지, 제13권 2호, pp.1-9.
4. 김용욱 외(2006), *Essential Elements of EHR System*(v 1.0), 군자출판사, p.77.
5. 김정은 · 김석화 공역(2009), "개인건강기록(PHR): 잃어버린 전자건강기록(EHR)의 조각을 찾아서", 대한의료정보학회.
6. 김주원 외(2011), "스마트 공공보건의료 서비스 도입 방안", 한국정보화진흥원.
7. 대한의료정보학회(2012), 『보건의료정보학』, 현문사.
8. 대한의료정보학회지, 2005년 11월호.
9. 대한한의사협회(1994), 『한국표준질병사인분류(한의)』, 아람인쇄.
10. 두산동아, terms.naver.comentry.nhn?docId=43419
11. 보건복지부, 2010 보건복지백서.
12. 보건의료정보표준화위원회(2007), 보건의료표준용어체계 개발 심포지엄 자료집.
13. 보건의료정보표준화위원회, www.medistds.or.kr
14. 송태민(2001), "건강정보데이터베이스 구축 및 활용방안", 한국보건사회연구원 연구보고서.
15. 신현규 · 조경수 · 최선미(2001), "한국표준질병사인분류(한의)의 질병분류

체계에 대한 한의사의 인식도 조사", 동의생리병리학회지, 제15권 3호.
16. 심범상(2007), "국제한의학표준용어(WHO IST/WPRO) 및 국제한의학질병분류(ICTM/WPRO)의 개발 현황 보고", 동의생리병리학회지, 제21권 3호.
17. 이경진(2010), 공업화학 전망, 제13권 제3호.
18. 이윤태 외(2010), "u-Health 신산업 창출을 위한 사업화 전략 연구", 한국보건산업진흥원.
19. 일본기계수출조합(2012), 米国における医療分野の IT 導入に係る動向.
20. 지식경제부(2010), 지식경제용어사전, terms.naver.comentry.nhn?docId=302907
21. 최선미・박경모・신민규・신현규(2000), "한국 한의학 질병사인 분류 체계에 관한 연구", 대한예방한의학회지, 제4권 2호.
22. 통계청, www.nso.go.kr
23. 한국전산원(2006), NCA CIO REPORT, 제05권 11호.
24. 한국전자통신연구원(2004), 전자통신동향분석, 제19권 2호.
25. 한의학용어제정위원회(2006), 『표준한의학용어집』, 대한한의학회.
26. en.wikipedia.org/wiki/Health_Level_7
27. en.wikipedia.org/wiki/Medical_informatics
28. Upkar Varshney(2003), *Pervasive Healthcare*, IEEE Communication, pp.138-140.
29. www.iso.org

부 록

1. 한의학 관련 학회 학술지

	학회명	발간자료
1	대한한의학회	대한한의학회지
2	대한한방내과학회	내한한방내과학회지
3	대한동의생리학회	대한동의생리학회지
4	대한동의병리학회	동의생리병리학회지
5	대한침구의학회	대한침구의학회지
6	대한본초학회	대한본초학회지
7	대한한방소아과학회	대한소아과학회지
8	대한한방부인과학회	대한부인과학회지
9	대한한의학원전학회	대한한의학원전학회지
10	대한외관과학회	대한외관과학회지
11	사상체질의학회	사상체질의학회지
12	대한한방신경정신과학회	동의신경정신과학회지
13	대한한의학방제학회	대한한의학방제학회지
14	한방재활의학과학회	한방재활의학과학회지
15	대한맥진학회	맥진학회지
16	척추신경추나의학회	척추신경추나학회지
17	대한한의정보학회	대한한의정보학회지
18	대한한방종양학회	한방종양학회지
19	대한의료기공학회	대한의료기공학회지
20	대한한의진단학회	대한한의진단학회지
21	대한약침학회	약침학회지
22	대한스포츠한의학회	대한스포츠한의학회지

	학회명	발간자료
23	국제어혈학회	symposium
24	대한한방병의원경영학회	대한병원경영학회지/학술대회
25	대한한방당뇨연구회	학술 집담회
26	국제동양의학회	학술 집담회
27	대한예방한의학회	대한예방한의학회지
28	소문학회(부산)	소문학회자료집

2. 한의과대학 학술논문

	대학교	연구소명	발간자료
1	가천대학교	한의학 연구소	논문집
2	경희대학교	한의학 연구소	논문집
			한의학 연구소 회보
			Journal of Oriental Medicine
		경희의료원	
3	대구한의대학교	제한동의학술원	논문집
			동서의학
4	대전대학교	한의학 연구소	논문집
5	동국대학교	한의학 연구소	논문집
6	세명대학교	한의학 연구소	논문집
7	원광대학교	전통의학 연구소	한국전통의학회지

3. 약학 관련 학술지

	학회명	발간자료
1	대한약리학회	대한약리학회지
2	대한약학회	약학회지
		Archives of Pharmacal Research
		춘 · 추계 학술대회
		팜월드 포럼
3	대한임상약리학회	임상약리학회지

	학회명	발간자료
4	대한화학회	The Journal of the Korean Chemical Society
		The Bulletin of the Korean Chemical Society
		The Korean Journal of Medicinal Chemistry
		화학세계
5	대한임상독성학회	대한임상독성학회지
6	한국분석과학회	한국분석과학회지
7	한국생약학회	한국생약학회지
		Natural Product Sciences
8	한국생체재료학회	생체재료학회지
9	한국약제학회	Journal of Pharmaceutical Investigation
10	한국응용약물학회	Biomolecules & Therapeutics
11	한국임상약학회	한국임상약학회지
12	한국병원약사회	한국병원약사회지
13	숙명여대 약학연구소	약학논문집
14	대한약사회	대한약사회지
15	The Korean Physiology Society and Korean Society of Pharmacology	The Korean Journal of Physiology and Pharmacology
16	대한의료정보학회	대한의료정보학회지

4. 생물 외 기타 학술지

	학회명	발간자료
1	한국식물학회	Journal of Plant Biology
2	한국생물공학회	KSBB Journal
		Biotechnology and Bioprocess Engineering
3	한국식물생명공학회	식물생명공학회지
		Journal of Plant Biotechnology
4	한국잡초학회	한국잡초학회지
		Weed Biology and Management
5	한국차학회	한국차학회지
6	한국식물분류학회	한국식물분류학회지

5. 국내외 전통의약 데이터베이스 콘텐츠

콘텐츠 명/ 제공처	URL	특 성	제작처	비고
TradiMed DB	www.tradimed.co.kr	한약(전반) 최대 정보서비스	한국	영어 한글
NAPRALERT	www.napralert.org	천연생산물 관련 데이터베이스	미국 일리노이대 시카고캠퍼스	영어
NAL	www.nal.usda.gov	농학/천연물	미국농무부 농학도서관	영어
NLM	www.nlm.nih.gov	의학 전반 (complementary and alternative medicine 접근)	미국 NIH 의학도서관	영어
ODS Database	ods.od.nih.gov	건강보조식품 학술지 논문 초록	미국 NIH 산하 Office of Dietary Supplements	영어
Micromedex	www.micromedex.com	Altmedx로 접근, 대체보완의학 관련 기초 정보	Micromedex사 (상업용)	영어
The British Library	www.bl.uk	AMED(Allied Medicine DB) 접속	영국 국립도서관	영어
The Cochrane Library	www.cochrane.org	의학 중요 이슈에 대한 해설 (CAM 포함)	영국	영어
국립정보학 연구소	webcat.nii.ac.jp	의 · 약학 관련 다수 데이터베이스	일본	일어
중국 중의과학원 신식연구소	off-line	중국 한의학 학술지 초록	중국	중어

6. 〈한의과대학〉

전국 한의과대학 정보 센터 www.hanidae.com

대구한의대학교 www.dhu.ac.kr

가천대학교 www.gachon.ac.kr

경희대학교 omc.khu.ac.kr

대전대학교 home.dju.ac.kr/medicine

동국대학교 site.dogguk.ac.kr/wiz/user/orient

동신대학교 hak.dsu.ac.kr/dshani
동의대학교 omc.deu.ac.kr
상지대학교 www.sangji.ac.kr/user/medicine
세명대학교 www.smhani.net
우석대학교 www.woosuk.ac.kr
원광대학교 come.wonkwang.ac.kr
전국 한의과대학 동호회 www.hani.org (2012년 8월 현재 사이트 개편 중)

〈관련 학회〉

대한경락경혈학회 www.acupoint.org
대한약침학회 www.pharmacopuncture.co.kr
척추신경추나의학회 www.chuna.or.kr
대한침구의학회 www.acumoxa.or.kr
대한한방부인과학회 www.oobgy.org
대한한의동통학회 www.dongtong.co.kr
대한한의진단학회 www.bmpomd.or.kr
대한한의학원전학회 www.wonjeon.or.kr
대한홍채의학회 www.iridology.or.kr
사암한방의료봉사단 www.saam.net
소문학회 www.somun.or.kr
대한예방한의학회 www.prehan.com
한의외치제형학회 www.hetakorea.com
현동학당 www.hyundong.co.kr

〈관련 단체〉

대한한의사협회 www.akom.org
대한한방해외의료봉사단 komsta.org

대한한방병원협회 www.komha.or.kr

한의유통 www.komd.com

〈관련 연구소〉

한국한의학연구원 www.kiom.re.kr

한국한의학연구원 자료정보실 library.kiom.re.kr

서울대학교 천연물과학연구소(전통동양약물) www.snunapri.ac.kr

숙명여자대학교 의약품연구정보센터 dric.sookmyung.ac.kr

보건연구정보센터 www.richis.org

동의학연구원 aomd.x-y.net

경희대학교 학부 동서의과학과 · 동서의학대학원 gsm.khu.ac.kr

원광대학교 한의과대학 한의예과 · 한의학과 come.wonkwang.ac.kr

원광대학교 약학대학 한약학과 colpha.wku.ac.kr

세명대 한의학연구소 home.semyung.ac.kr/user/cphysician_lab

〈정부기관〉

보건복지부 www.mohw.go.kr

식품의약품안전청 www.kfda.go.kr

한국보건사회연구원 kihasa.re.kr

한국보건산업진흥원 R&D 진흥본부 www.hpeb.re.kr

국립의료원 www.nmc.or.kr

〈기타 정보〉

한국오행벌침연구협회 www.sarm.co.kr

〈기타 보건 의료 단체〉

민족의학신문 www.mjmedi.com

대한침구사협회 www.chim.or.kr

대한의사협회 www.kma.org

대한치과의사협회 www.kda.or.kr

대한약사회 kpanet.or.kr

약사통신 www.kpca.co.kr

〈해외 연구기관〉

중국 중의과학원 www.cintcm.ac.cn

감숙중의학원 www.gszy.edu.cn

귀양중의학원 www.gyctcm.edu.cn

남경중의약대학 www.njutcm.edu.cn

복건중의학원 www.fjtcm.edu.cn

북경중의약대학 www.bucm.edu.cn

산동중의약대학 www.sdutcm.edu.cn

산서중의학원 www.cintcm.ac.cn/education/sxzyxy/index.htm

상해중의약대학 www.shutcm.edu.cn

성도중의약대학 www.cdutcm.edu.cn

장춘중의학원 www.cintcm.ac.cn/education/cczyxy/index.htm#begin

절강중의학원 www.cintcm.ac.cn/education/zizyxy/index.htm

대만위생서 중의약 위원회 www.ccmp.gov.tw

중국전통의약정보망 www.medicinechina.com

〈잡지 및 웹진〉

의학신문 www.bosa.co.kr

약업신문 www.yakup.co.kr

병원신문 www.khanews.com

7. 한의정보학 연구 현황

[목차]

연구동향 분석

한의정보학에 대한 연구 성과를 수집하기 위해 '정보'와 '데이터베이스'를 시드 키워드로 선정하고, 등고선 맵을 활용하여 관련 키워드를 수집 및 정제함으로써 〈표 1〉의 검색식을 구성하였다. 오아시스에 수록된 1963년부터 2010년 상반기까지 발행된 한의학술논문과 1979년부터 2009년까지의 한의 연구보고서를 대상으로 검색식을 적용하여 441편의 논문과 349건의 보고서를 검색하고 이를 정보 분석에 이용하였다.

표 1. 검색식 및 오아시스 검색결과

검색식	검색결과	
	논문	보고서
	1963~2010	1979~2009
지식 or 정보 or 온톨로지 or 용어 or 표준 or 분류 or 검색 or 데이터베이스 or 시스템 or 소프트웨어	441건	349건

1) 논문 분석 결과

441편의 논문은 1964년부터 2010년에 걸쳐 51개 한의학 저널에 발표되었으며 201개 기관의 815명의 저자가 작성에 참여하였다. 441편의 논문 중에서 지난 15년간 한의정보학 관련 논문은 연평균 26.7건이 발표되었다. 〈그림 1〉에 나타난 것처럼 2000년부터 본격적으로 논문이 발표되기 시작하였으며, 2006년에 가장 많은 논문이 발표되었고 이후 조금 감소하다가 다시 증가하는 추세이다.

그림 1. 한의정보학 관련 논문의 발표 추이

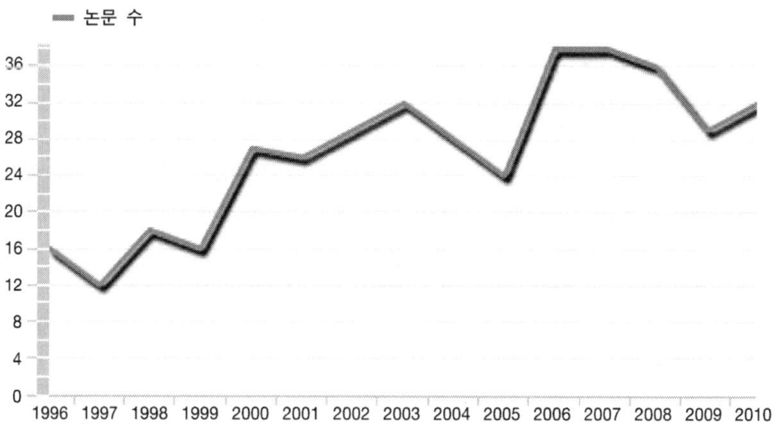

한의정보학 관련 논문은 주도적인 저자가 존재하지 않고 다수의 저자에 의해서 분산되어 발표되는 것으로 〈표 2〉처럼 분석되었으며, 최선미, 고병희, 송일병의 점유율이 약간 두드러지는 결과를 보이고 있다. 그리고 경희대학교 한의과대학과 한국한의학연구원에서 주도적으로 발표하였고, 원광대학교·대전대학교·동의대학교 한의과대학에서도 다수 발표된 것으로 분석되었다. 한의정보학 관련 논문은 ≪한국한의학연구원 논문집≫과 ≪동의생리병리학회지≫에 가장 많이 발표되었으며, ≪사상체질의학회지≫와 ≪대한한의학회지≫에도 다수 발표된 것으로 분석되었다.

표 2. 한의정보학 관련 논문의 저자별 현황

구분	논문 수	점유율
최선미	34	7.7%
고병희	29	6.6%
송일병	24	5.4%
박영배	22	5.0%
김종열	19	4.3%
송미영	18	4.1%
이의주	17	3.9%
김철	14	3.2%

한의정보학 관련 논문은 〈표 3〉과 같이 고병희 · 송일병, 고병희 · 이의주, 송미영 · 김철 등이 공동 발표하였으며, 그 외의 다른 저자와도 활발하게 공동 발표한 것으로 분석되었다. 그리고 경희대학교 한의과대학과 한국한의학연구원에서 23건이, 대전대학교 한의과대학과 한국한의학연구원에서 16건이 공동 발표되어 기관 간의 공동 발표가 활발하게 수행되는 것으로 분석되었다.

표 3. 한의정보학 관련 논문의 저자 네트워크

구분	고병희	김종열	김철	박영배	송미영	송일병	이의주	최선미
고병희						23	13	2
김종열					1		1	2
김철					13			
박영배								
송미영		1	13					
송일병	23						11	
이의주	13	1				11		2
최선미	2	2					2	

한의정보학 관련 논문은 〈그림 2〉와 같은 연관성을 가지고 있다. A는 동서의학의 질병 분류에 대한 연구, B는 사상체질별 분류정보에 대한 연구, C는 침구경락에 대한 기전 연구, D는 데이터베이스 및 진단 시스템에 대한 연구, E는 질병별 진단 및 치료연구, F는 문헌기반 정보 연구로 분석되었다.

▌그림 2. 한의정보학 관련 논문에 대한 등고선 맵 분석 결과

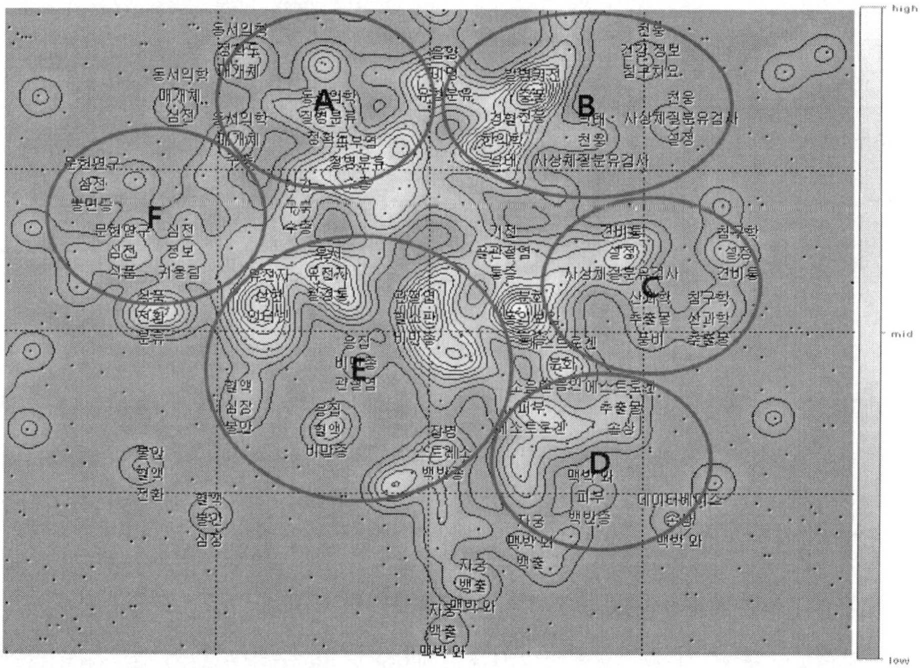

2) 과제 분석 결과

지난 14년간 한의정보학 관련 과제는 연평균 24.4건이 수행되었으며, 2000년부터 본격적으로 연구가 시작되어 연구결과가 발표되었고, 2007년에 가장 많은 연구가 수행된 것으로 〈그림 3〉과 같이 분석된다. 한의정보학 관련 과제비는 2000년부터 본격적으로 지원되기 시작해, 2005년부터 2007년까지 평균 3억 4천 8백만 원이 지원되었다. 과제별 평균 연구비는 2005년에 3억 9천 7백만 원으로 가장 높게 나타났다.

▌그림 3. 한의정보학 관련 과제 추이

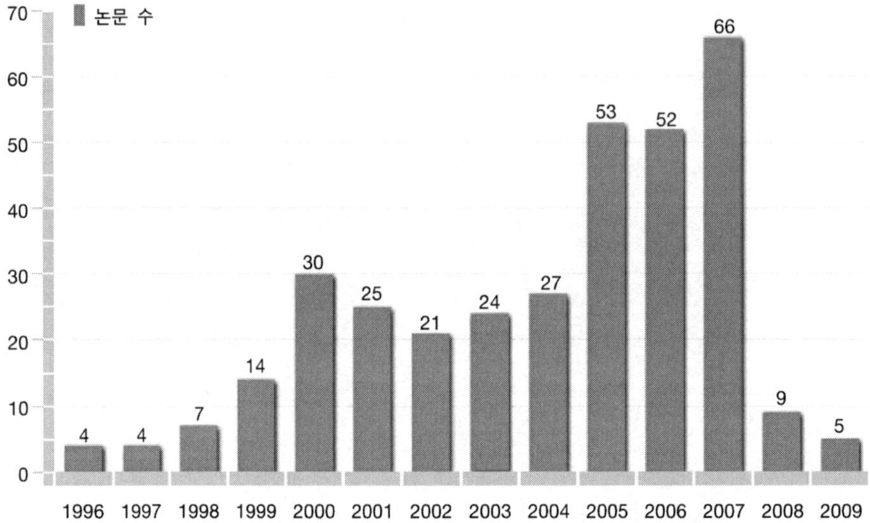

한의정보학 관련 과제는 〈표 4〉와 같이 한국한의학연구원의 안상우가 31건을 수행하며 가장 활발하게 연구한 것으로 나타났다. 김종열, 송미영, 최선미에 의해서도 다수의 연구가 수행된 것으로 분석되었다. 그리고 한국한의학연구원이 113건으로 가장 많은 연구를 수행한 것으로 나타났으며, 다음으로 경희대학교 한의과대학과 서울대학교가 각각 21건과 7건을 수행한 것으로 분석되었다.

한의정보학 관련 과제는 교육과학기술부가 86건을 발주하여 24.6%로 가장 많았으며, 식품의약품안전청이 58건(16.6%), 그리고 보건복지부가 53건(15.1%) 순으로 나타났다. 과제 예산을 기준으로 분석하면 〈그림 4〉처럼 교육과학기술부가 총 10억 7천 1백만 원의 가장 많은 예산을 투입하였고, 보건복지가족부는 10억 5천 6백만 원의 예산을 투입하였다.

표 4. 한의정보학 관련 연구책임자별 과제 수

구분	과제 수
안상우	31
김종열	14
송미영	11
최선미	10
고병섭	9
윤유식	5
김성수	5
신현규	4

그림 4. 한의정보학 관련 부처별 투입 예산

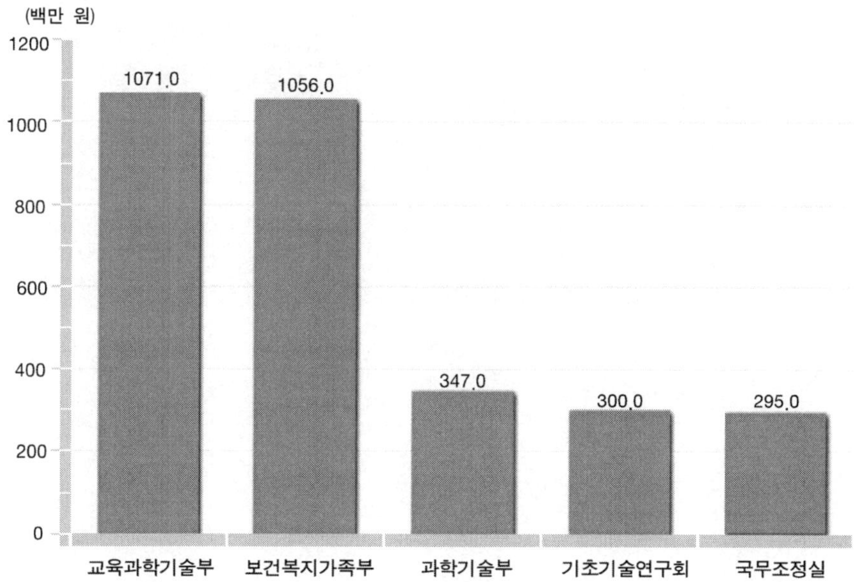

한의정보학 관련 과제는 〈그림 5〉와 같은 연관성이 있다. A는 건강관리 시스템에 대한 연구, B는 혈관 관련 질환에 대한 연구, C는 세포 및 유전자 수준의 기전 연구, D는 한약재 및 침술에 대한 정보 연구로 분석되었다.

▌그림 5. 한의정보학 관련 과제에 대한 등고선 맵 분석 결과

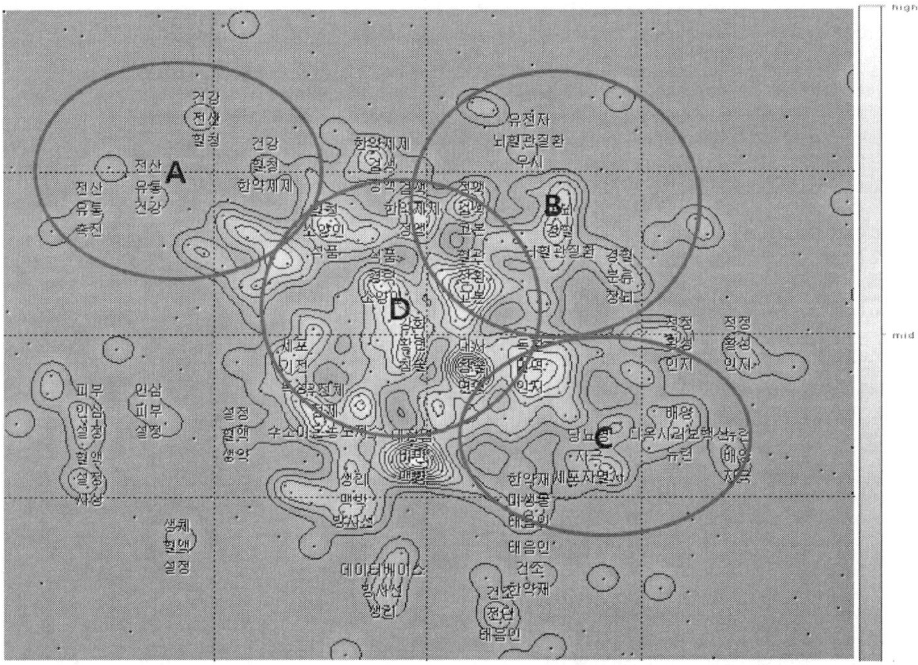

Appendix 1. 한의학술논문 리스트

	제목	저자	저널	발행일	권(호)	페이지
1	性神經에 作用하는 藥草의 分類解說	權五增		1964	2(8·9 병합호)	41-42
2	産兒制限으로 因한 韓國女性의 子宮病과 그 虛實 五段階 分類方法	趙世衡		1970. 4. 30	통권 30호	13-20
3	柴胡湯投與가 Salmonella typhi (Ty_2) 標準菌株에 依하여 發熱된 가토의 體溫에 미치는 影響에 關한 研究	盧昇鉉		1974. 9. 20	통권 42호	62-72
4	東醫寶鑑 上에 나타난 合谷穴의 臨床的 分類研究	林鍾國		1975. 3. 15	12(1)	61-68
5	男子高校生 體幹全面의 赤外線 體熱映像 類型分類에 關한 研究	金正洙, 崔昇勳, 安圭錫		1978. 12. 31	15(1)	36-50
6	四象體質分類檢査(QSCC)와 多面的 人性檢査(MMPI)의 比較分析을 通한 四象體質鑑別과 四象體質別 人格特性에 關한 考察	金鍾元, 金鍾佑, 高炳熙, 宋一炳		1978. 12. 31	15(1)	66-74
7	鬱證의 病因·病證分類에 關한 文獻的 考察	田炳薰, 鄭遇悅		1986. 10. 10	7(2)	219-227
8	韓醫學 用語의 로마字 表記에 對하여	金德湖, 禹弘禎		1987. 4. 30	8(1)	179-185
9	韓醫診斷 專門家 시스템의 知識베이스 구축에 關한 研究	金廣中, 金完熙	대한한의학회지	1987. 10. 10	8(2)	77-79
10	生物全面情報診療法에 對한 概觀	李騫		1988	9(2)	143-147
11	赤外線 體熱 撮影診斷器를 利用한 體質分類와 病症診斷에 關한 臨床的 研究	池圭鎔, 崔昇勳, 安圭錫, 文濬典		1993. 10. 31	14(2)	30-63
12	진단 Chart 작성의 표준화	권영규		1994. 10. 23	15(2)	306-320
13	시스템이론의 한의학적 적용에 대한 고찰	박왕용, 신민규, 김완희		1994. 10. 23	15(2)	412-428
14	多情報 獲得을 위한 맥진기 개발과 임상적 의의	박영배, 이호재, 허웅		1995. 4. 30	16(1)	499-504
15	白斑症 使用藥物에 대한 文獻的 考察-關聯文獻에 나타난 白斑症의 常用藥物 種類, 虛實, 時代, 原因別 分類를 中心으로-	李仙童		1995. 10. 31	16(2)	44-61
16	四象體質分類檢査紙(QSCC) Ⅱ의 標準化 研究-각 체질집단의 群集別 Profile 분석을 중심으로-	金善豪, 高炳熙, 宋一炳		1996. 10. 31	17(2)	337-393
17	중풍변증에 관련된 임상지식에 대한 요인분석	權寧奎, 朴昌國, 姜孝信		1997. 10. 30	18(2)	73-81

	제목	저자	저널	발행일	권(호)	페이지
18	東醫寶鑑 消渴門에 收載된 處方들의 血糖降下效果에 對한 初步的 檢索	강신익, 박민호, 안세영, 두호경	대한한의학회지	1998. 10. 30	19(1)	27-37
19	國內文獻(35)에 나타난 抗老化 및 抗酸化의 實驗的 研究에 對한 檢索	安相源, 李哲浣		1998. 10. 30	19(2)	373-390
20	鈞鉤藤이 一側 前庭器官 損傷 흰쥐의 前庭補償에 미치는 影響	金裁孝, 宋辰鎬, 李成鎬, 金民先, 孫仁喆, 朴炳林		2000. 2. 18	20(1)	66-76
21	『한국표준질병사인분류(韓醫)』의 분석과 개선안에 관한 연구	박경모, 신현규, 최선미		2000	21(3)	9-19
22	사상체질분류검사지(QSCC Ⅱ)를 이용한 체질감별방법에 대한 비교연구	정현지, 주입산, 유재연, 신동은, 한창호		2000. 12. 29	21(4)	73-83
23	한약재들의 안지오텐신 전환효소 억제 작용 검색	강대길, 오현철, 손은진, 권태오, 이호섭		2001. 6. 29	22(2)	3-9
24	아토피 피부염 환자에 대한 임상적 연구: 한의학적인 임상유형분류 및 치료	윤화정, 고우신		2001. 6. 29	22(2)	10-21
25	한의학분야 연구자들의 학술정보이용 행태에 관한 연구	변성희, 윤구호, 서미령		2002. 6. 29	23(2)	1-18
26	女性 肥滿의 誘發類型 分類方法 研究	진승희, 최경미, 박영배		2003. 3. 31	24(1)	122-132
27	陰陽人 類型分類에 關한 研究: 說問紙를 中心으로	이상범, 최경미, 박영배		2004. 3. 27	25(1)	1-20
28	지적재산권 보호를 위한 전통의학 DB 구축에 관한 고찰	최환수, 이제현, 김용진		2004. 9. 30	25(3)	12-19
29	糖尿病의 연구 경향에 대한 고찰-한의 학술 논문 검색을 중심으로	이은방, 나건호, 류충열, 조명래		2004. 9. 30	25(3)	169-179
30	뇌혈관질환의 한양방적인 위험요인 규명 및 진단 표준화 연구를 위한 CRF 및 SOP 개발	고성규, 전찬용, 박종형, 한창호, 고호연, 윤유식, 최선미, 김중길, 정우상, 문상관, 조기호, 김영석, 배형섭		2006. 3. 30	27(1)	204-219
31	退行性關節炎 치료제 개발을 위한 수종의 한약재활성 검색 및 기전연구	허정은, 조은미, 양하루, 김대성, 백용현, 이재동, 최도영, 박동석		2006. 3. 30	27(1)	229-239
32	韓方診斷시스템 DSOM(r) D.1.1의 信賴度研究	이지행, 조혜숙, 김미진, 엄윤경, 유주희, 이인선, 이용태, 지규용, 김종원, 김규곤		2006. 6. 30	27(2)	23-35
33	사상체질분류검사(QSCC Ⅱ)의 재현성에 관한 연구	황덕상, 조정훈, 이창훈, 장준복, 이경섭		2006. 9. 30	27(3)	145-150
34	일회용침 단체표준의 개발과 향후 전망	장인수, 구성태, 김장현, 박재현, 박종배, 박히준, 서정철, 송호섭, 이인환, 이향숙, 최선미, 한창호		2006. 9. 30	27(3)	222-226

	제목	저자	저널	발행일	권(호)	페이지
35	한의 진찰항목 표준화를 위한 실태 및 수요조사	문진석, 박세욱, 강병갑, 김보영, 강경원, 최선미		2007. 9. 30	(3)	
36	다기관 임상연구를 통해 도출된 중풍변증표준안의 진단프로그램개발에 관한 연구-I	박세욱, 강병갑, 장인수, 홍석, 한창호, 권정남, 선승호, 전찬용, 조기호, 박세진, 이인, 설인찬, 최선미		2007. 9. 30	28(3)	126-137
37	溫鍼의 표준화를 위한 애주의 밀도에 따른 온도 측정 研究	김윤홍, 이승호, 여수정, 최일환, 김영곤, 임사비나		2008. 7. 30	29(3)	11-20
38	한의 정보 표준화를 위한 공통 임상기록 서식 개발 연구	문진석, 김정철, 박세욱, 고호연, 김보영, 강병갑, 강경원, 최선미	대한한의학회지	2009. 1. 30	30(1)	40-50
39	한의학 연구개발과제 수집 방법 및 검색 관리 시스템 구축	김상균, 장현철, 예상준, 김철, 엄동명, 송미영		2009. 7. 30	30(4)	47-58
40	기능성 소화불량증 환자에 대한 한약복합제의 치료 효과: 무작위배정 표준치료제 위약 대조군 연구	김연미, 박양춘, 조정효, 강위창, 손미원, 홍권의		2010. 1. 30	31(1)	1-13
41	韓醫 方劑名의 英譯 標準化에 대한 研究	안상영, 권오민, 한창현, 박상영, 안상우		2010. 1. 30	31(1)	57-68
42	한의학 정보환경의 변화와 오아시스의 미래전략	예상준, 김철, 김진현, 장현철, 김상균, 한정민, 송미영		2010. 7. 31	31(4)	49-62
43	〈中醫方劑學〉에 收錄된 處方의 效能別 系統分類와 引用文獻에 대한 考察	金永坂, 吳明澤		1994. 2. 23	8(1)	1-28
44	급각의 臨床分類에 의한 文獻的 考察	朴湧基, 盧秉秀		1995. 6. 30	10(1)	119-142
45	乾薑의 標準化에 관한 研究-시판 乾薑의 HPLC에 의한 6-gingerol 함량 및 용매에 따른 추출율 비교-	林康鉉, 金護哲, 安德均		1996	11(2)	85-91
46	自然銅(산골)의 품질표준화 및 抱製 전후의 성분 비교	국윤범	대한본초학회지	2003. 3. 30	18(1)	21-31
47	巴戟天 炮製方法에 따른 품질표준화 연구	이혜원, 천진미, 이아영, 김호경		2005. 12. 30	20(4)	133-140
48	地黃의 18S rRNA 유전자 염기서열의 분석 및 분류학적 연구	배영민, 배은하, 신동민		2006. 6. 30	21(2)	9-13
49	白石脂의 品質標準 設定을 위한 藥用鑛物學的 研究	박맹언, 성규열, 김필근, 김창민, 이부균, 최용선, 정용수, 이장천		2006. 12. 31	21(4)	149-158
50	韓國産 穀精草目 식물에 관한 本草學的 研究	정보견, 노정은, 윤한룡, 송호준, 정종길		2007. 3. 30	22(1)	25-34

	제목	저자	저널	발행일	권(호)	페이지
51	HPLC/DAD를 이용한 6種牛膝의 분류기준 연구-牛膝(쇠무릎, Achyranthesjaponica NAKAI)로부터 20-hydroxyecdysone 분리·동정 및 산지별 우슬의 HPLC 패턴 비교-	김정희, 김종문, 강대훈	대한본초학회지	2008. 3. 30	23(1)	109-116
52	耳鳴의 原因別 分類 및 治法에 關한 文獻的 考察	李貞鏞, 盧石善	대한한방외관과학회지	1992. 12. 19	5(1)	45-59
53	PubMed 검색을 통해 살펴본 Aromatherapy의 임상연구동향에 관한 고찰	한은정, 김윤범	한방안이비인후피부과학회지	2002. 8. 31	15(1)	276-284
54	한방 진단 시스템(DSOM)를 통한 耳鳴 환자와 건강대조군의 변증 비교 분석	김미보, 변석미, 신상호, 고우신, 윤화정		2008. 12. 24	21(3)	166-183
55	訓民正音 글자 만든 原理(陰陽五行原理)로 살펴본, 韓方病理 用語 痛·病·疼의 우리말 解釋에 關한 考察	金宇鎬	대한한의학원전학회지	1993. 12. 31	7	25-34
56	李濟馬가 제시한 體質別 藥物分類 原則에 대한 研究	林鎭錫		2000. 6. 30	13(1)	345-360
57	五行으로 분류한 音樂이 누에의 形質變化에 미치는 영향-韓方 音樂治療를 중심으로-	李承鉉, 洪元植		2003. 8. 25	16(2)	1-42
58	運氣理論의 韓醫學的 適用에 關한 考察	朴勇浩, 趙學俊		2006. 2. 28	19(1)	1-15
59	한의학정보 검색엔진 개발을 위한 시소러스 연구	白裕相		2006. 2. 28	19(1)	155-167
60	醫易三鍼法에 대한 연구-命理理論을 활용한 체질 분류 및 침치료법-	丁彰炫		2006. 11. 30	19(4)	193-201
61	十二經脈의 循行歌와 經穴歌에 對한 研究 -十二經脈의 循行 部位 및 方向과 經穴歌의 分類를 위주로-	姜東允, 趙學俊, 金昊顯		2007. 5. 31	20(2)	61-123
62	한의학 논문투고 및 심사관리 시스템 구축	엄동명, 오상미, 송미영		2007. 11. 30	20(4)	1-15
63	체질임상정보 및 바이오정보를 활용한 연구동향분석에 대한 연구	김철, 송미영, 엄동명		2007. 11. 30	20(4)	171-186
64	개념중심 용어테이블을 이용한 효능중심 본초 검색방법 연구	이병욱, 엄동명, 김정자, 박지하		2007. 11. 30	20(4)	311-318
65	脾胃論에 기재된 용어 분류 체계에 관한 연구	정두영, 이병욱, 엄동명, 김은하		2009. 2. 25	22	191-205
66	약재와 처방 온톨로지 기반 추론 연구	김상균, 장현철, 김진현, 예상준, 김철, 엄동명, 송미영		2009. 8. 25	22(3)	97-105

	제목	저자	저널	발행일	권(호)	페이지
67	한의학 용어관리 시스템을 결합한 고전원문 제공 서비스에 관한 연구	이병욱, 심범상, 엄동명	대한한의학원전학회지	2009. 11. 25	22(4)	167-176
68	小兒藥證直訣과 脾胃論에 기재된 용어 비교에 관한 연구	김민건, 이병욱, 김은하		2010. 1. 25	23(1)	59-79
69	비위론에 기재된 술어의 분류에 관한 연구	김명희, 이병욱, 김은하		2010. 1. 25	23(1)	163-186
70	本草 效能 主治 用語에 對한 研究	신재혁, 이병욱, 엄동명		2010. 3. 25	23(2)	107-118
71	본초 효능 용어에 관한 연구	오용택, 이병욱, 김은하		2010. 9. 25	23(5)	35-50
72	『東醫寶鑑』「湯液篇」의 本草 분류에 대한 연구	오재근, 김용진		2010. 9. 25	23(5)	55-66
73	女性不姙의 原因分類에 關한 文獻的 考察	金哲源, 柳深根, 朴炳烈	대한한방부인과학회지	1991. 3. 31	4(1)	43-56
74	主成分分析을 利用한 韓方婦人科 診斷의 客體化 시스템 開發에 관한 研究	田蘭姬, 李仁仙		1998. 8. 31	11(2)	290-314
75	MEDLINE에서 檢索된 不妊症에 關한 論文들의 最近 研究性向에 對한 考察	朴鐘圭, 金曈一		2000. 2. 28	13(1)	581-589
76	帶下의 색태별 分類에 따른 文獻的 考察	青成希, 陳千植,		2000. 8. 31	13(1)	345-369
77	DITI를 이용한 수족 냉증 진단의 표준화	김동환, 김용석, 이경섭		2001. 8. 31	14(2)	129-134
78	PubMed 검색을 통한 반복유산의 최신 연구에 관한 고찰	문현주, 임은미		2004. 5. 31	17(2)	78-91
79	PubMed에서 검색된 난소 과자극 증후군에 대한 최신 연구 고찰	정민영, 손영주		2005. 2. 28	18(1)	192-206
80	한방진단시스템을 이용한 女性不姙의 한의학적 因子 연구	이인선, 조혜숙, 엄윤경, 유주희, 강종근, 김규곤		2007. 2. 28	20(1)	214-238
81	월경통으로 검색한 한방부인과 관련 인터넷 사이트의 건강정보에 대한 평가	유성원, 윤인환, 조한백, 김송백, 최창민, 최철원		2007. 5. 29	20(2)	188-195
82	PubMed 검색을 통한 침구치료의 산과적 응용에 대한 최근 연구 고찰	하지연, 이진무, 이창훈, 조정훈, 장준복, 이경섭		2007. 11. 30	20(4)	132-147
83	PubMed 검색을 통한 폐경기 증상의 침구 임상시험에 대한 고찰-안면홍조를 중심으로	김로사, 이진무, 이창훈, 조정훈, 장준복, 이경섭		2007. 11. 30	20(4)	148-159
84	PubMed 검색을 통한 계류유산의 최신 연구에 대한 고찰	박찬수, 정민영, 손영주		2007. 11. 30	20(4)	160-174
85	PubMed 검색을 통한 부인과 관련 침 임상시험 현황에 관한 연구	정재철, 김동일		2008. 8. 30	21(3)	200-217

	제목	저자	저널	발행일	권(호)	페이지
86	한방진단시스템 DSOM을 이용한 무월경 및 희발월경의 변증진단 연구	이인선, 배경미	대한한방부인과학회지	2009. 5. 29	22(2)	189-208
87	韓國診斷專門家 시스템의 智識베이스 구축에 關한 硏究	金廣中, 金完熙	동의생리병리학회지	1987. 12. 31	2(1)	45-111
88	赤外線 體熱 診斷器를 利用한 心下部諸症의 分類	石聖化, 安圭錫		1993. 10. 31	8(1)	235-243
89	大腸癌의 東西醫學的 比較硏究	김정범, 안규석		1995. 8. 31	9(2)	89-127
90	한의질병명과 분류표준화에 대한 기초이론 연구	鄭遇悅		1998. 2. 28	12(1)	82-95
91	『東醫寶鑑』의 질병분류에 대한 연구(Ⅰ)-雜病篇을 중심으로-	鄭遇悅		1999. 2. 28	13(1)	1-10
92	『東醫寶鑑』의 질병분류에 대한연구(II)-「雜病論」(卷之二)의 風門을 중심으로	鄭遇悅		2000. 2. 29	14(1)	51-56
93	「한국표준질병사인분류(한의)」의 질병분류 체계에 대한 한의사의 인식도 조사	신현규, 조경숙, 최선미		2001. 6. 25	15(3)	373-379
94	『동의보감』의 질병분류에 대한 연구(4)-「잡병편」(권2)의 '풍문' 중 '파상풍'을 중심으로-	정우열		2002. 4. 25	16(2)	209-214
95	한약재 물 추출물의 아세틸콜린에스테라제 활성 억제 검색	이형철, 황상구, 이영찬, 김대근, 박영준, 김태은, 김명동, 전병훈		2002. 4. 25	16(2)	215-219
96	백출 추출물의 세포독성과 항균효과 검색	최은영, 오현주, 박낭규, 천현자, 안종웅, 전병훈, 한두석, 이현옥, 백승화		2002. 4. 25	16(2)	348-352
97	한약재 물 추출물의 Monoamine Oxidase B의 활성 억제 및 항산화 활성 검색	이형철, 황상구, 김대근, 주성민, 유형근, 김원신, 안원근, 전병훈		2002. 6. 25	16(3)	458-463
98	인터넷 기반 한의진단전문가 시스템(KHU-PIPE) 개발	최승훈		2002. 6. 25	16(3)	528-531
99	五音 표준화를 위한 중국 "五音" 治療音樂의 분석	하기종, 이용태, 김경철		2002. 12. 25	16(3)	1106-1109
100	大蒜의 분획별 추출물에서 항균활성 검색	김희석, 배홍모, 김신무, 이현옥, 김기영		2002. 12. 25	16(3)	1184-1189
101	랫드에서 田螺 추출물의 간기능 개선, 간보호 및 항섬유화 효과 검색	김희석, 김진숙, 김기영		2003. 2. 25	17(1)	118-122
102	芝山先生이 주창한 膽 膀胱 용어에 대한 연구	강경화, 백근기, 김경철, 이용태		2003. 4. 25	17(2)	275-292
103	心病證 진단요건의 표준 설정을 위한 연구	최선미, 박경모, 정찬길, 성현제, 안규석		2003. 8. 25	17(4)	845-851

	제목	저자	저널	발행일	권(호)	페이지
104	In vitro 검출시스템을 이용한 한약재 추출물로부터의 에스트로겐 활성의 검증	이상현	동의생리병리학회지	2003. 8. 25	17(4)	1054-1058
105	Protege를 이용한 한의학의 구조화된 증상 입력을 위한 온톨로지 개발	박경모, 임희숙, 박종현		2003. 10. 31	17(5)	1151-1156
106	(1,3)β -Glucansynthase효소 억제 활성을 가진 천연물의 검색	천현자, 김영순, 이영행, 곽규범, 권석용, 권태오, 채규윤		2003. 12. 25	17(6)	1509-1513
107	미세파동 생체활성기의 주파수 발생장치 소프트웨어화 연구	김경철		2004. 2. 25	18(1)	50-52
108	한국십진분류법의 한의학분야 細目분류에 관한 고찰	엄석기, 맹웅재		2004. 4. 25	18(2)	359-370
109	한약재 물 추출물의 생리활성 검색 및 MPTP-유도 신경독성에 대한 대황의 보호효과	김태은, 윤여민, 박용인, 김윤석, 전병훈, 김명동		2004. 12. 25	18(6)	1666-1685
110	활성 혈소판에서 혈소판 응집능, 순환 AMP, 순환 GMP, TXA2, Ca2+ 동원, PLC-γ 2 그리고 IP3의 타이로신 인산화에 계지복령환이 미치는 영향	김한근, 김종구, 김성하, 사은호, 김재우		2004. 12. 25	18(6)	1860-1868
111	Body Mass Index(BMI) 분류에 따른 그룹들 간 근육둘레비율의 상관성 연구	김동건, 차윤엽, 박원형		2005	19(4)	1099-1103
112	영위생리와 각성·수면시스템의 비교를 통한 陰陽의 含意 분석	이상만, 지규용, 엄현섭		2005	19(5)	1154-1161
113	사상체질진단 표준안 연구	김종원, 정성일, 최미옥, 김규곤, 이의주, 김종열, 이용태		2005	19(6)	1504-1512
114	한의 중풍변증 표준안-I에 대한 보고	김중길, 설인찬, 이인, 조현경, 유병찬, 최선미		2006. 2. 25	20(1)	229-234
115	한국형 중풍변증진단 표준안의 필요성에 대한 설문조사 보고	유병찬, 김중길, 설인찬, 신선화, 이인, 조현경, 최선미		2006. 2. 25	20(1)	273-278
116	청강 김영훈 진료기록 데이터베이스 모형 개발연구	차웅석		2006. 4. 25	20(2)	279-291
117	고령친화용품 표준화를 위한 분류	김이순, 권자연, 김경철, 신순식, 문인혁, 황이철		2006. 4. 25	20(2)	328-332
118	설문지 분석법에 의한 肝·心·脾·肺·腎病의 標準 症狀 및 男女差異 研究	권혁, 이인선, 김규곤, 김종원, 엄현섭, 지규용		2006. 8. 25	20(4)	1057-1062
119	진균증을 치료하는 한방외용약의 제형과 약물 분류	김용찬, 강정수		2006. 10. 25	20(5)	1126-1134
120	설문지 분석법에 의한 氣虛 血虛 氣滯 陰虛 陽虛證의 표준 증상 및 남녀차이 연구	김강태, 엄현섭, 이인선, 김종원, 지규용		2006. 12. 25	20(6)	1742-1748

	제목	저자	저널	발행일	권(호)	페이지
121	항암 본초에 관한 최근의 연구 동향 분석-PubMed 검색을 통해	윤담희, 조정효, 손창규, 유화승, 이연월, 이남헌, 이종훈, 방선휘, 조종관	동의생리병리학회지	2006. 12. 25	20(6)	1763-1768
122	한국형 중풍변증 표준안-Ⅱ에 대한 보고	고호연, 김중길, 강병갑, 김보영, 고미미, 강경원, 설인찬, 이인, 조현경, 유병찬, 최선미	동의생리병리학회지	2006. 12. 25	20(6)	1789-1792
123	중풍의 아형분류에 관하여	고호연, 김중길, 강병갑, 김보영, 고미미, 강경원, 설인찬, 이인, 조현경, 유병찬, 최선미	동의생리병리학회지	2007. 2. 25	21(1)	263-269
124	중풍변증표준안 진료기록부 임상적용을 위한 증례기록부와 표준작업지침서의 개선과정	이민구, 강병갑, 김보영, 고호연, 최선미, 설인찬, 조현경, 윤종민, 문병순, 이인	동의생리병리학회지	2007. 2. 25	21(1)	347-351
125	설문지 분석법에 의한 담, 혈어, 한, 열, 습, 조, 병기의 표준 증상 및 남녀차이 연구	오명택, 엄현섭, 김종원, 이인선, 지규용	동의생리병리학회지	2007. 4. 25	21(2)	532-538
126	국제한의학표준용어(WHO IST/WPRO) 및 국제한의학질병분류(ICTM/WPRO)의 개발 현황 보고	심범상	동의생리병리학회지	2007. 6. 25	21(3)	776-780
127	중풍 한의변증 표준화를 위한 증상의 중요도 적용 연구	고호연, 강병갑, 김보영, 강경원, 고미미, 박세욱, 차민호, 강봉주, 방옥선, 유병찬, 최선미	동의생리병리학회지	2007. 8. 25	21(4)	1051-1055
128	간이정신진단검사(SCR-90-R)와 사상체질분류 검사지(QSCC Ⅱ)를 이용한 유방암 환자에서의 부적응 증상 연구	권모란, 권구연, 감철우, 류호룡, 방선휘, 유화승, 조정효	동의생리병리학회지	2007. 10. 25	21(5)	1313-1318
129	체질정보은행 구축에 관한 연구	이시우, 이수경, 주종천, 유현희, 장은수	동의생리병리학회지	2007. 12. 25	21(6)	1586-1589
130	〈傷寒論〉판본별 문장비교를 통한 표준 텍스트 연구-太陽病 上篇(1-30條)	지규용, 엄현섭	동의생리병리학회지	2008. 2. 25	22(1)	25-31
131	顔面形態 類型分類에 근거한 "治未病" 예방의학정신과의 상관성에 대한 연구	김경철, 이정원, 김훈, 신순식, 이해웅, 이용태	동의생리병리학회지	2008. 2. 25	22(1)	194-198
132	한국형 중풍변증표준안-Ⅱ의 변증별 사용 처방에 대한 연구	강지선, 강병갑, 안정조, 조현경, 유호룡, 설인찬, 김윤식	동의생리병리학회지	2008. 4. 25	22(2)	469-480
133	한국형 중풍 변증 표준안-Ⅱ의 변증별 변증지표의 분포 및 타당도에 관한 연구	문승희, 강병갑, 안정조, 조현경, 유호룡, 설인찬, 김윤식	동의생리병리학회지	2008. 4. 25	22(2)	487-496

	제목	저자	저널	발행일	권(호)	페이지
134	ICD 연계 한의질병분류를 위한 전제로서의 공통개념어 연구	지규용	동의생리병리학회지	2008. 8. 25	22(4)	718-724
135	太少陰陽과 八綱의 분석에 근거한 사상인 변증분류 체계 연구	강철민, 강정수, 김병수	동의생리병리학회지	2008. 10. 25	22(5)	1125-1131
136	歷代醫家의 脈象 分類에 대한 연구	박재원, 김병수, 강정수	동의생리병리학회지	2008. 12. 25	22(6)	1347-1353
137	한방진단시스템과 진단의 간의 진단 일치도 연구	이인선, 이용태, 지규용, 김종원, 김규곤	동의생리병리학회지	2008. 12. 25	22(6)	1359-1367
138	디지털 자동 설진 시스템 구축을 위한 설태 인식 알고리즘 기초 연구	김근호, 유현희, 김종열	동의생리병리학회지	2009. 2. 25	23(1)	97-103
139	교통사고 환자의 한방 변증에 대한 임상적 연구-한방 진단 시스템(DSOM)을 통한-	김민규, 허정은, 박선미, 최한나, 이인선, 김봉현, 강연경	동의생리병리학회지	2009. 2. 25	23(1)	245-250
140	한국형 중풍 변증 표준안-Ⅱ와 한열허실 변증지표의 연관성 연구	김소연, 이정섭, 오달석, 강병갑, 고미미, 김정철, 권세혀, 방옥선	동의생리병리학회지	2010. 2. 25	24(1)	15-21
141	『醫方集解』 처방 분류에 대한 고찰	송지청, 정헌영, 금경수	동의생리병리학회지	2010. 2. 25	24(1)	26-34
142	알레르기성 접촉 피부염 및 외과적 창상 모델에서 한방 입욕제 원료 처방의 효과	김정수, 한승헌, 정보경, 박소정, 김형우, 채한, 권영규, 김병주	동의생리병리학회지	2010. 6. 25	24(3)	484-489
143	국내 한약-양약 상호작용 연구논문 분석을 통한 상호작용 정보 현황파악 및 제공방안에 대한 연구	박수진, 권영규, 신재국	동의생리병리학회지	2010. 8. 25	24(4)	543-552
144	消渴의 原因과 分類에 關한 文獻的考察	白政翰, 金鍾大, 姜錫峯	동서의학	1995. 12. 10	20(3)	41-59
145	한의학 학술자료의 검색통제어안에 관한 연구	권영규	동서의학	1997. 9. 10	22(3)	1-16
146	『醫鑑重磨』의 藥性歌에 관한 연구	오재근, 윤창렬	소문학회지	2009. 11. 30	12(1)	9-27
147	사상체질변증을 위한 전문가 시스템의 지식베이스 구축에 관한 연구	김수범	대한한의정보학회지	1995. 8. 31	1(1)	57-90
148	사상체질분류검사(QSCC)의 컴퓨터 프로그램 연구	하만수	대한한의정보학회지	1995. 8. 31	1(1)	91-106
149	중국 중의잡지 목록의 전산화와 검색어 선정-운동기계질병과 각종 手法을 중심으로-	김규형, 금동호, 이명종	대한한의정보학회지	1997	3(1)	12-76
150	WWW에서 침구학검색을 위한 검색엔진의 비교 고찰-Altavista와 Yahoo를 중심으로-	이승덕, 김갑성	대한한의정보학회지	1997. 11. 08	3(1)	213-232
151	인터넷에서 한의학 관련 자료 검색 및 분류	송순기, 이명종	대한한의정보학회지	1998. 12. 29	4(1)	1-16
152	한의학 정보시스템 구축에 관한 연구	신현규	대한한의정보학회지	1999. 12. 29	5(1)	1-10

	제목	저자	저널	발행일	권(호)	페이지
153	한의학술정보 보호를 위한 인터넷 보안과 방화벽 구축	이재원	대한한의 정보학회지	2000. 12. 26	6(1)	22-32
154	UML을 이용한 한·양방 협진 진료 의뢰시스템 설계 및 구현	홍성천, 황우준, 임창수, 금경수, 황덕찬		2002. 1. 25	8(1)	163-211
155	ASP를 이용한 경혈정보검색시스템의 설계 및 구현	임은미, 이시형, 김경아, 황우준, 금경수		2003. 6. 27	9(1)	15-76
156	문제점과 제안: 한의학 용어의 영어 표준화와 번역	김성문		2003. 6. 27	9(1)	77-93
157	DB를 활용한 문헌연구(1)	李丙旭		2004. 6. 30	10(1)	23-35
158	한방의료정보화 현황 및 발전방안에 관한 연구	홍성천, 금경수, 황우준, 이시형, 전병욱		2004. 11. 30	10(2)	114-188
159	OMIS의 키워드와 통제어 일치도에 관한 연구	李丙旭, 權寧奎		2005	11(1)	74-82
160	健康情報化 推進 法律의 模型研究	전병욱, 이석재, 이준근, 전원석, 유병완		2006. 12. 12	12(1)	96-106
161	검색포털 지식검색에 대한 한의학분류 체계 조사 및 개선방안 연구	김철		2009. 9. 25	15(1)	1-10
162	참조용어(Reference Terminology) 모델 확장을 위한 한의학용어 정형화(Normalization) 연구	전병욱, 홍성천		2009. 12. 28	15(1)	1-6
163	四物湯 投與가 選手들의 血液內 諸鐵分指數 및 運動遂行能力에 미치는 影響	오재근, 양정수, 최용어	대한스포츠 한의학회지	1999. 7. 30	1(1)	78-91
164	設問調査紙를 이용한 운동선수의 종목별 四象體質分類	오재근, 송동석, 한지윤, 최태석		1999. 7. 30	1(1)	92-102
165	엘리트 중장거리 달리기 선수의 四象體質分類와 심폐능력과의 상관관계 분석	오재근, 김복주, 고병희		2000. 7. 29	2(1)	166-176
166	엘리트 중장거리 달리기 선수의 四象體質分類와 ACE gene 상관관계분석	오재근, 한지윤, 신영오, 권기욱, 김복주, 이의주		2002. 2. 8	3(1)	70-81
167	비만 관련정보 획득방법에 관한 조사 연구	정석희	한방재활 의학과학 회지	1998. 12. 30	8(2)	1-15
168	退行性 筋骨格系 疾患에 肥滿이 미치는 影響(Medline에서 검색한 최신 연구논문을 中心으로)	宋允庚, 林瑩鎬		1998. 12. 30	8(2)	144-170
169	이온삼투요법을 위한 glycyrrhizin 標準品의 不純物 構造豫測	김봉찬, 금동호, 이명종		2000	10(1)	87-98
170	교통사고로 인해 경추부 염좌로 진단받은 환자 52례의 임상적 경과에 대한 연구	황지식, 류은경		2000	10(2)	37-43
171	요통환자에서 靈骨과 大白穴의 임상적 효과	류수민, 황지식, 류은경		2001	11(4)	1-10

	제목	저자	저널	발행일	권(호)	페이지
172	교통사고 기왕력에 따른 요통환자의 MMPI 비교연구	이준환, 황지식, 류수민, 류은경, 정석희	한방재활의학과학회지	2001	11(4)	69-78
173	동씨침법을 이용한 급성 족관절 염좌 치료에 대한 임상 연구	황지식, 류수민, 류은경		2002	12(3)	123-129
174	사상체질분류검사지(QSCC)II를 통한 척추측만증 환자의 질병친화도 연구	김용, 이정훈, 박영은, 김성용, 신준식		2005. 01. 30	15(1)	1-8
175	韓國産 樟科 植物에 관한 本草學的 硏究	정종길, 문대원, 정보견, 김일문, 김재현, 이창곤	한국전통의학지	2004. 12. 31	14(1)	155-167
176	영도혈 침자극이 심전도 표준사지유도(Ⅰ-Ⅲ) 변화에 미치는 영향	양국정, 김이화	세명대학교 한의학 연구소 논문집	2007. 12. 31	10	73-83
177	四象體質分類檢査(QSCC)의 妥當化 硏究	金善豪, 高炳熙, 宋一炳	사상체질의학회지	1993. 12. 12	5(1)	61-80
178	四象體質分類檢査의 準據妥當化 硏究	李廷燦, 高炳熙, 宋一炳		1993. 12. 12	5(1)	81-98
179	四象體質分類檢査의 准据妥當化 硏究	趙鏞台, 高炳熙, 宋一炳		1994. 12. 22	6(1)	21-39
180	四象醫家에서 分類한 各 體質藥物에 關한 文獻考察(Ⅰ)	鄭鳳然, 高炳熙, 宋一炳		1995	7(1)	169-261
181	體質別 食品分類의 妥當性과 活用에 관한 小考	金芝英, 金鍾元, 高炳熙, 宋一炳		1995. 8. 20	7(1)	263-279
182	四象醫家에서 分類한 各 體質藥物에 關한 文獻考察(Ⅱ)	鄭鳳然, 高炳熙, 宋一炳		1995. 12. 22	7(2)	135-180
183	사상의학 보고서(중요 용어 색인)	이경숙		1995	7(2)	255-263
184	四象體質分類檢査紙(QSCCⅡ)의 標準化 硏究	金善豪, 高炳熙, 宋一炳		1996. 8. 31	8(1)	187-246
185	四象體質分類檢査紙(QSCCⅡ)의 妥當化 硏究	李廷燦, 高炳熙, 宋一炳		1996. 8. 31	8(1)	247-294
186	體質診斷分類에 따른 疾病 및 症狀類型에 관한 임상적 연구(문진표를 중심으로)	金鍾元		1996. 8. 31	8(1)	337-347
187	EVA 測定値의 標準化에 關한 硏究(性別, 年齡別, 體質別)	車哲柱, 李相龍, 李義柱, 洪錫喆, 金鍾元, 高炳熙, 宋一炳		1996. 12. 31	8(2)	131-150
188	사상체질분류검사의 타당화 방안 모색을 위한 설문조사 결과분석	盧聖鎬, 李義柱, 洪錫喆, 高炳熙, 宋一炳		1996. 12. 31	8(2)	239-256
189	4상방제의 조성특점 및 4상약물의 분류원칙에 관한 초보적 견해	김응섭		1996	8(2)	259-260
190	說問紙를 통한 四象體質의 臨床的 分類方案 硏究	金映佑, 金鍾元		1998. 8. 31	10(1)	215-233

	제목	저자	저널	발행일	권(호)	페이지
191	사상체질분류에 의한 체질식이의 효과 및 활용성에 대한 연구(Ⅰ)	이의주, 이수경, 김은진, 조여원, 고병희, 송일병	사상체질 의학회지	1998. 12. 31	10(2)	305-349
192	體質診斷分類에 따른 疾病 및 症狀類型에 관한 臨床的 研究 I(문진표를 중심으로)	朴性植, 朴恩慶, 崔載永		1999. 11. 30	11(1)	119-135
193	사상체질 분류에 의한 브레인스토밍 집단 구성 연구	전경원		2000. 6. 30	12(1)	48-62
194	四象體質分類檢査紙(QSCC)Ⅱ에 의한 少陰人 診斷의 妥當性 研究	김상복, 이수경, 이의주, 고병희, 송일병		2000. 12. 31	12(2)	94-103
195	사상체질분류검사와 성격특성검사의 비교분석을 통한 사상체질별 성격특성에 관한 연구	박효인, 이건인		2000. 12. 31	12(2)	104-122
196	韓國人 男·女 50-60代의 四象體質別 顔面形態에 關한 標準化 研究	윤종현, 이수경, 이의주, 고병희, 송일병		2000. 12. 31	12(2)	123-131
197	四象 體質別 藥材 分類에 관한 研究(少陰人編)	김종열, 김경요		2001. 4. 30	13(1)	8-16
198	생물정보학을 이용한 체질정보의 정량에 관한 이론적 고찰	지상은, 한성규, 최선미		2001. 4. 30	13(1)	17-23
199	사상체질분류검사에 의한 체질 진단과 체성분분석과의 상관성에 관한 연구	최선미, 지상은, 정봉연, 성현제, 안규석, 고병희		2001	13(1)	24-34
200	四象體質分類檢査紙(QSCC)Ⅱ에 의한 太陰人 診斷의 妥當性 研究	장현록, 이의주, 고병희, 송일병		2001. 4. 30	13(1)	45-50
201	四象 體質別 藥材 分類에 관한 研究(少陽人編)	김종열, 김경요		2001. 12. 31	13(3)	1-7
202	개정된 四象體質分類檢査紙Ⅱ에 대한 임상적 고찰	김상복, 이준희, 박계수, 정용재, 이수경, 송일병		2001. 12. 31	13(3)	15-22
203	四象 體質別 藥材 分類에 관한 研究(太陰人 및 太陽人編)	김종열, 김경요		2002. 4. 30	14(1)	1-9
204	四象體質分類檢査紙(QSCCⅡ)의 臨床的 活用에 關한 研究	박혜선, 주종천, 김주한, 김경요		2002. 8. 30	14(2)	35-44
205	사상체질분류검사지(QSCCⅡ)의 Up-grade 연구(I)-사상체질분류검사지(QSCCⅡ)에 의한 체질별 응답차이에 따른 문항분석-	김태연, 유정희, 이의주, 고병희, 송일병		2003. 6. 30	15(1)	27-38
206	사상체질분류검사지(QSCCⅡ)의 Up-grade 연구(Ⅱ)-사상체질분류검사지(QSCCⅡ)의 재타당화 연구-	이상규, 곽창규, 이의주, 고병희, 송일병		2003. 6. 30	15(1)	39-49
207	인터넷에서 사상체질 관련 자료 검색 및 분류	이상민, 주종천, 노현수, 송봉길, 이병호, 박상구		2003. 8. 30	15(2)	58-63
208	사상체질진단을 위한 사상체질분류검사지Ⅱ(QSCCⅡ)의 연구(문항분석을 중심으로)	김영우, 이의주, 최선미, 김중화, 정성일, 이현민, 김종원		2003. 12. 31	15(3)	11-21

	제목	저자	저널	발행일	권(호)	페이지
209	체질분류설문지(자기보고식)의 분석 연구	이의주, 김종원, 곽창규, 유정희, 김규곤, 최선미	사상체질 의학회지	2003. 12. 31	15(3)	74-87
210	사상체질정보은행 데이터 항목에 관한 연구	최선미, 이수헌, 윤유식, 김종열		2005	17(1)	45-55
211	사상체질 분류를 위한 안면부내 특징 요소 추출	이화섭, 배나영, 안택원, 조동욱		2005	17(2)	46-51
212	改定된 四象體質分類檢査紙Ⅱ의 信賴度와 妥當度에 대한 硏究	최경주, 최양식, 차재훈, 황민우, 이수경, 고병희, 송일병		2006. 4. 30	18(1)	62-74
213	사상인 용모분석을 위한 얼굴표준 및 얼굴유형에 대한 연구현황	이의주, 편용범, 곽창규, 유정희, 김종원, 김규곤, 고병희		2006. 8. 31	18(2)	25-33
214	蒙古人을 위한 四象體質分類檢査紙의 信賴度 硏究	김경수, 이수경, 신현규, 고병희, 송일병, 이의주		2006. 8. 31	18(2)	96-112
215	한방음악치료가 사상체질에 따라 분류된 뇌경색환자에 미지는 효과에 관한 연구	김상복, 이승현, 김덕유, 고병희, 이수경		2006. 8. 31	18(2)	125-132
216	3차원 안면자동인식기(3D-AFRA)의 안면 표준점 인식 정확도 검증	석재화, 조경래, 조용범, 유정희, 곽창규, 황민우, 고병희, 김종원, 김규곤, 이의주		2007. 4. 30	19(1)	50-59
217	蒙古人을 위한 四象體質分類檢査紙의 妥當化 硏究	김경수, 이수경, 신현규, 고병희, 송일병, 이의주		2007. 4. 30	19(1)	98-115
218	온라인 진단시스템에 사용되는 의사용 체질진단함수의 진단정확률 연구	전수형, 정성일, 권석동, 박세정, 김규곤, 김종원		2008. 8. 30	20(3)	82-93
219	사상체질 진단을 위한 2단계 설문지(TS-QSCD)의 표준화 연구	신동윤, 송정모		2009. 4. 30	21(1)	99-126
220	판정불능을 포함한 안면 체질 분류 방법에 관한 연구	도준형, 김성훈, 구임회, 김근호, 김종열		2009. 12. 31	21(3)	39-47
221	SVM을 이용한 음성 사상체질 분류 알고리즘	강재환, 도준형, 김종열		2010. 3. 31	22(1)	17-25
222	사상의학과 형상의학의 유형분류의 연관성에 관한 연구	장아름, 전수형, 박세정, 이현미, 김규곤, 이용태, 지규용, 이인선, 김종원		2010. 9. 30	22(3)	75-86
223	方藥合篇에 收錄된 處方의 主治別系統分類와 引用文獻에 對한 考察	尹用甲	대한한의학 방제학회지	1990	1(1)	28-60
224	한의학 문헌정보의 전자도서관 구축	한종현, 윤용갑, 한성국, 주수종		1999	7(1)	153-165
225	香附子가 主藥으로 配伍된 方劑의 活用範圍, 病理, 主治分類 및 構成內容調查(東醫寶鑑을중심으로)	이기옥, 황기명, 윤용갑		2000	8(1)	61-85

	제목	저자	저널	발행일	권(호)	페이지
226	龍骨(附龍齒)의 品質標準및 炮製前後의 成分比較	李長泉	대한한의학 방제학회지	2003	11(1)	171-195
227	「방제구성의 표준적 규격-군신좌사(君臣佐使)-」	김도희, 서부일, 김보경, 김경철, 신순식		2003	11(2)	001-018
228	天雄의 炮制에 관하여	최정현, 정병하, 성만준, 권동렬		2004	12(1)	123-130
229	동의보감에 수재된 방제의 현대 산업화를 위한 분류 연구	김윤경, 김주호, 오문수, 박혜정, 김은정, 이제현		2007. 6. 30	15(1)	117-128
230	병증에 따른 東醫寶鑑 雜病篇 火門 처방의 분류와 분석	권현범, 박선동		2008. 12. 30	16(2)	71-90
231	수종 한약제의 위암세포에 대한 항암작용 효능 검색 및 약리작용에 관한 분자생물학적 연구	김진성, 이지향, 류봉하, 박재훈, 지성길, 유진화	대한암 한의학회지	1999	5(1)	47-60
232	Probiotics의 역할과 임상적 가치	유경환, 유성우		2005	10(1)	75-86
233	내관 전침 자극이 뇌파의 상관 차원에 미치는 영향-정보전달 모드도해 분석법을 중심으로-	홍승원, 황배연, 이상룡	대한경락 경혈학회지	2003	20(3)	49-60
234	내관혈 침자극이 심전도 표준사지유도(Ⅰ-Ⅲ) 변화에 미치는 영향	이정석, 박성호, 성현제, 김호현, 임강현, 김이화		2004	21(1)	103-112
235	제2차 WHO 경혈 위치 국제 표준화 회의 보고-골도분촌의 한중일 표준안 마련을 위한 토론-	김용석, 강성길, 박히준, 이혜정		2004	21(2)	193-195
236	東醫寶鑑 腰痛分類에 따른 十種腰痛의 鍼灸治療에 對한 文獻研究	신종근, 김경식, 손인철		2004	21(3)	175-202
237	東醫寶鑑頭痛分類에따른十種頭痛義鍼灸治療에對한文獻研究	이준무, 지준환		2004	21(4)	167-177
238	제3차 WHO 경혈 위치 국제표준화 회의 보고	임윤경, 강성길, 김용석, 손인철, 이혜정		2005	22(1)	1-5
239	足三里 刺鍼이 生體에 미치는 影響에 대한 실험연구동향(PubMed 검색을 통한 문헌고찰)	김윤희, 임윤경, 이현		2005	22(1)	133-150
240	제4차 WHO 경혈 위치 국제표준화 회의 보고	임윤경, 김용석, 구성태, 손인철, 박히준, 이혜정, 이지영, 강성길		2005	22(2)	1-8
241	통증에 따른 경락의 생체 물리적 정보 분석 연구	남봉현, 테드캡척		2005	22(4)	29-41
242	제5차 WHO 경혈 위치 국제표준화 회의 보고	구성태, 김용석, 강성길, 손인철, 황혜숙, 최선미		2007. 6. 27	24(2)	113-127
243	배수혈을 중심으로 한 주요 치료혈 정보 구축	김종열, 권오상, 이유정, 김재효, 김응선, 김유리, 손인철		2007. 12. 27	24(4)	47-54
244	溫鍼의 표준화를 위한 점화부위별 溫度 측정 연구	김윤홍, 이승호, 여수정, 최일환, 김영곤, 임사비나		2008. 3. 27	25(1)	247-257

	제목	저자	저널	발행일	권(호)	페이지
245	한의 진단을 위한 체표에너지 측정 시스템의 개발 및 평가	김수병, 권선민, 강희정, 임윤경, 이용흠	대한경락경혈학회지	2009. 3. 27	26(1)	51-60
246	5단계 가압에 대한 맥파 변화 분석에 의한 맥 패턴 분류와 부침맥(浮沈脈) 연구	권선민, 강희정, 임윤경, 이용흠		2010. 3. 27	27(1)	13-22
247	WHO/WPRO 표준 경혈 위치의 이해: 일반기준을 중심으로	구성태, 김용석, 임윤경, 최선미, 강성길		2010. 6. 27	27(2)	1-11
248	STRICTA(침 임상연구에서 중재 보고를 위한 표준) 개정판: CONSORT Statement의 확충안	이향숙, 차수진, 박히준, 서정철, 박종배, 이혜정		2010. 9. 27	27(3)	1-23
249	흰쥐에서 족삼리 취혈 위치 표준화를 위한 연구	김종엽, 최일환, 홍요한, 임사비나		2010. 9. 27	27(3)	97-108
250	東洋에서의 人體解剖에 對한 認識과 解剖 知識의 發達에 關한 硏究	朴泰浩, 李哲浣	대전대학교 한의학 연구소 논문집	1992. 3. 3	1(1)	297-318
251	40種 韓藥材의 adenosine diphosphate에 의한 血小板 凝集 沮害作用 檢索	曺永周, 金聖勳		1996. 8. 25	5(1)	185-198
252	사람해부학 용어에 대한 한·양방 비교 연구	김수명		1997. 2. 25	5(2)	449-461
253	傷寒·溫病의 八綱辨證 分類體系에 關한 硏究	朴鍾五, 金聖勳		1998. 2. 20	6(2)	351-381
254	韓醫學의 疾病分類에 關한 小考	金聖勳		1999. 9. 1	8(1)	97-114
255	耳鳴의 病因別 分類와 鍼灸治療에 關한 文獻的 考察	梁起榮, 李秉烈		2000. 2. 25	8(2)	273-287
256	咳嗽의 病因分類와 鍼灸治療穴에 對한 文獻的 考察	金首將, 李秉烈		2000. 8. 25	9(1)	423-442
257	WIPO의 전통지식 등의 지재권 설정 논의에 관한 개략적 방안 모색	이제현, 김용진, 최한수		2004. 2. 28	12(2)	227-234
258	우리 전통의약학 자료의 보호 방안 -WIPO의 전통지식에 관한 지적재산권 보호 논의의 대응 방안 모색-	이제현, 김용진, 최한수		2004. 2. 28	12(2)	235-244
259	面疱 환자 54例에 대한 변증 분류	이성환	대한한방 피부미용 학회지	2005. 4. 10	1(1)	114-126
260	情緖分類에 對한 東西比較 考察	李忠烈, 洪茂昌, 金完熙	경희한의대 논문집	1988. 12. 15	11(1)	133-165
261	四象體質鑑別을 위한 專門家 시스템의 知識베이스 構築에 關한 硏究	金樹凡, 高炳熙, 宋一炳		1989. 12. 15	12(1)	379-404
262	EAV 測定値의 標準化에 關한 硏究 (性別, 年齡別, 體質別)	車哲柱, 李義柱, 洪錫喆, 高炳熙, 宋一炳		1997. 2. 15	19(2)	23-38
263	MEDLINE에서 검색한 蜂毒과 免疫에 對한 考察	李泓錫, 高烔均, 金容奭, 朴英培, 金昌煥, 姜成吉		1997. 7. 15	20(1)	353-366

	제목	저자	저널	발행일	권(호)	페이지
264	전문용어 표준화에 관한 고찰	손예건, 전찬용, 문영춘, 김남일, 이충열, 이영종		2004	7(1)	137–174
265	한의학용어의 표준화에 관한 고찰	김원찬, 전찬용, 문영춘, 김남일, 이충열, 이영종	경원한의학 연구소 논문집	2004	7(1)	175–196
266	Oasis 검색을 통한 비만 치료에 응용되는 침 연구에 대한 최근 동향 고찰-2003년~2009년 7월까지를 기준으로-	송성민, 송윤경, 임형호		2009. 7. 31	13(1)	85–104
267	肩臂痛의 類型分類와 鍼灸治療穴의 東西醫學的 考察	金甲成		1985. 6. 1	2(1)	81–88
268	腰椎椎間板脫出症의 脫出 形態의 分類 및 D.I.T.I.의 結果 報告	천미나, 이건목		1996. 6. 15	13(1)	283–291
269	赤外線 體熱 測定 影像의 韓方 臨床應用을 爲한 標準化 硏究 I	權奇祿, 高炯均		1996. 12. 31	13(2)	1–22
270	인터넷 中 WWW.YAHOO.COM에서의 鍼灸學 關聯 資料 檢索 및 分析	권대현, 황현서, 김기현		1996. 12. 31	13(2)	117–126
271	腰痛患者의 診斷名에 따른 臨床的觀察	安炯俊, 金慶鎬, 金甲成		1997. 6. 18	14(1)	31–47
272	艾絨의 標準化 作業에 대한 硏究動向	千永實, 金昌煥, 姜成吉, 高炯均, 朴英培, 金容奭		1997. 6. 18	14(1)	55–69
273	肝纖維化(硬化)가 誘導된 白鼠에서 冬蟲夏草 期門藥鍼과 水浸液經口投與 方法의 抗纖維化 效果의 檢索 및 比較	李建穆, 文聖載, 黃祐準, 金基英		1998. 6. 30	15(1)	265–277
274	멀티미디어를 기반으로 하는 초고속망에서의 한방 원격 검진 시스템의 개발	이건목, 문성재, 이용주, 정영지, 정영식, 정성태	대한침구 학회지	1998. 6. 30	15(1)	537–544
275	標準鍼灸銅人 製作 過程 小考	孫仁喆		2000. 3. 21	17(1)	13–25
276	足三里의 電鍼刺戟이 흰쥐의 中樞神經系에서 Interleukin-6의 活性에 미치는 影響 -求心性 體感學 情報傳達을 中心으로-	이혜정, 신형철, 진수희, 손양선, 윤동학, 임사비나		2000. 12. 20	17(4)	41–50
277	透刺鍼法에 關한 文獻的 考察-分類와 適應症을 中心으로-	전철기, 김용석, 최도영, 박동석		2000. 12. 20	17(4)	51–68
278	암관련 봉독 연구에 대한 고찰-Pub Med를 이용한 Medline 검색	윤형석, 이재동, 이윤호		2000. 12. 20	17(4)	69–78
279	Facial Pain과 Acupuncture로 검색된 Medline 논문에 대한 고찰	정종운, 박동석, 강성길		2001. 2. 20	18(1)	50–60
280	AIDS 鍼灸 治療에 대한 최근 정보 검색	송호섭, 임정은, 권순정, 이성노, 황현서, 김기현		2001. 6. 20	18(3)	154–170

	제목	저자	저널	발행일	권(호)	페이지
281	PubMed와 大韓針灸學會誌 論文 檢索을 通한 鍼療法과 腦와의 關係에 대한 研究動向 考察	김후동, 고형균, 김창환	대한침구학회지	2001. 8. 20	18(4)	188-200
282	PubMed 검색을 이용한 관절염 관련 봉독 연구에 대한 고찰	김태우, 고형균, 박동석, 이재동		2001. 10. 20	18(5)	164-178
283	자가면역질환의 봉독요법에 대한 Pubmed 검색을 통한 고찰	이웅경, 고형균, 이윤호		2001. 12. 20	18(6)	232-239
284	Pub Med 檢索을 통한 電鍼의 最新研究에 관한 考察	서동민, 강성길		2002. 6. 20	19(3)	168-179
285	小兒 鍼灸의 研究 동향에 대한 문헌적 考察(PubMed 檢索을 中心으로)	류은경, 박동석, 이재동		2002. 8. 20	19(4)	101-111
286	침의 대조군연구에서 실험처치 보고에 대한 표준-STRICTA 권장안 및 침임상실험에서 최적의 치료, 거짓 대조군 및 블라인딩에 관한 동의안	이향숙, 박종배, 서정철, 박히준, 이혜정		2002. 12. 20	19(6)	134-154
287	PubMod에서 myofascial pain syndrome(MPS)과 acupuncture로 검색한 최근 연구 경향	변임정, 남상수, 최도영		2002. 12. 20	19(6)	171-183
288	PubMed에서 acupuncture와 tension-type headache and migrain로 검색한 최근 연구경향	김경민, 변임정, 우현수, 이현종, 하지영, 김종덕, 홍장무, 이재동, 이윤호, 최도영		2003. 2. 20	20(1)	191-201
289	경락시스템의 충차적 모형에 관한 고찰	최환수		2003. 4. 20	20(2)	1-10
290	骨關節炎의 鍼灸治療에 대한 最新研究傾向-PubMed검색을 중심으로-	강미경, 남상수, 이윤호		2003. 4. 20	20(2)	18-28
291	電鍼이 amyloid-에 의한 구심성 체감각 신경정보전달 변화에 미치는 영향	이현종, 김창환, 이윤호		2003. 8. 20	20(4)	145-156
292	골유합 촉진 치료제 개발을 위한 수종의 한약재 활성 검색	이재동, 백용현, 최도영, 허정은, 양하루, 우현수, 박동석		2007. 10. 20	24(5)	13-22
293	수종의 한약재에서 신생혈관형성 활성 검색 및 기전 연구	허정은, 백용현, 이재동, 최도영, 박동석		2007. 10. 20	24(5)	23-32
294	전안촬영시스템을 이용한 주름 측정의 재현성 평가	이승륜, 이윤규, 박서영, 고경모, 이윤경, 김재수, 이봉효, 임성철, 정태영, 이경민		2008. 2. 20	25(1)	187-197
295	灸法의 표준화를 위한 온도 측정 研究	김윤홍, 이승호, 여수정, 최일환, 김영곤, 임사비나		2008. 4. 20	25(2)	129-138
296	한국 인터넷 신문기사에서 뜸 관련 의료정보 평가	강오석, 박히준, 김송이, 이혜정, 채윤병		2009. 4. 20	26(2)	189-199

	제목	저자	저널	발행일	권(호)	페이지
297	두통의 분류와 진단의 동서의학적 고찰	정찬영, 김은정, 장민기, 윤은혜, 남동우, 강중원, 이승덕, 이재동, 김갑성	대한침구 학회지	2009. 12. 20	26(6)	225-239
298	고전에 나타난 요통 및 관련 전신 증상에 관한 문헌적 고찰-한의학적 분류 및 진단 체계의 표준화를 위한 기초 자료 수집을 중심으로-	곽현영, 남동우, 강중원, 김은정, 김갑성, 최도영, 이재동		2010. 2. 20	27(1)	31-41
299	인터넷상 한의약 학술정보시스템 구축 및 검색도구개발	변성희, 권영규, 신양규, 김진상		2000. 2. 20	5(1)	79-200
300	지식 표현을 위한 온톨로지(Ontology)에 대한 고찰	정원춘, 정태영, 박종현	제한동의 학술원 논문집	2010. 8. 30	8(1)	1-11
301	Protege를 이용한 한의지식의 시각화 연구	김희열, 박종현		2010. 8. 30	8(1)	13-21
302	氣功修練의 基本的 分類와 鍼灸學과의 關係	김태우, 윤종화	대한의료기공학회지	1998	2(1)	153-185
303	온라인(On-line) 기반 환자 정보 획득을 위한 문진(問診)시스템에 관한 연구	박종현		2005. 2. 28	5(1)	1-5
304	補氣韓藥材 9種의 起源·産地·檢索 기준연구	강경식, 김경헌, 김백철	한약응용 학회지	2005. 2. 28	5(1)	43-58
305	補血韓藥材 6種의 超源·産地·檢索 기준연구	이지연, 김경헌, 김백철		2005. 2. 28	5(1)	59-69
306	數種의 韓藥村 煎湯液이 동물 간조직 내 항섬유효능검색에 관한 실험적 연구	서동진, 이춘우, 김홍기, 이기남		2001	5(1)	116-133
307	가정주부의 한약에 대한 지식수준과 관련요인	서호석, 남철현, 박찬우, 김성진, 이미경, 하은필		2002	6(1)	95-116
308	紫蘇葉의 한약재 표준화 연구	김동우, 황귀서		2006. 12. 28	10(2)	131-145
309	건강보험 환산지수의 유형별 분류 방안	김진현, 최병호		2006. 12. 28	10(2)	147-158
310	한양방 협진 병원 종사자의 한의학 지식정도 및 교육요구도 평가	이현주, 김선림, 정민수, 최만규	대한예방 한의학회지	2008. 4. 30	12(1)	49-60
311	한의과대학의 예방(사회)의학 관련 교과목의 교육과정 및 표준화방안	고성규, 신용철		2008. 8. 31	12(2)	73-83
312	약물사용평가 시스템 구축을 위한 한약제제의 실태 조사 연구	고호연, 장보형, 선승호, 전찬용, 박종형, 권동렬, 오미현, 정희, 고성규		2008. 12. 31	12(3)	9-20
313	한의학 용어 관리 시스템 구축 연구	이병욱, 엄동명		2009. 8. 30	13(2)	115-128
314	한·양방 협진 정보시스템 구축방안 연구	예상준, 장현철, 김철, 김진현, 김상균, 송미영		2009. 12. 31	13(3)	19-28

	제목	저자	저널	발행일	권(호)	페이지
315	한의학 용어 수집 및 관리 시스템 구축	차승준, 김상균, 송미영, 최윤정, 엄동명, 이병욱, 이규철	대한예방한의학회지	2010. 4	14(1)	59-76
316	간질의 분류법에 대한 동서의학적 문헌고찰 및 새로운 제안	손광현, 김문주	대한예방한의학회지	2010. 8. 31	14(2)	135-148
317	PubMed 檢索을 이용한 前立腺 疾患의 鍼治療관련 研究에 대한 考察	송호섭	대한약침학회지	2004	7(2)	65-73
318	東醫寶鑑의 腹痛分類에 따른 鍼灸治療의 文獻研究	이준무, 지준환		2005	8(1)	73-80
319	한방진단시스템 DSOM의 진단결과에 따른 월경통 환자의 虛實 진단에 대한 연구	이인선, 조혜숙, 윤현민, 정경근, 김규곤, 박지은, 최선미		2007. 2. 28	10(1)	137-156
320	적외선 체열 영상의 표준화 연구 부위별 대표 혈위를 중심으로	최영곤, 임청산, 권기록		2008. 9. 30	11(3)	113-122
321	小柴胡湯投與가 Salmonellatyphi (Ty2) 標準菌株에 依하여 發熱된 家兎의 體溫에 미치는 影響에 關한 研究	盧昇鉉	대한한방내과학회지	1976	1(1)	56-63
322	喘證의 原因分類에 따른 症狀과 治方에 對한 文獻的 考察	金鎬淳, 韓相桓		1996	17(1)	139-168
323	中風診斷의 標準化方案 研究	沈泫基, 朴世起, 金東佑, 全燦鎔, 韓陽熙, 朴鍾榮		1997	18(2)	332-357
324	燥病의 分類에 따른 原因과 證狀에 對한 考察	崔炳甲, 李始炯		1998	19(1)	373-384
325	수종 한약 처방 煎湯液의 허피즈바이러스에 대한 효능 검색	임성우		2000	21(2)	291-297
326	Chinese Herb Nephropathy란 용어는 올바른 것인가?	이병철, 최기림, 이진신, 장원만, 안영민, 안세영, 두호경		2000	21(4)	543-548
327	黃藥子의 胃癌細胞에 對한 抗癌 效能 檢索	김성희, 류봉하, 류기원, 윤상협, 김진성		2002	23(1)	99-106
328	五加皮壯脊湯을 투여한 43명의 症例報告 및 QSCC II 의 太陽人 부분의 改善方案	임명현, 오용성, 곽민아, 장우석, 김봉석, 송광규, 김승모, 박재현		2003	24(2)	171-180
329	心電圖를 활용한 心病證 진단표준화 방안 연구	정찬길, 소경순, 최선미, 남창규, 성현제		2003	24(4)	826-836
330	한국형 중풍 변증 표준시안의 습담 변증 지표에 대한 연구	조현경, 김중길, 강병갑, 유병찬, 백경민, 이인, 최선미, 설인찬		2006. 3. 30	27(1)	237-252
331	TOAST 분류에 의한 급성기 중풍(뇌중풍) 입원 환자 분석(경원인천한방병원)	정기용, 고호연, 정승민, 하유군, 정희, 최유경, 김동우, 한창호, 조기호, 박종형, 전찬용		2006. 12. 30	27(4)	905-914

	제목	저자	저널	발행일	권(호)	페이지
332	한의 중풍 변증 표준화 연구에서 어혈증에 관한 고찰	이정섭, 김소연, 강병갑, 고미미, 김정철, 오달석, 김윤식, 이인, 조기호, 전찬용, 한창호, 방옥선	대한한방내과학회지	2009. 12. 30	30(4)	813-820
333	한국표준질병사인분류 중 한방내과 영역의 분류 체계 개선 및 진단명 구성에 관한 연구	이원철		2010. 3. 31	31(1)	1-10
334	한방임상 의료정보화 현황 및 전망	晋承希, 朴英培	대한한의진단학회지	1999. 5. 31	3(1)	1-19
335	韓醫診斷體系의 波動力學的 構造解析	강희정, 진용목		1999. 5. 31	3(1)	37-41
336	脈位 檢出 변환기에 관한 연구	허웅, 김현규, 박영배		1999. 12. 23	3(2)	33-41
337	年齡別 脈博變移度 標準化에 關한 研究	남동현, 박영배		2001. 12. 31	5(2)	331-349
338	提示物에 따른 指力變化에 關한 研究	허웅, 변미경, 한상휘, 김정국, 박영배		2002. 7. 31	6(1)	58-64
339	디지털 舌診 획득 및 관리 시스템의 개발	김보연, 박경모		2002. 7. 31	6(1)	65-78
340	指尖容積脈波의 標準化에 關한 研究	남동현, 박영배		2002. 7. 31	6(1)	109-122
341	전자 의무기록 시스템에서 구조화된 데이터 입력을 위한 인터페이스 설계 및 구현	임희숙, 박경모		2003. 7. 31	7(1)	76-82
342	경혈측정 시스템의 최적화 연구	신상훈, 장우영, 임혜원, 박영배		2003. 7. 31	7(1)	113-124
343	의료정보의 사용성 평가에 관한 연구	이승일, 박영배		2004. 7. 31	8(1)	165-184
344	동맥경화 진단을 위한 맥파전달속도 측정시스템 개발 및 재현성 평가	이낙범, 임재중, 박영배, 전영주		2005	9(1)	112-124
345	오행인 유형분류를 위한 기초연구 -〈靈樞·陰陽二十五人〉을 중심으로	한경숙, 남동현, 김태희, 박영배		2006. 12. 31	10(2)	31-42
346	心博變移度의 測定時間 標準化 研究	김규태, 박영재, 박영배, 오환섭		2006. 12. 31	10(2)	88-103
347	8體質 診斷 專門家 시스템 개발을 위한 基礎研究	신용섭, 박영배, 박영재, 김민용, 이상철, 오환섭		2007. 7. 31	11(1)	25-47
348	8체질의학을 위한 진단 전문가 시스템 개발 및 고찰	신용섭, 박영배, 박영재, 김민용, 오환섭		2008. 7. 31	12(1)	142-184
349	의사결정나무법을 이용한 病因분류에 관한 연구	이혁재, 김민용, 오환섭, 박영배		2008. 12. 31	12(2)	27-40
350	8체질 진단을 위한 전문가 시스템 개발에 관한 연구(2)	신용섭, 박영배, 박영재, 김민용, 이상철, 오환섭		2008. 12. 31	12(2)	107-126

	제목	저자	저널	발행일	권(호)	페이지
351	8체질 분류 설문지의 문항 분석-Ⅱ -성향 및 성격을 중심으로-	김희주, 신용섭, 민재영, 김민용, 박영재, 박영배	대한한의 진단학회지	2009. 7. 31	13(1)	90-111
352	8체질 분류 설문지의 문항 분석-Ⅲ 발한 상태, 목욕 후 또는 일광욕 후 인체 반응, 생리 · 병리적인 체질별 특징, 음식 반응을 중심으로	김희주, 신용섭, 민재영, 김민용, 박영재, 박영배		2009. 12. 31	13(2)	45-77
353	傷寒論 太陽病編 중 症狀名 중심의 온톨로지(Ontology)적 그래픽 구조 연구 1-太陽病 증상-방제 연결구조 분석을 중심으로-	홍대기, 박영재, 육순형, 오환섭, 박영배		2009. 6. 11	14(1)	57-69
354	변증 능력 평가 소프트웨어의 구현	김기왕, 장재순		2009. 6. 11	14(1)	70-78
355	불면환자의 수면의 질 척도, 우울척도, 한방진단시스템과의 연관성 연구(1)	오경민, 김보경	동의 신경정신과 학회지	2009. 9. 30	20(3)	89-119
356	침치료가 불안, 우울 및 정신적 스트레스에 미치는 효과에 대한 임상시험 연구 경향-2004년 이후의 Medline, Pubmedcentral 논문 검색과 국내 한의학 학술지 중심으로-	강희철, 이승기		2009. 12. 30	20(4)	137-148
357	불면환자의 수면의 질 척도와 한방진단시스템 病機와의 연관성 연구	이동화, 김보경		2010. 3. 30	21(1)	89-108
358	표준한방처방 EBM 구축을 위한 이진탕 문헌 연구 분석	이준경, 서창섭, 정다영, 강기성, 신현규		2010. 9. 30	21(3)	77-86
359	한방병원에 내원하는 성장 환자의 유형 분류	한경훈, 박은정, 이해자	대한한방 소아과 학회지	2006. 12. 31	20(3)	161-169
360	『鄕藥集成方』의 데이터베이스 구축을 위한 원문의 전산처리	강연석, 안상우	한국의사 학회지	2001	14(1)	3-15
361	傳統醫學 분야 知識情報化 사업과 古文獻 DB 구축	安相佑		2003	16(2)	35-64
362	한의학고전문헌 DB구축과 신출자 처리-한의학 지식정보자원 웹 서비스를 중심으로-	이정화, 김홍준		2005	18(1)	127-141
363	한의학 고문헌의 주제 분류와 자료적 특성-한의학 지식정보자원 웹 서비스를 중심으로-	이정화		2006. 9. 30	19(1)	65-76
364	조의학의 변상(변체질, 변병)과 변증의 상호결합치료	최정식, 최흥섭		2007. 12. 30	20(2)	104-110
365	지리지(地理志)를 활용한 한의학 정보의 발굴	박상영, 안상우, 강연석		2009. 12. 30	22(2)	111-116
366	證의 標準化 問題에 대한 한 見解	池圭鎔	현곡학회지	1996. 1. 25	1(1)	37-44

	제목	저자	저널	발행일	권(호)	페이지
367	진단 chart 작성의 표준화	권영규	현곡학회지	1996. 8. 25	1(2)	129-146
368	桂枝湯의 氣味 표준화 연구(Ⅰ)	金仁洛		1997. 8. 25	2(2)	297-314
369	한의질병명과 분류표준화에 대한 기초이론 연구	鄭遇悅		1998. 2. 25	3(2)	9-64
370	생리학용어의 개념통일과 객관화 방안	권영규		1998. 2. 25	3(2)	117-121
371	『東醫寶鑑』의 질병분류에 대한 연구(Ⅱ)-雜病篇을 중심으로-	鄭遇悅	제3의학	1999. 12. 31	4(1·2)	5-21
372	辨證의 의미에 부합하는 韓醫學 專門家 시스템의 제시	金正勳, 朴贊國		1999. 12. 31	4(1·2)	43-52
373	한의학의 질병분류에 관한 소고	김성훈		1999. 12. 31	4(1·2)	101-112
374	동서의학 용어통일의 단계	지제근		1999	4(1·2)	115-116
375	한의질병사인분류와 국제질병사인분류 체계의 비교검토	이종수		1999	4(1·2)	117-118
376	한의 질병분류에 대한 연구 방법론 -학문적 연구를 중심으로-	박경모		1998	4(1·2)	123-130
377	한의학의 전문화 과정	이현지, 신순식, 성현제		2000. 7. 31	5(2)	277-285
378	汎證體系論	尹吉榮		2003	7(1)	1-5
379	아토피 피부염 환자의 한의학적 유형분류에 대한 임상적 연구	윤화정, 고우신	동의한의연	2001. 12. 31	5(1)	43-57
380	四象體質分類檢査紙Ⅱ에 대한 연구	김종원, 이현민, 조훈석, 전수형, 김은영		2003. 12. 30	7(1)	53-65
381	3D 맥진 시스템	윤영준, 강희정, 류경호, 김경철, 신순식		2004. 12. 27	8(1)	10-13
382	芝山의 形象 分類 體系에 대한 硏究	박준규	대한형상의학회지	2008. 1. 27	9(1)	77-106
383	내과질환에 대한 Chiropratic Spinal Manipulation의 적용-PubMed를 중심으로 검색-	권오봉, 송윤경, 임형호, 이종수	척추신경추나의학회지	2006. 12. 30	1(2)	61-72
384	사상체질분류검사지(QSCC)Ⅱ를 통한 요통환자의 질병친화도 및 요추전만각, 비만도와의 상관성 연구	이병이, 이길재, 송윤경, 임형호		2008. 12. 30	3(2)	69-76
385	筋纖維化 抑制에 대한 最新硏究動向 -PubMed 검색을 중심으로-	고민경, 송인, 이기수, 김민정, 곽병민, 강민완, 김정호, 홍권의	한방척추관절학회지	2009. 12. 25	6(1)	49-56

	제목	저자	저널	발행일	권(호)	페이지
386	산후비만에 영향을 미치는 인자에 대한 문헌적 고찰(Medline에서 검색한 연구논문을 중심으로)	김경숙, 류은경	대한한방 비만학회지	2001	1(1)	1-17
387	피부미용 및 성형에서의 침구법 연구-오행침법시스템 중 수침시스템의 임상적용과 효과	박진미		2007. 6. 30	7(1)	107-115
388	Scopus 검색을 통한 비만 치료에 응용되는 침 연구에 대한 최근 동향 고찰-2006년 이후를 기준으로	정재혁, 황덕상, 이창훈, 김용석, 이경섭		2008. 6. 30	8(1)	23-32
389	한의진단명과 진단요건의 표준화 연구	최선미, 양기상	한국한의학 연구원 논문집	1995. 10. 31	1(1)	101-125
390	한의진단명과 진단요건의 표준화 연구Ⅱ(표준화 실례)-2차년도 연구결과 중간 보고-	양기상, 최승훈, 최선미, 박경모, 정우열, 안규석, 엄협섭, 김성훈, 전병훈, 김정범, 권영규, 박종현, 김동희, 장혜옥, 김성우, 신승호, 신상우, 고현		1996. 12. 31	2(1)	381-401
391	한의진단명과 진단요건의 표준화 연구Ⅲ-3차년도 연구결과 보고-	최선미, 양기상, 최승훈, 박경모, 박종현, 심범상, 김성우, 노석선, 이인선, 정진홍, 이진용, 김달래, 임형호, 김윤범, 박성식, 송태원, 김종우, 이승기, 최윤정, 신순식		1997. 12. 31	3(1)	41-65
392	『醫方類聚』의 데이터베이스 구축 방안	안상우, 신순식, 이재원		1998. 12. 31	4(1)	27-45
393	중국, 대만, 일본, 북한의 전통의학 질병분류 체계에 대한 연구	최선미, 신현규, 신민규		2000. 7. 31	5(1)	81-100
394	정상인 12경맥 측정전위에 대한 유의성 분석-고전경락이론의 수족, 음양, 장부의 표리와 오행, 육기의 표리와 오행을 중심으로-	최환수, 남봉현		2001. 4. 30	6(1)	69-80
395	『鄕藥集成方』의 데이터베이스 구축을 위한 원문의 전산처리	강연석, 안상우		2001. 12. 31	7(1)	67-76
396	정상인의 12경맥 측정전위에 대한 유의성 분석(2)-서카디안 리듬, 사상체질분류를 중심으로-	남봉현, 최환수		2001. 12. 31	7(1)	85-103
397	사상체질분류검사지(QSCCⅡ)에 의해 사상체질이 분류된 대학생의 식품 기호도 조사 연구	최선미, 지상은, 홍정미, 안규석, 고병희		2001. 12. 31	7(1)	105-114
398	醫部全錄의 編輯體制와 主題分類	백상용, 안상우		2002. 6. 30	8(1)	1-15
399	한의학 학위논문 정보서비스 실태에 대한 조사연구	최환수, 남봉현		2002. 6. 30	8(1)	45-53

	제목	저자	저널	발행일	권(호)	페이지
400	백출과 창출의 기원에 대한 식물분류학적 연구	이제현, 김윤경, 홍선표, 김정숙	한국한의학연구원 논문집	2002. 6. 30	8(1)	55-63
401	사상체질분류검사지(QSCCⅡ)에 의한 체질진단과 許式 체간측정치의 상관성 연구	최선미, 홍정미, 지상은, 정봉연, 안규석		2002. 6. 30	8(1)	75-92
402	한약재 수치에 관하여(I)-수치 전·후의 한약재의 표준 색도표에 의한 색상변화-	김진숙, 김현정, 고진희, 마진열, 이민형		2002. 6. 30	8(1)	105-108
403	한약재 수치에 관한 연구(Ⅳ)-수치 전·후 외부 한약재의 표준 색도표에 의한 색상변화-	김현정, 김진숙		2002. 12. 31	8(2)	121-124
404	WIOP의 전통지식 등 지적재산권 보호 논의 동향 및 대응전략의 기본원칙	안상우, 김홍준, 최환수		2003. 12. 31	9(1)	51-63
405	전통임상기술의 지적재산권 보호와 산업화 방안에 대한 고찰-WIOP의 전통지식, 유전자원의 지적재산권 보호 논의에 대한 대응 전략-	안상우, 김홍준, 최환수		2003. 12. 31	9(2)	33-43
406	고전 자료 디지털화사업에서의 신출 한자 처리 개선방안	이정화		2004. 6. 30	10(1)	1-14
407	맥상 분류 기준에 대한 방법론적 고찰-『瀕湖脈學』을 중심으로-	이주호, 최환수, 김철중		2004. 6. 30	10(1)	49-61
408	한약제제의 권리보호에 대한 초보적인 고찰	김윤경, 안상우, 김홍준, 최환수		2004. 6. 30	10(1)	81-95
409	한방산업의 정의와 분류에 대한 연구	신현규		2004. 6. 30	10(1)	97-105
410	사상의학 객관화의 연구성과와 향후 방향	한성수, 최선미, 윤유식, 김종열		2004. 12. 30	10(2)	51-62
411	중풍 임상 연구를 위한 항목 선정 및 정보관리 프로그램 개발	문진석, 최선미, 조기호, 윤유식		2005	11(1)	109-118
412	의미 네비게이션을 지원하는 온톨로지 기반 한의학 논문 검색 시스템 설계 연구	고유미, 엄동명		2005	11(2)	35-52
413	국제특허분류를 중심으로 한 한의학 분야의 특허정보 분석 연구	송미영, 김홍준, 최환수		2005	11(2)	67-96
414	OWL 기반의 온톨로지 도구 비교 분석	임형신, 황윤영, 엄동명, 이규철		2006. 4. 30	12(1)	1-12
415	생물학과 의학 온톨로지 비교 분석	유정연, 엄동명, 이규철		2006. 8. 30	12(2)	31-45
416	한의학정보화 현황분석과 이에 따른 미래전략 연구	송미영, 김철		2006. 8. 30	12(2)	47-62

	제목	저자	저널	발행일	권(호)	페이지
417	단어클러스터링 시스템을 이용한 어휘의미망의 활용평가 방안	김혜경, 송미영	한국한의학 연구원 논문집	2006. 12. 30	12(3)	1-15
418	辨證을 위한 설문지 및 프로그램에 대한 특허정보 및 논문을 통한 연구동향 분석	문진석, 차민호, 윤유식, 최선미		2006. 12. 30	12(3)	17-29
419	한국 한의학에서 소갈 분류의 형성과정	조선영, 유원준, 안상우, 김남일		2007. 8. 30	13(2)	1-14
420	다차원 컬러벡터 기반 백태 및 황태 분류 판별함수 설계	이전, 최은지, 유현희, 이혜정, 이유정, 박경모, 김종열		2007. 8. 30	13(2)	47-52
421	사상체질 의사결정시스템 구축을 위한 체질 진단 자료를 이용한 예비연구	진희정, 문진석, 고성호, 구임회, 이시우, 이도헌, 송미영, 김종열		2007. 8. 30	13(2)	75-81
422	한방건강검진 소프트웨어 개발에 관한 연구	문진석, 박경모, 최선미		2007. 8. 30	13(2)	135-142
423	朝鮮時代 '地理志' 類에 나타난 韓藥資源 및 古傳醫學 情報	이정화, 김성수		2007. 12. 30	13(3)	69-78
424	FBG를 이용한 맥진 시스템 개발	전영주, 이전, 유현희, 이재훈, 이시우, 김종열		2007. 12. 30	13(3)	105-110
425	백태 중 후태 및 박태 분류 판별함수 설계	최은지, 김근호, 유현희, 이혜정, 김종열		2007. 12. 30	13(3)	119-124
426	사상체질 약재 정보 시스템 구축	진희정, 김명근, 김효정, 유영법, 김종열		2008. 4. 30	14(1)	91-96
427	체질임상정보의 효율적인 수집을 위한 입력시스템 구축	김상균, 김철, 진희정, 송미영		2008. 4. 30	14(1)	97-106
428	논문분석과 구축사례 조사를 통한 한의학 온톨로지 연구동향 분석	김철, 김상균, 송미영		2008. 8. 30	14(2)	121-129
429	한의약 문화산업의 성격분류와 현황분석-2013 동의보감 엑스포 성공적 추진방향 모색-	권오민, 이민호, 하정용, 박상영, 안상영, 안상우		2008. 12. 30	14(3)	23-29
430	사상체질 임상정보 분석을 위한 웹 기반의 의사결정 나무 프로그램 개발	진희정, 김명근, 김종열		2008. 12. 30	14(3)	81-87
431	설진 기기의 시스템 구성 및 진단 방법 개발	김근호, 도준형, 유현희, 김종열		2008. 12. 30	14(3)	89-95
432	설진 시스템 개발 및 재현성 평가	전영주, 김근호, 도준형, 유현희, 김종열		2008. 12. 30	14(3)	97-102
433	한의약 정보센터 설립을 통한 정보화 전략 연구	김철, 송미영, 김상균, 예상준, 장현철, 엄동명		2008. 12. 30	14(3)	127-135
434	한국한의학연구원 정보화전략계획 연구	김철, 예상준, 김상균, 장현철, 송미영		2008. 12. 30	14(3)	137-148
435	체질 임상 정보를 분석하기 위한 임상 지수 프로그램 개발	진희정, 김명근, 김종열, 이시우		2009. 4. 30	15(1)	63-68

	제목	저자	저널	발행일	권(호)	페이지
436	한의학지식정보자원 DB구축에 있어서 지식고고학적 가중치부여의 의의와 실제적용방안 연구	오준호, 안상우, 김남일, 차웅석	한국한의학연구원 논문집	2010. 4. 30	16(1)	69-84
437	프로젝트 맵 분석 시스템을 위한 위상 맵과 등고선 맵의 설계 및 구현	예상준, 장현철, 김철, 김진현, 김상균, 송미영		2010. 4. 30	16(1)	93-99
438	수유부의 유선질환을 의미하는 한의학 용어 연구	이선영, 오준호, 차웅석, 김남일		2010. 8. 31	16(2)	75-81
439	한국한의학연구원 시맨틱 소셜 네트워크 시스템 구축	김상균, 장현철, 김철, 예상준, 김진현, 송미영		2010. 8. 31	16(2)	91-99
440	체질임상정보 수집을 위한 eCRF 시스템 구축	진희정, 유종향, 장은수, 이시우		2010. 8. 31	16(2)	101-108
441	전통의학 정보포털 활성화를 위한 사용자 요구 분석에 관한 연구	예상준, 김하영, 김철, 김진현, 김상균, 장현철, 송미영		2010. 8. 31	16(2)	109-118

Appendix 2. 한의연구보고서 리스트

순 번	과제명	수행기관	책임자	발행일	발주기관
1	『의방유취醫方類聚』의 데이터베이스 구축	한국한의학연구원 학술정보팀	안상우	1999. 1. 31	보건복지부
2	한의진단명과 진단요건의 표준화 연구(Ⅰ)	한국한의학연구소 기초연구부	양기상	1995. 11. 10	국무조정실
3	한의진단명과 진단요건의 표준화 연구(Ⅰ)-별책부록	한국한의학연구소 기초이론연구실	양기상	1995. 11. 10	국무조정실
4	뇌혈관질환의 신경기능평가 객관화를 위한 표준화 방법 연구	상지대학교 한의과대학	고성규	1998. 10. 16	한국한의학 연구원
5	한의진단명과 진단요건의 표준화연구(Ⅱ)	한국한의학연구소 기초연구부	양기상	1997. 1. 31	보건복지부
6	전문가시스템을 이용한 한의진단의 객관화 연구	경산대학교 한의과대학	강효신	1998. 5. 30	보건복지부
7	사상체질분류에 의한 체질식이의 효과 및 활용성에 대한 연구	경희대학교 한의과대학	송일병	1999. 9. 20	한국한의학 연구원
8	한의진단명과 진단요건의 표준화연구(Ⅲ)	한국한의학연구원	신순식	1998. 1. 31	보건복지부
9	수종한약제의 위암세포에 대한 항암작용 효능검색 및 약리작용에 관한 분자생물학적 연구	경희대학교 한의과대학	류봉하	1999. 9. 12	한방치료 기술개발 연구지원 사업평가단
10	전통한의치료법의 전산화-『醫方類聚』의 데이터베이스 구축(Ⅲ)	한국한의학연구원 학술정보부	안상우	2001. 1. 31	한국한의학 연구원
11	전기적 특성을 이용한 경락시스템 연구(Ⅰ)	한국한의학연구원 연구부	이한구	1999. 1. 31	보건복지부
12	침술에 의한 중추성 면역과 체온조절 및 체감각정보전달 연구	경희대학교	임사비나	2001. 9. 30	보건복지부
13	국외한의학술논문의 데이터베이스 구축	한국한의학연구원	안상우	2000. 9. 12	보건복지부
14	심혈관계 효능검색을 통한 국내 유용식물자원의 탐색 및 이용성 개발	생명공학연구소	이현선	2000. 10. 30	과학기술부
15	배양세포 고발현 시스템을 이용한 인체락토페린 고함유 두릅나무와 약용식물 배양세포 대량생산	한국생명공학연구원	이행순	2003. 10. 1	과학기술부
16	사상체질감별 객관적 진단지표에 관한 연구	한국한의학연구원	성현제	2001. 1. 31	국무조정실
17	전기적 특성을 이용한 경락시스템 연구(Ⅱ)	한국한의학연구원	성현제	2000. 1. 31	보건복지부
18	전통한의처방의 전산검색시스템 구성-「醫方類聚」의 데이터베이스 구축(Ⅱ)	한국한의학연구원 학술정보팀	안상우	2000. 1. 31	국무조정실
19	한방표준질병사인분류기준 제정(안)에 관한 연구	한국한의학연구원	신현규	2000. 7. 1	보건복지부

순 번	과제명	수행기관	책임자	발행일	발주기관
20	한약재 표준품 개발 수집 및 활용방안 연구	한국한의학연구원	고병섭	2000. 9. 2	보건복지부
21	개별 한약재에 대한 수치·법제 방법의 표준화 연구	한국한의학연구원	김진숙	2001. 5. 30	보건복지부
22	전통한의치료법의 전산화-『醫方類聚』의 데이터베이스 구축(Ⅲ)	한국한의학연구원 학술정보부	안상우	2001. 1. 31	국무조정실
23	중국 전통의약 교육 기술표준	한국한의학연구원	신현규	2001. 8. 31	보건복지부
24	한약제제 허가제도 개선방안 연구	한국보건산업진흥원	한병현	2001. 1. 31	식품의약품 안전청
25	한의 디지털 설진 시스템의 개발	강원대학교	김보연	2002. 10. 1	보건복지부
26	한의 학술 정보화 연구	한국한의학연구원 학술정보부	신순식	2001. 1. 31	국무조정실
27	한약재 수치법제의 규격화 연구-개별한약재에 관한 수치법제 방법의 표준화 연구	한국한의학연구원	김진숙	2001. 7. 1	보건복지부
28	자생식물 유전자 D/B구축 및 유전정보 처리기술 개발	한국생명공학연구원	최도일	2002. 9. 30	과학기술부
29	전기적 특성을 이용한 경락시스템 연구(Ⅲ)	한국한의학연구원	성현제	2001. 1. 31	국무조정실
30	유전자 발현 프로파일 대량생산·분석시스템 개발	한국생명공학연구원	이형규	2004. 11. 14	과학기술부
31	DNA chip을 이용한 사상체질 감별 및 한약효능 검색	한국한의학연구원	조동욱	2002. 10. 1	보건복지부
32	『鄕藥集成方』의 데이터베이스 구축	한국한의학연구원	안상우	2002. 1. 31	국무조정실
33	사상체질정보은행 구축 및 유전자 분석에 관한 연구	한국한의학연구원	윤유식	2002. 1. 31	국무조정실
34	한의 학술 정보화 연구(Ⅱ)	한국한의학연구원	안상우	2002. 1. 31	국무조정실
35	한의학의 환자기록과 임상연구를 위한 전산화 솔루션 개발	경희대학교	박경모	2002. 6. 28	보건복지부
36	경락시스템에 대한 생체물리학적 연구(Ⅱ)	한국한의학연구원	윤유식	2003. 1. 31	국무조정실
37	한의학분야 웹 자원정보 데이터베이스 구축에 관한 연구	한국한의학연구원 학술정보부	전병권	2003. 1. 15	한국과학 기술정보 연구원
38	한의 학술 정보화 연구	한국한의학연구원 학술정보부	안상우	2003. 1. 31	국무조정실
39	전통의약기술의 보호 및 육성을 위한 기반 조성 연구	한국한의학연구원	안상우	2003. 1. 31	국무조정실

순 번	과제명	수행기관	책임자	발행일	발주기관
40	한약 규격화를 위한 감별시스템 구축	한국한의학연구원	고병섭	2003. 1. 31	국무조정실
41	전통의약 관련 전통지식DB구축을 위한 정보전략 계획수립	한국한의학연구원	안상우	2004. 7. 1	특허청
42	전통적 임상기술의 보호 및 DB 구축(Ⅰ)	한국한의학연구원	안상우	2004. 1. 31	국무조정실
43	한의학 지식산업 기반구축사업	한국한의학연구원	고병섭	2004. 7. 1	한국한의학 연구원
44	한의학에서의 온라인 기반 환자정보 획득 및 진단을 위한 솔루션 개발	경희대학교	박경모	2005. 6. 30	보건복지부
45	한국 한의표준질병사인분류 개정안 실시를 위한 시범 적용 연구	한국한의학연구원	최선미	2004. 9. 4	대한한의사 협회
46	한약 규격화를 위한 감별시스템 구축	한국한의학연구원	고병섭	2004. 1. 31	국무조정실
47	한의 학술 정보화 연구	한국한의학연구원	안상우	2004. 1. 31	국무조정실
48	한의사전문의 적정 인력수급 등을 위한 표준화 연구	한국한의학연구원	임병묵	2004. 8. 31	보건복지부
49	표준한약개발연구-유통한약의 등급화 기준제시	대전대학교	서영배	2005. 1. 31	보건복지부
50	한약제제 관리 개선방안 연구	경원대학교	황귀서	2005. 3. 2	보건복지부
51	한의 학술정보화 연구	한국한의학연구원	안상우	2005. 1. 31	국무조정실
52	한의학분야 전문정보 DB 구축에 관한 연구(Ⅱ)	한국한의학연구원	전병권	2004. 12. 30	한국과학 기술정보 연구원
53	뇌혈관질환의 한의학변증지표 표준화 및 과학화 기반연구	한국한의학연구원	방옥선	2008. 5. 1	교육과학 기술부
54	한방진단시스템개발	한국한의학연구원	김종열	2007. 11. 25	보건복지부
55	한약 규격화를 위한 감별시스템 구축	한국한의학연구원	고병섭	2005. 1. 31	과학기술부
56	전통지식 DB 구축사업(2차년도) 완료보고서	한국한의학연구원	송미영	2007. 2. 11	특허청
57	전통체질의학에 기반한 진단 및 약물 치료 시스템 개발	한국한의학연구원	김종열	2007. 11. 5	과학기술부
58	이화학 표준화 및 보관기준연구	한국한의학연구원	김호경	2006. 1. 30	과학기술부
59	전통의학 지식정보 기반구축(Ⅰ)	한국한의학연구원	안상우	2006. 1. 31	국무조정실
60	표준한약개발연구	한국한의학연구원	김호경	2006. 3. 28	보건복지부

순 번	과제명	수행기관	책임자	발행일	발주기관
61	보건의료정보표준화연구(Ⅱ)	한국보건산업진흥원	좌용권	2006. 7. 1	보건복지부
62	산양산삼 품질의 표준화와 제형 개발에 관한 연구	상지대학교	권기록	2006. 11. 30	보건복지부
63	신기능 항암보조제 개발을 위한 보정방암탕의 유효성&안전성 연구	경희대학교 산학협력단	김성훈	2008. 5. 25	보건복지 가족부
64	한방진단시스템 개발	한국한의학연구원	김종열	2006. 7. 30	보건복지부
65	한약자원 평가기술 구축-이화학 표준화 및 보관기준연구	한국한의학연구원	김호경	2006. 1. 31	국무조정실
66	한의학 임상 DB 구축 및 근거기반 확보	한국한의학연구원	최선미	2008. 1. 31	국무조정실
67	한의약을 활용한 혈관질환 예방 및 치료제 개발	동국대학교 한의학과	신홍묵	2008. 5. 29	보건복지 가족부
68	한의학 용어분류 체계에 대한 연구	한국한의학연구원	엄동명	2006. 1. 27	특허청
69	한의학 정보화 중점 연구과제 개발 및 기술지도(TRM) 수립	한국한의학연구원	안상우	2006. 7. 30	과학기술부
70	한의학분야 오픈억세스 사이트 서비스 내용 연구	한국한의학연구원	전병권	2006. 12. 30	한국과학 기술정보 연구원
71	일회용 멸균 침	한국한의학연구원	최선미	2007. 7. 15	한국 표준협회
72	전통의학 지식정보 기반구축	한국한의학연구원	안상우	2007. 1. 31	국무조정실
73	한국인 기호 차류의 방사선 장해 경감효과 평가 및 유효성분 검색	전남대학교	김성호	2004. 7. 30	과학기술부
74	생약의 지표성분 표준품 제조연구(Ⅲ)	서울대학교 약학대학	김영중	2003. 12. 14	식품의약품 안전청
75	주요 농산물(콩, 옥수수, 감자, 밀 등)내 한국인 고유의 알레르겐 규명 및 항알레르기성 농산물 검색	아주대학교 의과대학	박해심	2006. 7. 1	농림부
76	약물중독 억제제 검색 및 개발 연구	이화여자대학교	오세관	2004. 12. 15	식품의약품 안전청
77	한국산 장뇌산삼과 중국산 장뇌삼의 분류 체계 확립 및 효능연구	성균관대학교	서동상	2007. 6. 24	농림부
78	우수한약 품질기준을 위한 효능평가 시스템 구축	경희대학교 의과대학	김창주	2007. 5. 27	보건복지부
79	한국 선천성기형 모니터링 체계 구축을 위한 다기관 공동연구	가톨릭대학교 산업협력단	신종철	2005. 12. 30	식품의약품 안전청
80	한약추출물제제의 품질확보에 관한 연구-해열·진통계 한약 추출물 제제	㈜웰컴사이언스 생명과학연구소	성상현	2004. 12. 30	식품의약품 안전청
81	생약종합정보 시스템 구축(Ⅱ)-약용식물의 부작용 정보 구축	㈜랩프런티어	채봉수	2005. 12. 30	식품의약품 안전청

순 번	과제명	수행기관	책임자	발행일	발주기관
82	한약제제의 생화학적 약리작용 메커니즘 연구(Ⅰ)	원광대학교 약학대학	이영미	2005. 12. 30	식품의약품 안전청
83	한약제제 제조공정 표준화사업(I)	(주)글로벌헬스케어 생명과학연구소	이진영	2005. 12. 30	식품의약품 안전청
84	한약제제의 품질보증을 위한 품질평가법 표준화연구(Ⅰ)	서울대학교	김진웅	2005. 1. 31	식품의약품 안전청
85	생약종합정보 시스템 구축	㈜랩프런티어	박종세	2005. 1. 4	식품의약품 안전청
86	생약의 품질평가 기초 연구(Ⅱ)	중앙대학교 약학대학	황완균	2006. 12. 3	식품의약품 안전청
87	DNA 표지인자를 이용한 자생식물의 유전적 특성평가 및 종분화기작 구명과 잡종 검색기술 개발	서울대학교	서영배	2003. 10. 1	과학기술부
88	변비 치료제 개발	인하대학교	정운계	2003. 11. 20	과학기술부
89	인삼 이차대사의 Functional Gonomics 시스템 개발에 관한 연구	유진텍 주식회사	최동욱	2003. 9. 29	과학기술부
90	칼슘의존성 신경독성 조절물질 검색 및 기전연구	한국과학기술연구원 생체과학부	임혜원	2004. 7. 30	과학기술부
91	생약지표성분 표준품제조에 관한 연구	서울대학교 천연물과학연구소	강삼식	2001. 12. 30	식품의약품 안전청
92	생약 · 한약재의 품질 표준화 연구	충북대학교	이경순	2001. 12. 30	식품의약품 안전청
93	New Keele Injector를 이용한 무추출 잔류 농약 검색법 개발	전남대학교 농업생명과학대학	심재한	2004. 9. 15	농림부
94	전통동양약물데이터베이스 新東醫藥寶鑑-日本語版開發	바이오허브㈜	장일무	2001. 7. 1	보건복지부
95	생약의 지표성분 표준품 제조연구(Ⅱ)	서울대학교 약학대학	김영중	2003. 1. 12	식품의약품 안전청
96	자생식물을 이용한 간경화 질환용 식품의약 개발	원광대학교 약학대학	손동환	2006. 7. 1	과학기술부
97	한국 자생식물 종자데이터베이스 구축	동신대학교 생물자원산업화 지원센터	장홍기	2002. 12. 28	한국과학 기술정보 연구원
98	지식정보 통합을 위한 지식관리시스템 구축	한국한의학연구원	송미영	2008. 1. 31	국무조정실
99	체질건강수준 표준개발	한국한의학연구원	이시우	2009. 1. 31	교육과학 기술부
100	체질임상정보와 바이오정보를 활용한 정보분석 알고리즘 개발	한국한의학연구원	송미영	2008. 8.30	기초기술 연구회
101	취약군의 한약제제 적정사용 정보가이드라인 개발	경희대학교 한의과대학	고성규	2007. 12. 10	식품의약품 안전청

순 번	과제명	수행기관	책임자	발행일	발주기관
102	한방 진단 시스템 개발	한국한의학연구원	김종열	2007. 3. 28	보건복지부
103	뉴로-퍼지를 이용한 한방 맥진 및 26리드선의 양도락 진단 시스템의 구현	국민대학교 전자공학과	김도현	1998. 5. 30	한국 과학재단
104	동물모델을 이용한 허혈성 뇌손상 진단법 및 치료제 효능검색법 확립	식품의약품안전청	김부영	1999. 6. 30	식품의약품 안전청
105	전문가를 위한 의료정보데이터베이스 및 진료지원 시스템 개발	서울대학교 의과대학	민경업	1999. 7. 1	보건복지부
106	전통동양약물데이터베이스 개발	서울대학교 천연물과학연구소	장일무	2000. 7. 1	보건복지부
107	사상의학의 체질분류에 대한 신뢰도 검증 및 객관적 분류 체계 정립을 위한 새로운 의학적 접근	연세대학교 의과대학	전세일	2000. 6. 29	보건복지부
108	경혈반응점의 시각화를 위한 DM96A-2 혈위식별 시스템 개발	원광대학교 전자공학과	정동명	1999. 5. 27	한국 과학재단
109	체질임상정보와 바이오정보를 활용한 정보분석 알고리즘 개발	한국한의학연구원	송미영	2007. 10. 12	과학기술부
110	취약군의 한약제제 적정사용 정보 가이드라인 개발	경희대학교	고성규	2006. 12. 30	식품의약품 안전청
111	한약재 생리활성성분 분리 및 분석연구(황련, 독활)	부경대학교	최재수	2007. 12. 10	식품의약품 안전청
112	침구경락 연구거점 기반구축	한국한의학연구원	최선미	2006. 12. 28	국무조정실
113	해외 전통 민속의학 지식정보 수집 및 D/B 구축	한국한의학연구원	송미영	2007. 10. 10	과학기술부
114	한의학 임상 DB 구축 및 근거기반 확보	한국한의학연구원	최선미	2007. 1. 31	국무조정실
115	한의학 정보화 사업	한국한의학연구원	송미영	2007. 1. 1	국무조정실
116	07년 전통지식 DB 및 검색시스템 구축사업 완료 보고서	한국한의학연구원	송미영	2008. 1. 17	특허청
117	생약(한약)제제 안전 정보관리 시스템 구축	경희대학교 한의과대학	김양석	2007. 12. 30	식품의약품 안전청
118	천연물질로부터 면역활성증강다당의 검색 및 특성에 관한 연구	고려대학교	양한철	1992. 1. 23	과학기술처
119	전통 약재 정보의 효율적인 활용을 위한 온톨로지 구축	한국한의학연구원	송미영	2008. 1. 31	과학기술부
120	전통의과학 지식자료 현대화	한국한의학연구원	안상우	2008. 1. 31	국무조정실
121	전통의학 지식정보 기반구축(Ⅲ)	한국한의학연구원	안상우	2008. 1. 31	국무조정실
122	한방진단 표준개발	한국한의학연구원	이시우	2008. 1. 31	국무조정실

순 번	과제명	수행기관	책임자	발행일	발주기관
123	웹기반프로젝트맵분석시스템	한국한의학연구원	송미영	2009. 1. 31	교육과학 기술부
124	전통의과학 지식자료 현대화	한국한의학연구원	안상우	2009. 1. 31	한국한의학 연구원
125	표준 한방처방 EBM 구축	한국한의학연구원	신현규	2009. 3. 3	교육과학 기술부
126	전통체질의학에 기반한 진단 및 약물 치료 시스템 개발	한국한의학연구원	김종열	2008. 7. 30	교육과학 기술부
127	균사체 배양 한약 규격과 혈당강하 기능의 상관성 평가기술 개발	남부대학교 산학협력단	강동호		중소기업청
128	기미론에 의해 한성약물로 분류되는 한약재를 이용한 생리활성 기능을 갖는 신물질 개발	건국대학교	황금희		교육인적 자원부
129	맥파분석시스템을 이용한 맥파진단기 개발	(주)경희한방메디칼	강만희		과학기술부
130	멀티센서맥진기를 이용한 원격진료시스템 개발	윈칩시스템	성동경		정보통신부
131	배양세포 고발현 시스템을 이용한 인체락토페린 고함유 두릅나무과 약용식물 배양세포 대량생산	한국생명공학연구원	이행순		과학기술부
132	배양세포 고발현 시스템을 이용한 인체락토페린 고함유 두릅나무과 약용식물 배양세포 대량생산	한국생명공학연구원	이행순		과학기술부
133	병원 경영개선을 위한 한방 진료표준모델선정 및 특성화 발전연구(환자 이용도 증대방안을 중심으로)				보건복지부
134	복합한약제를 이용한 고효율성 맞춤 암치료법 개발 연구	아주대학교	전미선		보건복지부
135	뇌혈관 질환의 한의 변증 진단 표준화	한국한의학연구원	최선미		과학기술부
136	기미론에 의해 한성약물로 분류되는 한약재를 이용한 생리활성 기능을 갖는 신물질 개발	건국대학교	황금희		교육인적 자원부
137	기미론에 의해 한성약물로 분류되는 한약재를 이용한 생리활성 기능을 갖는 신물질 개발	건국대학교	황금희		교육인적 자원부
138	뇌혈관 질환의 변증지표 과학화 및 융합진단기술 개발	한국한의학연구원	방옥선		과학기술부
139	뇌혈관 질환의 한양방 진단표준개발	경희대학교 산학협력단	조기호		과학기술부
140	당뇨병성 혈관합병증의 예방 및 치료를 위한 한약 개발 연구	연세대학교	정만길		보건복지부
141	뇌혈관 질환의 변증지표 과학화 및 융합진단 기술 개발	한국한의학연구원	윤유식		과학기술부
142	뇌혈관 질환의 변증지표 과학화 및 융합진단 기술 개발	한국한의학연구원	최선미		과학기술부
143	뇌혈관 질환의 한양방 진단표준 개발	경희대학교	조기호		과학기술부
144	뇌혈관 질환의 한양방 진단표준 개발	경희대학교	조기호		과학기술부
145	뇌혈관 질환의 한의변증 진단 표준화	한국한의학연구원	최선미		과학기술부
146	뇌혈관 질환의 한의변증 진단 표준화	한국한의학연구원	최선미		과학기술부
147	국제협력 및 교류기반 육성사업	한국한의학연구원	김종열		과학기술부

순 번	과제명	수행기관	책임자	발행일	발주기관
148	국제협력 및 연구지원사업	한국한의학연구원	김종열		과학기술부
149	당뇨 model system을 이용한 국화과 식물 추출물의 조직 산화적 손상에 미치는 영향	덕성여자대학교	한혜경		교육인적자원부
150	한약재 GACP 및 표준가공공정 지침제정연구	농촌진흥청 약용작물과	박희운	2007. 11. 20	식품의약품안전청
151	생약(한약)엑스 대조품 제조에 관한 연구	서울대학교 약학대학	성상현	2008. 5. 14	식품의약품안전청
152	건강인의 삶의 질 향상과 관련한 과학적 응용확대를 위한 한국인삼의 시스템적인 효능연구	대전대학교 산학협력단	손창규		과학기술부
153	경락 시스템에 대한 생체물리학적 연구	한국한의학연구원	윤유식		국무조정실
154	한약재 과학화 연구 DB 구축	서울대학교 약학대학	김진웅	2006. 12. 30	식품의약품안전청
155	경락 시스템에 대한 생체물리학적 연구	한국한의학연구원	윤유식	2002. 1. 12	국무조정실
156	경락 평형 계측 시스템 개발		허웅		중소기업청
157	경혈과 경락시스템의 뇌활성반응특징 및 뇌의 매개에 의한 침치료 작용 경로 탐색에 대한 뇌영상 과학적 연구	원광대학교	성강경		과학기술부
158	생약(한약)제제 제조공정 표준화 및 동시분석법 개발	㈜글로벌헬스케어 생명과학연구소	이진영	2007. 12. 30	식품의약품안전청
159	건강수명 연장을 위한 기능성 식품/천연물 의약소재 개발	한국한의학연구원	고병섭		과학기술부
160	경혈 측정 시스템의 최적화 솔루션 개발	수원대학교	김현기		중소기업청
161	한약재평가기술과학화 DB 구축 및 관리	서울대학교 약학대학	강삼식	2007. 12. 30	식품의약품안전청
162	경혈과 경락시스템의 뇌활성반응특징 및 뇌의 매개에 의한 침치료 작용 경로 탐색에 대한 뇌영상 과학적 연구	원광대학교 산학협력단	성강경		과학기술부
163	경혈과 경락시스템의 뇌활성반응특징 및 뇌의 매개에 의한 침치료 작용 경로 탐색에 대한 뇌영상 과학적 연구	원광대학교	성강경		과학기술부
164	골관절 질환 한방 연구 센터	경희대학교	박동석		보건복지부
165	골관절 질환 한방연구센터	경희대학교	박동석		보건복지부
166	교육용 인체경락/경혈 정보안내 시스템	동원대학	김병화		중소기업청
167	고령 친화형 사상 체질 기반 진단/치료기 개발	한국한의학연구원	김종열		산업자원부
168	구기지황탕을 이용한 치매치료제의 개발 및 약리기전규명	(주)퓨리메드	배현수		보건복지부
169	보건의료정보 표준화(Ⅲ)	가톨릭대학교 산학협력단	김석일	2006. 12. 30	보건복지부
170	생약(한약)제제 표준관리지침 연구(Ⅱ)	동덕여자대학교 약학대학	김효진	2006. 12. 6	식품의약품안전청

순 번	과제명	수행기관	책임자	발행일	발주기관
171	한약재 분석기관 정도관리 표준화 기법연구	상지대학교 환경공학과	서용찬	2007. 12. 30	식품의약품 안전청
172	한약재 생리 활성성분 분리 및 분석연구(지모, 고본)	이화여자대학교	서은경	2007. 12. 10	식품의약품 안전청
173	한약재 생리 활성성분 분리 및 분석연구(신이, 승마)	안동대학교	손건호	2007. 12. 10	식품의약품 안전청
174	한약 품질표시와 감별 표준화	한국한의학연구원		2002. 8. 13	국무조정실
175	생약(한약)제제 정보관리 시스템 구축	바이오허브㈜	이영득	2007. 1. 31	식품의약품 안전청
176	한약재 생리활성성분 분리 및 분석연구(황백, 연교)	영남대학교	이승호	2007. 12. 10	식품의약품 안전청
177	경락시스템에 대한 생체물리학적 연구(Ⅰ)	한국한의학연구원	윤유식	2002. 1. 31	국무조정실
178	한의 학술 정보화 연구(Ⅱ)	한국한의학연구원	안상우	2002. 1. 30	국무조정실
179	한의 학술 정보화 연구(Ⅲ)	한국한의학연구원	안상우	2003. 1. 31	국무조정실
180	한의 학술 정보화 연구(Ⅳ)	한국한의학연구원	안상우	2004. 1. 31	국무조정실
181	지식기반의 원격진맥시스템 개발	(주)도울정보기술	천승환	1998. 8. 27	정보통신부
182	초고속 정보 통신망을 이용한 원격 한방 진료 서비스	대전대학교	최용락	1997. 8. 31	정보통신부
183	한약제제 허가사항 관련용어 등 표준화 연구	㈜글로벌헬스케어 생명과학연구소	이진영	2006. 12. 30	식품의약품 안전청
184	국외한의학술논문의 데이터베이스 구축	한국한의학연구원	안상우	2000. 9. 12	국무조정실
185	한방 원격 검진 시스템 개발	원광대학교	이용주	1998. 11. 30	정보통신부
186	한의 응급환자 후송시스템에 관한 연구	경희대부설 정보통신공학연구소	진용옥	1997. 10. 30	정보통신부
187	전통한의처방의 전산검색시스템 구성;醫方類聚의 데이터베이스 구축Ⅱ(부록: CD)	한국한의학연구원	안상우	2000. 1. 1	국무조정실
188	전통한의치료법의 전산화-醫方類聚의 데이터베이스 구축 Ⅲ(부록: CD)	한국한의학연구원	안상우	2002. 6. 27	국무조정실
189	GACP 및 표준가공공정 지침 제정연구	농촌진흥청 작물과학원	박희운	2006. 12. 30	식품의약품 안전청
190	한약재 생리 활성성분 분리 및 분석연구(시호, 방풍)	서울대학교	김진웅	2007. 12. 10	식품의약품 안전청
191	한방표준질병사인분류기준 제정(안)에 관한 연구	한국한의학연구원	신현규	2000. 6. 1	국무조정실

순 번	과제명	수행기관	책임자	발행일	발주기관
192	인삼사포닌 분석시스템 구축을 위한 분리 정제	한국식품개발연구원	허우덕		국무조정실
193	전자의무기록 시스템에서의 ISO 간호활동 참조용어 체계모델을 활용한 한방간호용어의 표현	경희대학교	황지인		교육인적자원부
194	전통 의과학 지식자료 현대화 기반 구축	한국한의학연구원	안상우		과학기술부
195	전통의학 지식정보 기반구축	한국한의학연구원	안상우		과학기술부
196	전통의학 지식정보 기반구축	한국한의학연구원	안상우		과학기술부
197	지능형 맥진시스템 개발				산업자원부
198	지능형 맥진파라메터 분석 알고리즘에 관한 연구	명지전문대학	이준영		교육인적자원부
199	지문 및 손톱의 생체 신호 분석을 통한 체질 분류 및 건강정보 제공 기기 개발	충북과학대학 산학협력단	배영래		중소기업청
200	중추신경계 질환에서 경락경혈의 치료 효능 검색 및 신경화학적 기전규명	가톨릭대학교 산학협력단	심인섭		과학기술부
201	중추신경계 질환에서 경락경혈의 치료 효능 검색 및 신경화학적 기전규명	가톨릭대학교	심인섭		과학기술부
202	중추신경계 질환에서 경락경혈의 치료 효능 검색 및 신경화학적 기전규명	가톨릭대학교	심인섭		과학기술부
203	체질진단 과학화를 위한 체질정보 수집 체계 구축	한국한의학연구원	이시우		과학기술부
204	체질진단 과학화를 위한 생물학적 체질정보 수집 체계 구축	한국한의학연구원	이시우		과학기술부
205	초음파 경혈 침치료 시스템 개발		한승무		산업자원부
206	취약군의 한약제제 적정사용 정보 가이드라인 개발	경희대학교	고성규	2006. 12. 30	식품의약품안전청
207	침술에 의한 중추성 면역과 체온조절 및 체감각정보전달 연구 및 Cocaine 중독 치료 연구				보건복지부
208	차세대 원격 맥진 시스템 개발	한국전기연구원	허영		산업자원부
209	체질정보 통합 분석 및 체질 질병 유전성 연구	한국한의학연구원	김종열		과학기술부
210	체질정보 통합분석 및 맞춤약물 기반연구	한국한의학연구원	김종열		과학기술부
211	인삼 유통질서 정립을 위한 기반 기술 개발	농촌진흥청 작물과학원 인삼약초연구소	차선우		농촌진흥청
212	인삼사포닌의 순수분리 및 특성규명을 통한 상품화 연구	건국대학교	김시관		농림부
213	인삼 품질 표준화 및 기능성 소재 개발 연구	농촌진흥청 작물과학원	차선우		농촌진흥청
214	인삼사포닌의 순수분리 및 특성규명을 통한 상품화 연구	건국대학교	김시관		농림부
215	인삼산업의 정보화 전략		김진수		교육인적자원부
216	자기 공명기술을 이용한 홍삼의 내부품질 평가 시스템 개발		김성민		농림부

순 번	과제명	수행기관	책임자	발행일	발주기관
217	저농약 인삼병방제를 위한 생물농약 활용시스템 개발	(주)바이오쉴드	유성준		농림부
218	자기 공명기술을 이용한 홍삼의 내부품질 평가 시스템 개발	전북대학교	김성민		농림부
219	자기 공명기술을 이용한 홍삼의 내부품질 평가 시스템 개발	전북대학교	김성민		농림부
220	자동체질 진단시스템 개발	국립원주대학	전종원		중소기업청
221	인삼의 PD/PT 비율 조절기술 개발을 통한 건강 기능성 식품 소재화 및 품질표준화	한국식품연구원	김성수		농촌진흥청
222	인삼의 PD/PT 비율 조절기술 개발을 통한 건강 기능 식품 소재화 및 품질 표준화	한국식품연구원	김성수		농림부
223	인삼의 PD/PT 비율 조절기술 개발을 통한 건강 기능 식품 소재화 및 품질 표준화	한국식품연구원	김성수		농림부
224	자생식물로 성장호르몬 유발 활용연구	한국한의학연구원	김정숙	2003. 9. 1	과학기술부
225	저주파 전자이침기에 건강 증진용 족침기능 탑재 시스템 개발	청주대학교	김학윤		중소기업청
226	인삼분야 Web기반 활용시스템 개발 및 연구기반 조성	한국식품연구원	김성수		국무조정실
227	인삼종간종내의 유전적 다양성 분석을 통한 고려 인삼 고유 유전자형 발굴	공주대학교	윤의수		과학기술부
228	전기적인 특성을 이용한 경락시스템 연구(Ⅲ)	한국한의학연구원	성현제	2001. 1. 1	국무조정실
229	인삼분야 Web기반 활용시스템 개발 및 연구기반 조성	한국식품연구원	김성수		과학기술부
230	인삼 품질평가 방법 · 기준 확립 연구	작물과학원	김금숙		농촌진흥청
231	산양산삼의 표준화와 제형개발에 관한 연구	상지대학교	권기록		보건복지부
232	생약(한약재)품질규격 표준화 연구		이경순		식품의약품 안전청
233	신기능성 고부가가치 약용뿌리작물 개발을 위한 고효율 외래유전자 발현시스템 검증 및 실용화	고려대학교	배정명		농촌진흥청
234	신기능성 고부가가치 약용뿌리작물 개발을 위한 고효율 외래유전자 발현시스템 검증 및 실용화	고려대학교	배정명		농촌진흥청
235	신기능성 고부가가치 약용뿌리작물 개발을 위한 고효율 외래유전자 발현시스템 검증 및 실용화	고려대학교	배정명		농촌진흥청
236	아마존 유역 전통민속의학 지식정보수집 및 D/B 구축	한국한의학연구원	송미영		과학기술부
237	약용작물 안전생산 재배기준(GAP) 설정 기초 연구	작물시험장	박희운		농촌진흥청
238	약용식물소재의 미생물 대사에 의한 신규 유용물질 개발	경희대학교	양덕춘		과학기술부

순 번	과제명	수행기관	책임자	발행일	발주기관
239	유전학적 정보와 체질임상정보를 융합한 분석체계 구축	한국한의학연구원	송미영		과학기술부
240	유전학적 정보와 체질임상정보를 융합한 분석체계 구축	한국한의학연구원	송미영		과학기술부
241	약용식물소재의 미생물 대사에 의한 신규 유용물질 개발	경희대학교	양덕춘		과학기술부
242	유용단백질 생산 두릅나무과(인삼, 가시오갈피, 두릅) 약용식물 배양체의 대량생산 및 제품화 연구	(주)마이크로프랜츠	김재훈		과학기술부
243	유해물질의 유해성평가 및 작업표준화 지침 작성	국립독성연구원	제금련		식품의약품안전청
244	오감형 진단시스템 개발	한국표준과학연구원	박연규		산업자원부
245	유용단백질 생산 두릅나무과(인삼, 가시오갈피, 두릅) 약용식물 배양체의 대량생산 및 제품화 연구	(주)마이크로프랜츠	김재훈		과학기술부
246	유해물질의 인체위해 정보수집, 정리 및 정보입력	국립독성연구원	제금련		식품의약품안전청
247	유전자발현 프로파일 대량생산 분석시스템 개발	한국생명공학연구원	이형규	2004. 11. 14	과학기술부
248	유전자분석 기술에 의한 첨단식물 분류 기술 개발	서울대학교	서영배		과학기술부
249	유전자분석 기술에 의한 첨단식물 분류 기술 개발	서울대학교	서영배		과학기술부
250	의료용 지능형 로봇손을 이용한 혈관자동 scan 시스템 개발	(주)대요메디	강희정		중소기업청
251	의방유취 데이터베이스 구축(Ⅲ)		안상우	2001. 1. 1	국무조정실
252	웹기반 임상 맥파 데이터 분석 시스템에 관한 연구	명지전문대학	이준영		교육인적자원부
253	생약관련 국가 표준품의 안정성 평가 연구	식품의약품안전청	제금련		식품의약품안전청
254	생약관련 공정서제 개정사업(Ⅰ)	식품의약품안전청	장승엽		식품의약품안전청
255	사상체질 감별 객관적 진단지표에 관한 연구	한국한의학연구원	성현제	2001. 1. 1	국무조정실
256	사상체질 분류 및 색진을 통한 한방자동 질병진단 기기의 개발	충북과학대학	조동욱		중소기업청
257	사상체질 정보은행 구축 및 유전자 분석에 관한 연구	한국한의학연구원	윤유식	2002. 1. 30	국무조정실
258	생약종합정보시스템개편 및 DB 구축을 위한 연구	동방대학원대학교	조성제		식품의약품안전청
259	생물정보학 연구방법을 이용한 한방사상진단 기술 및 도구의 개발	(주)파마코디자인	임남규		보건복지부
260	생약품질평가 기초연구(Ⅱ)	중앙대학교	황완균		식품의약품안전청

순 번	과제명	수행기관	책임자	발행일	발주기관
261	생체 신호측정 시스템 개발	동원대학	조병서		중소기업청
262	생약(한약)의 규격표준화에 관한연구-인삼, 감초의 규격	식품의약품안전청	조정희		식품의약품 안전청
263	생체 임피던스 측정용 시스템 설계	영남대학교	김민수		교육인적 자원부
264	생체 자동 경락측정 및 치료 모니터링 시스템 개발	(주)네오미스	김영식		산업자원부
265	생약(한약)제제의 품질표준화에 관한 연구-생약(한약)제제의 확인 및 함량시험법 확립에 관한 연구	식품의약품안전청	조정희		식품의약품 안전청
266	신기능 항암보조제 개발을 위한 보정방암탕의 유효성 · 안전성 연구	경희대학교	김성훈		보건복지부
267	In vitro 및 in vivo에서의 탈모방지 효과를 지닌 한약추출물의 검색 및 효능 검증	경희대학교	이태후		교육인적 자원부
268	뇌혈관 진단 및 치료를 위한 생물지표 검색 및 분석 시스템 구축	한국생명공학연구원 유전체의학연구센터	김영주	2008. 3. 26	과학기술부
269	뇌혈관질환의 한의 변증 진단 표준화	한국한의학연구원 의료연구부	최선미	2008. 3. 1	교육과학 기술부
270	뇌혈관질환의 한의학 변증지표 표준화 및 과학화 기반연구	한국한의학연구원 의료연구부	방옥선	2008. 5. 1	교육과학 기술부
271	뇌혈관질환의 한양방 진단표준개발	경희대학교	조기호	2008. 3. 25	교육과학 기술부
272	Invitro 및 invivo에서의 탈모방지 효과를 지닌 한약추출물의 검색 및 효능 검증	경희대학교	이태후		교육인적 자원부
273	한의약을 활용한 혈관질환 예방 및 치료제 개발	동국대학교 한의학과	신흥묵	2008. 5. 29	보건복지 가족부
274	식품첨가물 섭취량에 따른 안전성 평가-감미료(7품목)	한국보건산업진흥원	최성희	2008. 12. 31	식품의약품 안전청
275	광물성 생약의 포제 규격 연구(경분, 노감석, 노사, 녹반, 동청,망초, 석종유)	경희대학교 산학협력단	최호영	2009. 3. 2	식품의약품 안전청
276	한약재의 생리활성성분 분리 및 분석 연구(황련, 독활)	부경대학교 식품생명공학	최재수	2008. 12. 30	식품의약품 안전청
277	생명공학 연구성과물 등록 활용사업	한국생명공학연구원 생물자원센터	이정숙	2009. 5. 1	교육과학 기술부
278	한약의 본초학적 비교 및 용어 정립 연구	경원대학교 한의과대학	이영종	2008. 12. 27	식품의약품 안전청
279	첨복포자충류 치료 약제 개발을 위한 고효율 시스템 및 치료제 개발	원광대학교 의과대학	박현	2008. 8. 21	교육과학 기술부
280	국가 잔류농약 안전관리 연구	한국보건산업진흥원	이중근	2008. 12. 1	식품의약품 안전청
281	전통체질의학에 기반한 진단 및 약물 치료 시스템 개발	한국한의학연구원 체질의학연구부	김종열	2009. 8. 31	교육과학 기술부
282	온톨로지 기반 한의학 지능형 정보체계 연구	한국한의학연구원	송미영	2010. 1. 31	교육과학 기술부

순 번	과제명	수행기관	책임자	발행일	발주기관
283	웹 기반 전통의학 프로젝트 맵 분석 시스템	한국한의학연구원	송미영	2010. 1. 31	교육과학기술부
284	자생식물을 이용한 간경화 질환용 식품의약 개발	원광대학교	손동환	2010. 5. 1	과학기술부
285	한약재 표준가공공정지침제정 연구	동신대학교 보건복지대학	김계엽	2009. 3. 2	식품의약품안전청
286	한약재의 생리활성성분 분리 및 분석연구(지모, 고본)	이화여자대학교	서은경	2009. 3. 27	식품의약품안전청
287	2009년도 한의학 지식정보 인프라 구축사업	한국한의학연구원	김대영	2010. 1. 31	교육과학기술부
288	표준한방처방 EBM 구축사업	한국한의학연구원	신현규	2010. 3. 28	교육과학기술부
289	야생화 및 멸종위기식물 종자은행 사업	한국생명공학연구원 해외생물소재 허브센터	이중구	2010. 7. 1	교육과학기술부
290	Metaloxidesensor로 구성된 전자코와 인공지능망을 이용하여 한약재의 원산지 판별 시스템의 개발	서울여자대학교	노봉수		중소기업청
291	혈맥파 측정용 반도체 어레이센서를 이용한 혈맥파 분석 및 3-D혈맥 영상 추출 시스템 개발	(주)대요메디	강희정		산업자원부
292	휴대용 무선 한방 생체 신호 측정 시스템	(주)인터메드	강만희		중소기업청
293	PDA를 이용한 한방 모바일 처방전 전달시스템(Mobile-OCS)의 설계 및 구현	세명대학교	김식		중소기업청
294	홍삼 녹용 정제조기술 개발	중부대학교	김용휘		중소기업청
295	DNA chip을 이용한 사상체질 감별 및 한약 효능검색	한국한의학연구원	조동욱		보건복지부
296	TRIZ기법을 이용한 온열치료기 최적 시스템 개발		박노국		중소기업청
297	해양 유래 한방 약재의 DB화 연구	동의대학교	이용태		해양수산부
298	DNA chip을 이용한 사상체질 감별 및 한약 효능검색	한국한의학연구원	조동욱		보건복지부
299	향약 집성방의 데이터 구축	한국한의학연구원	안상우		국무조정실
300	한약재 수치에 관한 연구	한국한의학연구원	김진숙		국무조정실
301	한약재의 생리활성성분 분리 및 분석 연구(황련, 독활)	부경대학교	최재수		식품의약품안전청
302	한약재의 생리활성성분 분리 및 분석 연구(지모, 고본)	이화여자대학교	서은경		식품의약품안전청
303	한약재의 생리활성성분 분리 및 분석 연구(황백, 연교)	영남대학교	이승호		식품의약품안전청
304	한약재의 규격화를 위한 관능 감별시스템 구축	한국한의학연구원	고병섭		국무조정실
305	한약재의 약효 증강을 위한 과학적인 법제 기기의 개발	(주)동우당제약	최우진		산업자원부
306	한약재 중 유해 물질 모니터링 자료 DB입력	식품의약품안전청	유순영		식품의약품안전청

순 번	과제명	수행기관	책임자	발행일	발주기관
307	한약재 중 유해 물질 모니터링 자료 DB입력	의약품시험연구소	채갑용		식품의약품 안전청
308	한약재의 약효 증강을 위한 과학적인 법제 기기의 개발	(주)동우당제약	최우진		산업자원부
309	한약재 평가 기술 과학화 DB 구축 및 관리	서울대학교	강삼식		식품의약품 안전청
310	한의약을 활용한 혈관질환 예방 및 치료제 개발	동국대학교	신흥묵		보건복지부
311	한의 학술 정보 제공(IP사업비)				국무조정실
312	한의 학술 정보화 연구	한국한의학연구원	안상우	2002. 1. 30	국무조정실
313	한의학에서의 온라인 기반 환자정보 획득 및 진단을 위한 솔류션 개발	경희대학교	박경모		보건복지부
314	한약재 GACP 및 표준 가공 공정지침 제정 연구	작물과학원	박희운	2006. 11. 1	식품의약품 안전청
315	한의 학술 정보화 연구	한국한의학연구원	안상우	2002. 1. 30	과학기술부
316	한의학에서의 온라인 기반 환자정보 획득 및 진단을 위한 솔류션 개발	경희대학교	박경모		보건복지부
317	한의약을 활용한 혈관질환 예방 및 치료제 개발	동국대학교	신흥묵		보건복지부
318	한의학적 진단/치료를 위한 EFG 체계 구축 및 시스템 개발				산업자원부
319	한의학 맥진의 원리분석을 위한 동맥 네트워크 모델 개발	강원대학교	심은보		교육인적 자원부
320	한의학 e-Commerce 솔루션 개발	(주)휴먼미디어테크	이용일		중소기업청
321	한열 평가 및 제어시스템 개발	경희대학교	박영배		보건복지부
322	한열 평가 및 제어시스템 개발	경희대학교	박영배		보건복지부
323	한 영 한의학 사전 The Korean-English Dictionary of Korean Medicine	원광대학교	금경수		교육인적 자원부
324	한 영 한의학 사전 The Korean-English Dictionary of Korean Medicine	원광대학교	금경수		교육인적 자원부
325	파킨슨씨병 동물모델을 이용한 한방방제의 효능검색과 그기전에 관한 연구				교육인적 자원부
326	파킨슨씨병 동물모델을 이용한 한방방제의 효능검색과 그기전에 관한 연구		안세영		교육인적 자원부
327	표준화를 통한 활성물질 대량생산 및 기능성 식품 개발	(주)바이오피아	인준교		과학기술부
328	표준화를 통한 활성물질 대량생산 및 기능성 식품 개발	(주)바이오피아	인준교		과학기술부
329	한약 자원 평가 기술 구축	한국한의학연구원	김호경		과학기술부
330	한약재 검사기관 정도관리 표준화 기법 연구	상지대학교	서용찬		식품의약품 안전청

순 번	과제명	수행기관	책임자	발행일	발주기관
331	한국산 장뇌산삼과 중국산 장뇌삼의 분류 체계 확립 및 효능 연구	성균관대학교	서동상	2007. 6. 24	농림부
332	한국산 장뇌산삼과 중국산 장뇌삼의 분류 체계 확립 및 효능 연구	성균관대학교	서동상	2007. 6. 24	농림부
333	한국인 가계 분석을 통한 사상체질 및 관련 형질의 유전적 특성 규명 연구	서울대학교 산학협력단	서정선		과학기술부
334	한국인 기호 차류의 방사선 장해 경감효과 평가 및 유효성분 검색	전남대학교	김성호	2004. 7. 1	과학기술부
335	한방 종합건강검진 평가 시스템	경희대학교 산학협력단	박영배		중소기업청
336	한방진단 시스템 개발	한국한의학연구원	김종열		보건복지부
337	한방진단 시스템 개발	한국한의학연구원	김종열		보건복지부
338	한약재 품질 제고를 위한 가공방법, 기술 현장 지도 및 가공기기의 효율성 확보 방안 연구	대전대학교	서영배		중소기업청
339	한국인 가계 분석을 통한 사상체질 및 관련 형질의 유전적 특성 규명 연구	서울대학교	서정선		과학기술부
340	한방진단 시스템 개발	한국한의학연구원	김종열		보건복지부
341	한방 추출물로부터 기능성 식품소재의 탐색 시스템 및 물질 개발	경희대학교	김지영		중소기업청
342	한약재 규격화를 위한 감별 시스템 구축	한국한의학연구원	고병섭		국무조정실
343	한방 맥진센서 및 원격진료 시스템 개발	동양대학교	전순용		중소기업청
344	한방 맥진을 이용한 Biofeedback 네트워크 시스템 개발	(주)인터메드	강만희		정보통신부
345	한방병원 이용자들의 사상체질 분류에 따른 식품 및 영양섭취 조사연구	세명대학교	김정선		교육인적 자원부
346	한방생명자원 연구센터	대구한의대학교	양재하		산업자원부
347	한약규격화를 위한 감별시스템 구축	한국한의학연구원	고병섭		국무조정실
348	한의학 지능형 소셜 네트워크 시스템 구축	한국한의학연구원	김상균	2009. 12. 30	교육과학 기술부
349	약용식물소재의 미생물 대사에 의한 신규 유용물질개발	경희대학교 한방재료가공학과	양덕춘	2010. 7. 1	교육과학 기술부

9. 약어(abbreviation) 정리

① ICD(International Classification of Disease)-10

보건 의료분야에서 가장 널리 활용되고 있는 분류 체계. 10번째 개정판은 International Statistical Classification of Diseases and related Health Problems. 사망, 질명, 장애, 절차, 1차 진료와 같은 여러 분류 체계가 포함되어 있음

② KCD(Korean Classification of Disease)-9

한국형 상병 분류 체계로서 ICD-9를 한국형으로 표준화한 분류 체계

③ SNOMED CT(Systemized Nomenclature of Human and Veterinary Medicine Clinical Term)

미국 병리학회에서 만든 분류 체계로 병의 여러 가지 특성을 코드화할 수 있으며, 개념들 간의 관계가 기술되어 있어 다른 분류 체계와 호환할 수 있는 용어 체계

④ ATC(Anatomic Therapeutic Chemical)

약제를 체계적이고 계층구조적으로 분류한 것으로, 약제의 제조물질, 투여방법, 용량, 화학적 특성을 포함하며, 약제이용 연구의 국제적인 표준

⑤ ICNP(International Classification of Nursing Practices)

국제 간호협회의 표준안으로, 포괄적이고 실무 표현력이 풍부한 조합형 용어 체계

⑥ LOINC(Local Observation Identifier Name and Code)

임상 검사, 핵의학 검사 등의 각종 검사 항목정보를 위한 용어 체계

⑦ LIS(laboratory information system)

전달받은 처방자료를 각종 검사장비와 연동함으로써 검사결과를 자동으로 입력하고 통보하는 시스템

⑧ CIS(Clinical Information System)

환자에 대한 과거부터 현재까지의 진료기록을 관리하는 시스템. 환자 병력관리, 의사 처방을 위한 처방정보 전달 시스템(OCS), 각종 의료영상들을 저장 및 검색해주는 의료영상 통신 시스템(PACS), 특정 분야의 진료를 컴퓨터가 지원해주는 의료전문가 시스템 등 그 성격상 의사나 간호사, 전문 기사들을 위한 시스템으로, 시스템 구축을 위해 실시간 처리나 온라인 트랜잭션 처리(OLTP)와 같은 정보기술들을 활용함

⑨ OCS(Order Communication System)

처방 전달 시스템. 각종 의학정보 및 환자들의 진찰자료를 보관한 DB와 의사가 환자를 진단한 후 내린 처방전을 통신망을 통해 각 해당 진료 부서로 전달함. 환자의 등록에서 진료, 수납까지 원내의 모든 데이터를 관리・전달하는 것은 물론 병원의 모든 행정을 효율적으로 관리할 수 있도록 하는 통합 의료정보 시스템

⑩ PACS(Picture Archiving and Communication System)

의료영상 저장 전송 시스템. X선 컴퓨터 촬영이나 MRI 등의 단층, 초음파 진단 시스템으로 촬영한 화상을 데이터베이스로 저장하여 컴퓨터 망을 통해 등록・검색・전송하는 시스템

⑪ PHR(Personal Health Records)

개인건강기록부. 여러 의료기관에 흩어져 있는 각 환자들의 건강기록을 하나의 완전한 기록으로 관리하기 위해 통합된 개인건강기록부

⑫ HL7(Health Level 7)

다양한 보건 의료정보 시스템 간 정보 교환을 위하여 미국표준협회(ANSI)가 인증한 표준으로서, 미국, 영국, 호주, 뉴질랜드, 일본, 대만 등의 국가에서 보건 의료정보의 표준으로 정하여 사용하고 있는 일종의 정보통신 프로토콜(protocol)

⑬ EMR(Electronic medical record)

전자의무기록. 기존에 종이 차트로 관리하던 의무기록 관리 방식에 정보통신기술을 접목하여, 병원에서 발생하는 의료정보를 일체 수정하지 않고 모두 전산화하는 의료정보 시스템

저 자

송미영

1984 숙명여자대학교 이과대학 화학과 이학사

1987 한국과학기술원 화학과 이학석사(전산화학)

1991 한국과학기술원 화학과 이학박사(전산화학)

1992 ~ 1994 (주)비트컴퓨터 부설 교육센터 센터장

1995 ~ 1996 (주)선경정보 교육센터 센터장

1996 ~ 2004 (주)신우정보시스템 부설 정보통신연구소 연구소장

2004 ~ 현 재 한국한의학연구원 문헌·정보연구본부 본부장

김철

2000 한국과학기술원 산업공학과 공학석사

2009 원광대학교 한의정보학과 공학박사

2000 ~ 2001 (주)데이콤 종합연구소 연구원

2002 ~ 2002 (주)이스케이프 솔루션 선임연구원

2003 ~ 2005 조달청 연구위원

2006 ~ 현 재 한국한의학연구원 정보개발운영그룹 그룹장

장현철

2007 충남대학교 공과대학 컴퓨터공학과 공학박사

2000 ~ 2002 (주)서치캐스트 연구원

2003 ~ 2008 한국전자통신연구원 연구원

2008 ~ 현 재 한국한의학연구원 정보개발운영그룹 책임연구원

김상균

2008 충남대학교 공과대학 컴퓨터공학과 공학박사

2003 ~ 2007 (주)K4M 연구원

2007 ~ 현 재 한국한의학연구원 정보개발운영그룹 선임연구원

감 수

권영규 부산대학교 한의학전문대학원 교수

김도훈 경원대학교 한의대 교수

김용석 경희대학교 한의대 교수

박경모 경희대학교 의료공학과 교수

백유상 경희대학교 한의대 교수

송호섭 경희대학교 한의대 교수

신상우 부산대학교 한의학전문대학원 교수

심범상 경희대학교 한의대 교수

엄동명 원광대학교 한의대 교수

이병욱 부산대학교 한의학전문대학원 교수

이충열 경원대학교 한의대 교수

임형호 경원대학교 한의대 교수

최승훈 한국한의학연구원 원장

한창호 동국대학교 한의대 교수

홍성천 원광대학교 한의대 교수

이승일 대한한의학회 정보통신 이사

대한한의학회 용어표준화위원회

한의정보학개론 값 20,000원

2012년 8월 20일 1판 1쇄

저 자 송미영 · 김철 · 장현철 · 김상균
발 행 인 임 동 규
발 행 처 **집 문 당**
주 소 110-360 서울특별시 종로구 돈화문로 82
등 록 1971. 3. 23. 제406-2003-000039호
영 업 부 (02)743-3192~3 팩스(02)742-4657
전자우편 sale@jipmoon.co.kr
편 집 부 (02)743-3096~7 팩스(02)743-0227
전자우편 edit@jipmoon.co.kr
홈페이지 www.jipmoon.co.kr

ISBN 978-89-303-1573-9

이 도서의 국립중앙도서관 출판시도서목록(CIP)은 e-CIP홈페이지(http://www.nl.go.kr/ecip)와 국가자료공동목록시스템(http://www.nl.go.kr/kolisnet)에서 이용하실 수 있습니다. (CIP제어번호: CIP2012003639)